疼痛的起源、诊断和治疗

Complex Regional Pain Syndrome
Past, Present and Future

复杂性区域疼痛综合征

过去、现状和未来

主　编　〔美〕　内德·D.内德
　　　　　　　奥格年·维斯杰瓦斯

主　译　白玉龙

天津出版传媒集团

天津科技翻译出版有限公司

著作权合同登记号：图字：02-2016-222

图书在版编目(CIP)数据

复杂性区域疼痛综合征：过去、现状和未来／（美）内德·D. 内德（Nader D. Nader），（美）奥格年·维斯杰瓦斯（Ognjen Visnjevac）主编；白玉龙主译. 一天津：天津科技翻译出版有限公司，2019.10

书名原文：Complex Regional Pain Syndrome：Past，Present and Future

ISBN 978-7-5433-3961-3

Ⅰ. ①复… Ⅱ. ①内… ②奥… ③白… Ⅲ. ①疼痛-诊疗 Ⅳ. ①R441.1

中国版本图书馆 CIP 数据核字(2019)第 169224 号

授权单位：Nova Science Publishers，Inc.
出　　版：天津科技翻译出版有限公司
出 版 人：刘子媛
地　　址：天津市南开区白堤路 244 号
邮政编码：300192
电　　话：(022)87894896
传　　真：(022)87895650
网　　址：www. tsttpc. com
印　　刷：高教社(天津)印务有限公司
发　　行：全国新华书店
版本记录：787mm×1092mm　16 开本　16.25 印张　300 千字
　　　　　2019 年 10 月第 1 版　2019 年 10 月第 1 次印刷
　　　　　定价：98.00 元

(如发现印装问题，可与出版社调换)

译者名单

主 译

白玉龙 复旦大学附属华山医院

译 者 (以姓氏汉语拼音为序)

陈 婵 复旦大学附属华山医院

陈 颖 复旦大学附属华山医院

高蓓瑶 复旦大学附属华山医院

高天昊 复旦大学附属华山医院

华 艳 复旦大学附属华山医院

刘 罡 复旦大学附属华山医院

陆蓉蓉 复旦大学附属华山医院

孙莉敏 复旦大学附属华山医院

王瑜元 复旦大学附属华山医院

张 备 复旦大学附属华山医院

张安静 上海市第一康复医院

校 对 陈婵 张安静 张备

编者名单

Remek Kocz, MD, MS

Clinical Instructor, Anesthesiology, University at Buffalo, Buffalo, NY, US

Email: rkocz@buffalo.edu

Nader D. Nader, MD, PhD, FACC, FCCP

Department of Anesthesiology and Surgery, University at Buffalo, Buffalo, NY, US

Email: nnader@buffalo.edu

Harsha Nair, MD

School of Medicine and Biomedical Sciences, University at Buffalo, Buffalo, NY, US

Tracey A. Ignatowski, PhD

Research Associate Professor

Department of Pathology and Anatomical Sciences, University at Buffalo, Buffalo, NY, US

Email: tail@buffalo.edu

Shabnam Samankan, MD

Department of Pathology and Anatomical Sciences, University at Buffalo, Buffalo, NY, US

Robert N. Spengler, PhD

NanoAxis, LLC, Clarence, NY, US

James Hitt, MD, PhD

Clinical Assistant Professor

Anesthesiology and Pain Management, University at Buffalo, Buffalo, NY, US

Email: jhitt@buffalo.edu

Vandana Sharma, MD

Assistant Professor

Anesthesiology and Pain Management, Upstate University, Syracuse, NY, US

Email: sharmavandana912@gmail.com

Poupak Rahimzadeh, MD, FIPP

Associate Professor of Anesthesiology and Pain Medicine

Iran University of Medical Sciences, Tehran, Iran

Email: poupak_rah@hotmail.com

Seyed Hamid Reza Faiz, MD

Associate Professor of Anesthesiology and Pain Medicine

Iran University of Medical Sciences, Tehran, Iran

Kellie Jaremko, PhD

Jefferson Medical College, Philadelphia, PA, US

Email: kmjaremko@gmail.com

Bernard Hsu, MD

Clinical Assistant Professor

Anesthesiology and Pain Management, University at Buffalo, Buffalo, NY, US

Delano Ramsoomair, MD

Director, Pain Center, Veterans Affairs Hospital of Western New York, Buffalo, NY, US

Email: dramsoomai@aol.com

Arvinder Gill, MD

Clinical Pain Fellow, University at Buffalo, Buffalo, NY, US

Ognjen Visnjevac, MD

Clinical Instructor

Department of Anesthesiology and Pain Medicine, University at Buffalo, Buffalo, NY, US

Email: ovisnjevac@yahoo.com

中文版序言

　　复杂性区域疼痛综合征(CRPS)是继发于肢体损伤的一种慢性神经病理性疼痛综合征,既往又称为反射性交感神经营养不良、Sudeck萎缩、灼性神经痛和肩手综合征等,在临床上较为常见。CRPS的病理生理机制仍不甚明确,虽然目前已经建立起CRPS相关的诊断标准,但随着CRPS病因、病理生理、分子生物和免疫学等方面研究的深入,对CRPS的理解也在不断更新。这些知识的更新通常来源于文献报道,很少有归纳整理的资料。本书以CRPS为主题,从其演变历史、流行病学、病理生理学及相关机制、分子病理生理学、诊断和实验室诊断策略、医疗处理和药物治疗、干预技术与神经调节、物理治疗和功能康复训练、补充和替代医学、未来研究及技术进展、足踝手术后CRPS等方面展开,对CRPS相关的知识进行了汇总和梳理,有助于相关临床和科研工作的开展。以复旦大学附属华山医院康复医学科白玉龙教授为首的团队把这部书精心、准确地译成中文,希望能给相关的临床医师和科研人员带来指导与帮助!

复旦大学附属华山医院康复医学科

吴毅

2019.5

中文版前言

复杂性区域疼痛综合征(CRPS)是康复医学科临床常见的一类综合征。为了更好地指导临床诊治方案的制订,给读者带来最新的诊断和治疗信息,我们翻译了这本《复杂性区域疼痛综合征:过去、现状和未来》。本书中各章节以综述的形式呈现,分别由不同的专家撰写,有可能存在前后部分观点不完全一致的情形。我们本着尊重原著的原则,如实对各章节进行翻译。另外,本书中介绍的各类知识会随时间而更新,出现相应的变化,在阅读时敬请注意。我们竭尽所能对本书进行了翻译,但由于知识的局限,差错在所难免,恳请指正。

复旦大学附属华山医院康复医学科

2019.5

前　言

过去的几个世纪以来,复杂性区域疼痛综合征(CRPS)曾出现过多种不同的命名方法。但由于临床医师和研究人员对其病理生理机制了解不够,且对该病的诊断标准不一致,直到1993年才建立起通用的CRPS诊断标准。尽管这一诊断标准自制订以来几经优化,但在应用时仍需斟酌关于CRPS发生、治疗和预后的病因学、病理生理学、分子生物学及免疫学等方面的研究探索成果。而且,CRPS是一种难治性的疼痛综合征,需要当前及未来的研究提供防治新策略,目前用于临床的治疗方法也需要更多的循证医学证据。

在未来几十年,众多CRPS的研究领域都会前景无限。其中一个最有价值和潜力的研究领域可能是建立可靠的CRPS动物模型,尽管还没有很详细的讨论,但CRPS临床表现的多样性给建立和复制动物模型带来了困难,可能需要不同种类的动物模型来反映CRPS不同的病理发生过程。目前的研究数据多来源于神经源性疼痛模型,并不能精确地反映人类CRPS的病理生理机制,因此,限制了研究结果可信度及其意义。最近,有研究提出了一个特异性的CRPS动物模型,但还没有得到广泛应用。

另外,儿童CRPS也越来越引起人们的关注。遗憾的是,这方面的研究很少,但这同时也给我们未来的研究提供了更广阔的空间。儿童CRPS的发病过程、治疗反应、临床表现往往不同于成人,这意味着儿童CRPS患者有着特殊的病理生理机制,或许第一件具有里程碑式意义的事情就是建立起一个正式的儿童CRPS诊断标准。有了儿童CRPS统一的诊断标准,可以有效地研究儿童CRPS的发生率,除此之外,还可以把不同研究间的数据结果合并分析。

最后,尽管本文的作者和编辑对CRPS这一疼痛综合征做了非常详尽的综述,但读者们需注意的是,本书描述的均为2015年之前的文献研究及数据。

Nader D. Nader

Ognjen Visnjevac

美国纽约布法罗大学麻醉科

美国纽约布法罗贝利街3495号,14215

nnader@buffalo.edu

ovisnjevac@yahoo.com

2015.4

目　录

与同行一起
学习交流

复杂性区域疼痛综合征

【建议配合二维码一起使用本书】

使用说明

本书配有读书活动群，群内配有丰富的读书活动和资源服务，您可以根据喜好选择并加入社群，找到志同道合的书友，通过回复关键词获取优质的学习资源，参与精彩的读书活动，享受卓越的阅读体验。

群服务介绍 ■■

资源学习交流群

群内配有名医讲义、专家问答、精品文章等，您可以回复相应关键词获取资源，与同行一起阅读学习。

读者交流群

您可以在群内找到志同道合的同行，交流学习心得，共同提高，共同进步！

入群步骤

微信扫描二维码 [1]

根据提示选择并加入交流群 [2]

群内回复关键词获取阅读资源和应用服务 [3]

扫描微信二维码

第 1 章

历史与流行病学

Remek Kocz

历　史

　　在历史文献资料的记载中,关于复杂性区域疼痛综合征(CRPS)曾经有过多种不同的说法和名称,并很有可能再次更改。就像其他疾病在被发现之前一样,CRPS 从首次被描述记载到正式使用该名称经历了很长的时间。CRPS 的首次记载是在 16 世纪,但在随后的几个世纪里,因为战争爆发,学者们几乎都全身心地投入到战争带来的各种创伤的修复治疗中,探索了各种治疗创伤的新方法。19 世纪,更多正式的关于 CRPS 的报道不断出现,到了 20 世纪,种类繁多的治疗方法被详细地描述出来。

　　现存的关于 CRPS 的最早记载是 16 世纪法国的外科医生 Abmroise Paré(1510—1590)报道的,他当时任职于法国皇室,先后为亨利二世、法兰西二世、查尔斯九世以及亨利三世服务。作为一名具有极高天赋的外科医生,他最终被任命为“Maître – Chirurgien”[2]。作为战地创伤医学的先驱,Paré 开发了众多外科手术技巧,被誉为“外科手术之父 ”。他首次在医学文献上描述“幻肢痛”,在此之后,Silas Weir Mitchell 才正式为该症命名。他在著作《神经系统外伤的治疗》(_Of the Cure of Wounds of the Nervous System_)一书中描述了国王查尔斯九世在进行放血治疗后出现关节挛缩和持续性疼痛。他通过对受伤士兵的观察,第一次发现了周围神经损伤会带来慢性疼痛[3,4]。

　　首次描述烟囱打扫工易患癌症与其职业危害有关的英国著名外科医生 Percivall Pott 爵士(1714—1788),也发现了肢体的损伤和“某种神经痛”相关[5]。另一位英国医生 John Abernethy(1764—1831)在知晓了 Pott 关于这种疾病的观察结果之后,也描述了静脉放血会导致该症状的相似病例。另外,在 19 世纪早期,Charles Bell 和 Antonio Scarpa 分别在 1812 年和 1832 年也报道了相似的病例[6]。

　　首例 CRPS I 型案例是由一位英国海军军医 Alexander Denmark 报道的(图 1.1)。他在皇家地中海舰队海军医院任职期间,主要负责治疗半岛战争中受伤的士兵。Denmark 遇见了一位名叫 Henry Croft 的患者,他在 1812 年英军围剿西班牙小镇巴达霍斯的战斗中负伤了。一枚火枪子弹从他的肱骨内上髁上方贯穿了他的伸肘肌肱三头肌。虽然他的外伤最终痊愈了,但是 Croft 出现了剧烈的疼痛,以至于最大剂量的阿片类镇痛剂都无

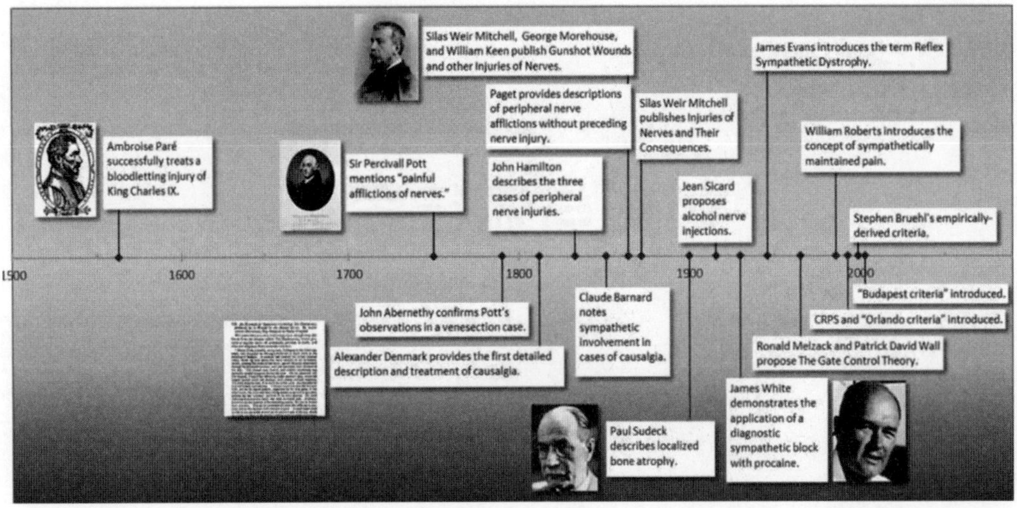

图1.1　历史时间线:对当前所熟知的 CRPS 知识体系做出卓越贡献的人物和事件。

效。Denmark 建议 Croft 切除部分受损的桡神经,但是 Croft 因为担心如果该治疗无效则还需另外接受别的手术,所以直接决定接受上肢的截肢手术。该手术进行得很成功,立刻缓解了 Croft 的疼痛。Denmark 描述道:"他在 3 周后就出院了,从那时起,他的身体和体能都恢复得很快[7,8]。"

在 1838 年,来自爱尔兰都柏林的外科医生 John Hamilton 报道了 3 例周围神经损伤后发生持续性严重疼痛并伴有剧烈压痛、肢体挛缩和反复发作红肿的患者。虽然这 3 例患者在经历了一系列的治疗尝试后都显示无效,但最后他们的疼痛都逐渐缓解了。Hamilton 也将他的案例和当时其他人报道的案例进行了比较,否定了某些人认为的"该疾病仅仅发生于存在焦虑的女性当中,而与直接的神经损伤无关"的说法。他猜想,这是一种"损伤神经的激惹性炎症,损伤神经的分支不断向大脑和脊髓传递病理性的信息"[9]。他指出,在疼痛无法自发缓解的时候,可以采用神经切除术的方式进行治疗。

在 1851 年,被誉为生理学领域的奠基人之一的法国科学家 Claude Bernard(1813—1878)发现了交感神经系统在人体内环境中的调节作用。他首次发现有一种疼痛综合征和交感神经系统功能紊乱有关[10,11]。

1864 年 2 月 6 日,James Paget(1814—1899)发表了一个演讲,叙述了很多周围神经损伤患者会继发局部肢体麻痹。他认为这是罕见病例,因为这些患者会出现整个肢体的麻痹伴萎缩和神经痛,这些症状和周围神经损伤程度存在不成比例的现象,也不是同时存在脑或脊髓损伤所造成的[12]。

1861—1865 年间的美国内战中出现了大量先进的武器,而这些武器在战场的应用直接造成了更大规模的人员损伤。尤其是米尼式子弹,因为其更远的射程和更高的精度,在战场上造成了重大的伤亡。神经损伤大多是由子弹射击创伤导致的,中枪部位的周围软组织会发生损伤,而子弹在人体内扭曲的弹道以及在射入人体后发生碎裂等会导致更为严重的创伤。在美国内战期间,美国的内科医生 Silas Weir Mitchell(1829—1914)自愿到费城治疗伤员。在 Filbert Street 医院工作期间,他对神经损伤的患者产生了浓厚的兴趣。他和 George R. Morehouse 以及 William W. Keen 一起建立了 Turner's Lane 医院,在这家医院他专门治疗枪伤后导致的周围神经损伤,而他的同事们则更关注其他各自的兴趣[13]。在 1864 年,他们联合出版了图书《枪伤和其他神经损伤》(Gunshot Wounds and Other Injuries of Nerves),这本书记录了他们治疗联邦军士兵周围神经损伤时的经验。在这本书中,第一次全面地描述了这种病症,也就是后来被世人所熟知的 CRPS Ⅱ 型或灼性神经痛。在 1872 年,Mitchell 自己又撰写了《神经损伤及其结果》(Injuries of Nerves and Their Consequences)一书,从那时起"灼性神经痛"这一术语的使用频率越来越高。但是很有趣的是,关于这个术语的起源,困扰了人们近一个世纪。人们通常认为是 Mitchell 自己在他的某本书中创造了"causalgia"这个单词,随后19 世纪的学者们都引用了这个叫法。但是,如果你遍览 1864 年出版的《枪伤和其他神经损伤》(Gunshot Wounds and Other Injuries of Nerves)这本论著,你会发现几乎没有该术语的出现。然而,1872 年的《神经损伤及其结果》(Injuries of Nerves and Their Consequences)这一书中却包含了这个术语,通篇都有使用且没有对其进行解释,这意味着这个术语是一种早就被接受的使用形式。20 世纪早期的时候开始出现了一些不确定的声音,M. Leriche 于 1916 年在 La Presse Medicale 这本期刊中表达了他因无法确认"causalgia"这个单词出现的精确时间而感到的遗憾,W. H. Coupland 在 1918 年写给 Lancet 的信中请求读者的帮助,来解开这个谜团[14]。而直到 1958 年,James Peterson Ross 爵士在他《交感神经系统外科学》(Surgery of the Sympathetic Nervous System)一书中提到了他似乎发现了这个单词起源的端倪[15]。10 年后的 1967 年,R. L. Richards 最终解开了这个谜团,并将其发表在了 Medical History 期刊上。谜底来自 1867 年 United States Sanitary Commission Memoirs 中 Mitchell 撰写的一个章节。S. Weir Mitchell 找到了他的朋友 Robley Dunglison 教授,请他帮忙给这个疾病取一个更方便易用的名称,从而代替烧灼样疼痛这一用法。Dunglison 是费城 Jefferson 医科大学的一位教授,他的一位生理学学生和一位医学词典编纂人员建议他采用 causalgia 来表述该疾病,这个单词是由希腊词汇 kausos(热)和 algos(疼痛)两部分组成的。在 Dunglison 去世后的 1874 年,这本医学词典才面世,在词典中 Dunglison 第一次正式介绍了单词 causalgia 的来源,但只是简单阐述了单词的词根起源,并没有对其下明确的定义[8,16-18]。

　　Mitchell 同时又创造了另外一个单词"erythromelalgia",即红斑性肢痛病,特指下肢的病变,主要症状包括足部的发红、疼痛、烧灼感和肿胀。他最初在 1872 年发表的一篇文章里描述了这一病变,随后在 1878 年又做了进一步补充。他的职业生涯一直在不断地发表关于这一病症的论著。值得注意的是,红斑性肢痛病的病例并没有提及是继发于神经损伤的问题,而 causalgia(灼性神经痛)病例最初就提及是由神经损伤所致[19]。

　　1874 年,M. Dastre 翻译的法语版《神经损伤及其结果》(Injuries of Nerves and Their

Consequences）正式出版，Mitchell 的著作在欧洲获得了越来越大的影响力。这本书的序言长达 48 页，是由法国著名的神经病学专家 Alfred Vulpian 撰写，这本书对后来医生处理第一次世界大战伤员们的周围神经损伤发挥了重要作用。因为战争双方都需要处理和面对数以万计的类似神经损伤的伤员。借助这本书，Mitchell 的思想从法国迅速传播到了整个欧洲[20]。

　　Mitchell 的论著在第一次世界大战期间受到了当时法国两位顶尖医生 Jules Tinel 和 Chiriachitza Athanassio - Bénisty 的广泛引用。在 1916 年出版的书籍《神经损伤》（Les Blessures des nerfs）中，Tinel 集中讨论了灼性神经痛的症状，并将其和非损伤性神经炎区别开来，后者有时可以通过神经切除术予以治疗。和许多同时代的人一样，Tinel 认为灼性神经痛的症状与反射性交感神经过度激惹有关，该病症具有突发性、血管收缩性、受情绪影响及症状呈放射性的特点。然而，Tinel 没有发现神经切除加缝合可以治愈该病症，因为术后几周内患者又会出现疼痛。但他也确实报道了一些成功的案例，有一部分接受上肢动脉周围交感神经切除术的难治性病例，其症状得到显著改善，Tinel 建议下肢也可以采用类似的治疗方法。Tinel 还发现，神经根放射疗法对于灼性神经痛的疗效比神经炎要好，尽管放疗不能完全消除疼痛，却能明显地减轻症状的突发性[20,21]。

　　法国的血管外科医生 Rene Leriche（1879—1955）通过观察和治疗众多在第一次世界大战中受伤的士兵，建立起交感神经系统和灼性神经痛之间的联系。1916 年，他提出周围神经系统和中枢神经系统之间存在一个负反馈回路，称之为恶性循环，其中交感神经系统扮演的是输出支的角色。Leriche 发现，肢体缺血和灼性神经痛之间有诸多相似之处，因而他将用于肢体缺血的治疗方法（血管周围神经剥脱术）用于灼性神经痛肢体的治疗。

　　Leriche 发表的报道和随后更多使用其方法的报道都显示，交感神经切除术可以成功地缓解疼痛，这为灼性神经痛的交感神经起源性提供了证据[22]。而这指导了随后几十年的研究和临床努力的方向[23-25]。

　　Chiriachitza Athanassio - Bénisty 在第一次世界大战末期和战后不久发表了很多著作。其中有 1918 年巴黎出版的《神经损伤的临床表现》（Fomes cliniques des lésions des nerfs）和 1919 年巴黎出版的《神经损伤的治疗和修复》（Les lésions des nerfs：traitement et restauration）[26,27]。两本著作都大量引用了 Mitchell 的观点，但 Chiriachitza 的书不仅仅是展示一些案例，它还可以使缺少临床经验的医生们提高对周围神经损伤的鉴别和评估能力，区分灼性神经痛和其他神经疾病的不同，从而选择更有针对性的治疗。她还发现，正中神经损伤和部分坐骨神经损伤的患者存在细微的意向性震颤，她推测其原因可能是交感神经的过度激惹。由于交感神经纤维的连接和分布非常复杂，这就可以解释为什么神经损伤后交感神经的过度激惹症状往往会出现在神经支配以外的区域。这也可以解释为什么 Chiriachitza 没有像 Leriche 那样观察到用血管周围交感神经剥脱术可以改善其患者的临床症状。

　　1905 年，H. Head 和 J. Sherren 在英国发表了一篇名为《成人周围神经损伤结果》

（*The Consequences of Injury to the Peripheral Nerves in Man*）的文章，并在文中引用了 Mitchell 创造的单词"causalgia"。这篇文章涉及在布尔战争中损伤神经的士兵和平民。11 年后，Her Majesty 部队医生 James Purves - Stewart 和伦敦第四综合医院的外科医生 Arthur Henry Evans 于 1916 年共同出版了临床实用专著《神经损伤及其治疗》（*Nerve Injuries and their Treatment*）。在书中作者推荐使用"thermalgia"来代替"causalgia"。北方第二综合医院的 Hartley Sidney Carter 医生回顾了 1000 多例在第一次世界大战后出现周围神经损伤的患者，于 1922 年发表了他的观察结果，名为《周围神经损伤后的灼性神经痛和有关的疼痛问题》（*On Causalgia and Allied Painful Conditions Due to Lesions of Perpheral Nerves*）。

1900 年，德国医生 Paul Sudeck（1866—1945）发现一位患者的局部骨萎缩现象，并将其命名为"Knochenatropie"。他在一系列急性局部肢体病变和骨折的患者中发现了这一现象，并且在德国第 24 届外科学会大会上报道了这个发现。这个"急性炎症性骨萎缩"后来被命名为"Sudeck 萎缩"。他还提出了灼性神经痛的炎性病理假说[24,28-30]。

到第一次世界大战开始的时候，除了标准的治疗方法外（如吗啡注射或疼痛区域水泡吸引疗法），还出现了很多有希望的治疗方法。1916 年，由 Jean A. Sicard 首次提出使用神经根酒精（乙醇）注射的方法治疗灼性神经痛。他的这一治疗方法是基于他先前曾采用酒精注射治疗面部疼挛和抽搐患者的经验[31]。Lewis Yealland 在 1916 年报道了一个病例，他在术中用酒精注射治疗取得了成功，不过酒精发挥作用是在 8 个月后的第二次注射后[32]。同年，E. Farquhad Buzzard 和 Sicard 一起提倡使用酒精注射受累的神经，并报道了他们的病例有较好的疗效[33,34]。Dean Lewis 和 Wesley Gatewood 也在 1919 年报道了 3 例成功的病例，同年，Sicard 和 Dambrin 报道了 47 例酒精注射的患者，其中 27 例被认为是"治愈"的[35]。但最终，因为存在着很大的技术操作差异，这些结果被认为缺乏一致性，因此酒精注射疗法逐渐被摒弃[18]。切除受损神经是 Carter 所支持的另外一种治疗方法，他认为切除缝合术可以用于所有灼性神经痛的患者。然而尽管切除缝合术被报道有很好的疗效，但事实上很多不完全性神经损伤者往往仅存在较轻微的神经功能缺损，这也使得他们对是否接受这样一个实质性的毁损手术感到犹豫。其他被报道部分有效的方法包括 Tinel 动脉交感神经切除术、损伤远端的动脉结扎术、背根神经节切除术等[18]。

1930 年，James C. White 阐述了采用普鲁卡因诊断性阻滞交感神经的方法来检测交感神经节切除术的效果。该方法是基于他们先前的研究工作，即切除上背部或下腰部的交感神经节可以导致同侧肢体的血管收缩障碍、无汗，以及缓解由交感神经纤维传导引起的一系列疼痛。White 引用了 Leriche 关于交感神经介导的疼痛传递理论，他推测普鲁卡因对治疗灼性神经痛有效[36]。与此同时，Spurling 报道了一个枪伤导致臂丛神经损伤后继发灼性神经痛的病例[37]，他也尝试了几种治疗方式，包括动脉周围交感神经切除术等，但未见疗效。但进行颈胸部交感神经节切除术后，患者终于得到彻底治愈。5 年后，Kwan 提出灼性神经痛是由于感觉高张导致的，而感觉高张是由于交感神经对非交感神经的调节作用所致。1935 年他报道了一个运用胸部交感神经节切除术治愈灼性神经痛的成功案例[38]。随后,在 1938 年和 1940 年由 Livingston 和 Homans 报道了成功的案例,分别验证了普鲁卡因诊断性阻滞交感神经和交感神经节切除术的可行性[39,40]。

1937 年,De Tákats 运用短语"反射性营养不良"来假设躯体疼痛刺激激活了交感神经系统的节前神经,这就形成了一个躯体感觉 – 交感神经反射弧,这个反射弧会因为缺少更高级中枢神经的抑制作用而被不断强化。诱发这样的反射通常是由于急性血管性疾病或者血管栓塞导致的血管痉挛。在 De Tákats 呈现的 5 个病例中,他提及一个缓慢向心性传输现象,伴随着血管的收缩或舒张效应,提示高级中枢控制水平的可变性[41]。在这篇文章中,De Tákats 将反射性营养不良的发展进程分成了三个阶段,比 Bonica 提出的反射性交感神经营养不良的三个阶段早了整整 16 年[41,42]。

1943 年,Livingston 提出了他对该疾病的病理生理机制的解释。他认为存在一个脊髓反射环路,这个环路是由于强烈的疼痛刺激了中间神经元而形成的。一旦形成该环路,看似无害的刺激也会被解读为疼痛刺激[43]。一年后,Granit 等研究发现,灼性神经痛患者损伤的神经可以形成假突触,可以将腹侧神经根的信号通过感觉神经纤维传递到背根神经节,这样就形成了一个产生疼痛感的新通路[44]。同年,Doupe 提出一个理论,认为在灼性神经痛患者中交感神经传出可能是引起感觉神经兴奋的原因[45]。

随着第二次世界大战愈演愈烈,医务人员需要处理越来越多的伤员。而高速的子弹贯穿伤让大家更加关注灼性神经痛。Jame White 开创性的工作使大家的关注从以往远端损伤部位的交感神经切除术治疗转移到了在交感神经节水平进行输出信号的阻断。到第二次世界大战末期,受伤士兵灼性神经痛的标准治疗方法逐渐确立,即先对损伤肢体做诊断性交感神经节阻滞,如果无效再进行交感神经切除手术。1945 年,Spiegel 和 Milowsky 报道了 9 例患者,所有 9 例患者均先进行了交感神经节诊断性麻醉阻滞后症状好转,随后其中 7 例患者接受了交感神经节切除手术,疼痛得到了永久性治愈。另 2 例患者,1 例患者在诊断性阻滞后疼痛就消失了,另 1 例患者由于技术原因无法进行交感神经节切除术,而是采用了对受累交感神经的酒精性阻滞法[46]。

1947 年,Evans 引入了术语"反射性交感神经营养不良"(RSD)用来区别灼性神经痛的症状,因为前者往往只是轻微受损,并没有明显的神经损伤表现[47]。1948 年,Steinbrocher 对肩 – 手综合征进行了讨论,他认为这是 RSD 的一种亚型[48]。1949 年命名又发生了改变,Echlin、Owens 和 Warner 对 Homans 于 1940 年最早提出的概念进行了延伸。Homans 引入了"轻微灼性神经痛"一词,患者临床表现仅为骨质疏松性疼痛、Sudeck 萎缩和一些其他感觉过敏的症状。Echlin 等将该病症分为"轻微灼性神经痛"和"严重灼性神经痛",但现实中很难将这两类明确划分开来,他们又强调了该病症会有两种不同的严重程度。严重灼性神经痛的肢体会遭受持续的、扩散性的烧灼痛,患者感觉疼痛的位置在组织深部,且疼痛往往会扩散到损伤神经所支配的范围以外[49]。

二战之后,不断有人尝试区分反射性交感神经营养不良和灼性神经痛的病理生理的差异。1947 年,Nathan 观察到不完全神经损伤的患者在神经损伤部位存在躯体感觉神经轴突的异常兴奋,交感神经节后纤维的冲动输出是产生这一现象的原因,他还认为假突触的存在将促使这种突触旁路的形成[50]。1959 年,Drucker 观察到轻微软组织损伤也可以和神经损伤一样导致反射性交感神经营养不良的症状,他提出假突触不仅可以在较大神经损伤后形成,也可以在微小的周围神经末梢损伤后形成[51]。1965 年,Melzack 和 Wall 提出了"疼痛的闸门控制理论",在某种程度上解释了灼性神经痛产生的机制[52]。他们认为,感觉输入的调节发生在胶状质当中,在那里二级神经元在感觉传递中通过抑制传入信号扮演着"闸门"的角色。之后,Melzack 在 1971 年又提出可能有潜在的中枢偏移机制,一旦神经损伤,则此张力性抑制作用被削弱,继而疼痛传入增强[53]。

1981 年,Kozin 比较了 X 线成像和同位素扫描法在该疾病诊断中的敏感性和特异性,发现同位素扫描法的特异性更高,而 X 线成像的敏感性更好[54]。但是,神经节诊断性阻滞仍然是临床上广为接受的诊断方法。

1986 年,Robert 提出"交感性持续性疼痛(SMP)"的概念来描述 RSD 的病理特点,他发现阻断交感神经往往可以减轻甚至有时可以消除 RSD 的症状[55]。然而,在很多病例中,即使这些患者有大部分 RSD 的临床症状,交感神经阻滞术并没有产生预期的缓解疼痛的疗效。Campbell 于 1992 年解释了这一现象,并将其命名为"交感性独立性疼痛(SIP)"[56]。

20 世纪 90 年代早期,临床上逐渐弃用 RSD 这一名词。有些病例不管是否和交感神经有关都用 RSD 来诊断,这就不太合适,因此,RSD 的使用变得不再受欢迎。由于缺少一个明确的诊断标准,Gibbons 和 Wilson 在 1992 年提出了一个评分系统来帮助诊断RSD。他们发现该评分系统和临床表现的相关性较好,建议可以用于临床研究[57]。1年之后,一个明确的定义终于产生了。在研究人员和临床工作者的共同努力下,修订版把 RSD 和灼性神经痛进行了更细的分类。1993 年 10 月 31 日至 11 月 3 日,在佛罗里达州奥兰多举办了一个讨论会,对之前最常用的四个名词(RSD、灼性神经痛、SMP 和 SIP)进行了讨论,由国际疼痛研究协会(IASP)制订出分类修改方案。经过讨论,Stanton - Hicks 等出版了一个修订版的分类系统,命名了复杂性区域疼痛综合征(CRPS)这一名词,根据新的诊断标准将其分成两个亚型。1995 年发表的一篇文章中指出,CRPS Ⅰ 型应当包括之前的 RSD,并考虑了在此之前观察到的临床变异。CRPS Ⅰ 型因一个有诱发性的有害事件引起,但没有很明显的神经损伤。CPRS Ⅱ 型指的就是经典的灼性神经痛患者,其诱发性事件都与神经损伤相关。在 IASP 标准下,对 CRPS 的诊断只考虑患者的病史、症状和临床表现。SMP 并不是诊断 CRPS 的必备症状,它也可以出现在诸如幻肢痛、带状疱疹痛、神经痛、代谢性神经病等病症中。因为 SMP 不是 CRPS 患者的一致特征,因此采用诊断性交感神经节阻断术也就没有必要了。此外,在消除对交感神经性疼痛的关注之后,CRPS 的诊断变得更明确了[58]。

基于上述诊断标准的出现,临床医生和研究人员也对该诊断标准产生了较多的疑虑。尽管其具有很高的敏感性，但该诊断标准最大的局限在于缺乏足够的特异性。由于诊断完全依赖于患者的主观症状和临床表现，而医生根据明显宽松的诊断标准解读患者的症状体征时也很主观，因此这对诊断准确性的负面影响显而易见。这种局限性就很有可能将那些不是 CRPS 但是临床特征很相似的患者误诊为 CRPS[59]。1999 年，Bruehl 等提出了一个由经验得出的诊断标准，用来解决先前诊断方法特异性不高的问题[60]。2003 年 8 月，在匈牙利布达佩斯举办的国际共识大会对"Bruehl 诊断标准"做了少许更改[61-63]。该改良版的诊断标准源自统计学结果，建议替代早先在奥兰多提出的 IASP 诊断标准。"布达佩斯诊断标准"包括临床诊断标准和一些更严格的科学研究诊断标准，其中临床诊断标准由 4 个症状和 4 个体征构成，如果满足 4 个症状中的至少 3 个，同时符合 4 个体征中的至少 2 个，就可以被诊断为 CRPS。而研究诊断标准则要求患者满足所有 4 个症状类别中的临床表现。最近的一项研究确认了布达佩斯诊断标准保留了旧版诊断标准较好的敏感性，更重要的是其特异性有了显著提高[64]。

尽管布达佩斯诊断标准为临床提供了一个方便且特异性较好的诊断方法，但其仍然缺少客观的诊断指标，因此还有很多研究工作要做。随着 2013 年 CRPS 临床实用诊断和治疗指南的发布，IASP 慢性疼痛分类委员会已经接纳并编撰了适合临床和科研应用的布达佩斯诊断标准。同时，引入了 CRPS 的第三种亚型，包括约 15% 的按照原先诊断标准为 CRPS，但是根据新诊断标准则会被排除在外的患者。我们把这种新的亚型称为非 CRPS 型，即存在 CRPS 的相关症状与体征，但尚无明确的其他疾病诊断，就暂时把这些患者归入这类亚型，希望以后的研究可以给出更清晰的分类意见来解决这个困惑[10]。

总结

- 最早关于 CRPS 的记载很可能是在 16 世纪。
- Denmark 被认为是最先描述 CRPS Ⅱ型的人。
- Bernard 第一个发现疼痛与交感神经有关。
- Mitchell 创造了灼性神经痛(causalgia)这个词。
- Leriche 指出 CRPS 与交感神经有关，并用交感神经切除术来进行治疗。
- Evans 在 1947 年创造了反射性交感神经营养不良(RSD)这个词。
- Bonica 在 1953 年指出反射性交感神经营养不良(RSD)分三个阶段。
- 1993 年提出奥兰多诊断标准。
- 2007 年提出布达佩斯诊断标准。

CRPS 的流行病学

无论是过去还是最近几年，关于 CRPS 的流行病学研究和疗效分析研究都比较少，这与 CRPS 分类不明确有关。

自从 1994 年奥兰多诊断标准引入后,诊断标准就发生了变化,随后于 2003 年又提出改良的布达佩斯诊断标准,还有众多科研人员自己设立的诊断标准,这样就显得比较混乱,因为没有一个统一的、得到多方认可的诊断标准。所以想要开展大规模的 CRPS 流行病学调查就显得尤为困难。从这一点来讲,CRPS 的真正发病率和流行程度就难以准确得知,只能进行估算。尽管如此,最近发表的两项关于特定地区的流行病学研究显示,CRPS 的发病率为每年 5.46 ~ 26.6 /100 000 人[65,66]。如果按照总人口 3 亿和这个发病比例来推算的话,美国 2000 年这一年内就会有 16 000 ~ 80 000 例新增 I 型 CRPS 患者[67]。从全球范围来看,如果按照总人口为 70 亿来估算的话,每年平均新发 CRPS 病例有 380 000 ~ 1800 000 例。

女性的发病率比男性要高,女性与男性的发病率比值为 2.3∶1 ~ 4∶1,但 Choi 等观察到了稍微高一些的男性比例(男∶女 = 0.8∶1)。由于 Choi 的研究是在韩国开展的,因此不太确定文化、社会和其他因素等是否会对结果产生一定的影响[68]。除上述研究外,其他研究中绝大多数(79% ~ 100%)患者是白种人,这一数据来源于各疼痛中心流行病学调查研究的结果。年老患者更易表现出 CRPS 症状,年龄峰值在 50 ~ 70 岁之间[65,66,69]。根据这项研究,患者的年龄分布在 2.5 ~ 85 岁,平均诊断年龄在 41.8 ~ 52.7 岁。患者的性别对诊断该病的平均年龄没有影响。

上肢比下肢更容易发生 CRPS,几乎是下肢的 1.5 ~ 2 倍,仅有一项较早的研究(Allen 等)发现下肢发病率比上肢要稍微高一点(48% 对 44%)[66,70-72]。很少一部分患者会双侧受累,总体来看肢体左右侧的发病率大致相等,性别对其没什么影响。最常见的诱发事件包括骨折(16% ~ 46%)、扭伤(12% ~ 29%)和外科手术(12.2% ~ 24%),另外多达 11% 的患者没有发现存在任何的诱发性损伤。

在患者求医过程中,一般平均看过 4.8 ~ 5 个医生后才能最终被建议到特殊疼痛中心进行治疗,而这一过程平均需要 11.6 ~ 30 个月,这跟非专业医师缺少对 CRPS 的认识有关[68,70]。绝大多数损伤与职业相关,有 56% ~ 75.6% 的患者在工作时受伤。11% ~ 68.1% 的病例最终会留有永久残疾,然而,很难区分这些残疾是 CRPS 直接导致的还是本来就已经存在的。33% ~ 54% 的患者可以拿到补偿,经济补偿对这些患者很重要[70,72]。

这些年单一中心的研究提供了很多重要的流行病学数据,但目前这些数据还不能作为普遍的人群结果。2003 年和 2007 年有两项研究试图从人口学的角度解决这个问题。2003 年,Sandroni 等仅对美国一个县进行了 CRPS 的流行病学研究。2007 年,De Mos 等采集了整个荷兰境内 600 000 名患者的样本数据,发表在综合初级护理信息计划(IPCI)中。

人口学研究:美国明尼苏达州奥姆斯特德县

到 2003 年,人们对于 CRPS 给社会造成的负担还知之甚少。首次人口学研究是由 Sandroni 等开展的,他们调查了 CRPS 的发病率、患病率、自然发展史,以及对于治疗的反应。这项回顾性研究的纳入标准采用的是 1994 年 IASP[73] 的诊断标准,研究跨越了 11

年(1989—1999)的时间,涵盖了美国明尼苏达州奥姆斯特德整个县的人口。1990 年,奥姆斯特德县的人口达到 106 470 人。人口调查的范围辐射到了周围的梅奥诊所和所有附属的医疗系统。它的人口构成包括大约 95% 的白种人,而这个比例跟整个美国的白种人人口学情况相当。这项研究采用的综合数据系统涵盖了这个县所有的寻求过医疗服务的居民,因此获得的医疗记录都是真实可信的。数据结果包括以下 6 类:人口统计学特征、临床特征、症状与体征、实验室指标、治疗及结局预测。总共查出了 74 例 CRPS Ⅰ型患者,统计出发病率为每年 5.46 /100 000 人。1999 年共发现 25 例病例,其患病率为每年 20.57 /100 000 人。CRPS Ⅰ 型在女性中的比例要显著高于男性,女性与男性之比为 4:1,也就是说每 100 000 人中年发病例数女性为 8.57,而男性为 2.16。女性的患病率为每年每 100 000 人中有 35.33 例,男性则为 5.06 例。平均发病年龄是 46.9 岁(男性平均为 46.5 岁,女性平均为 47.7 岁),年龄分布为 15～86 岁。除了 1 例是亚裔患者外,其他病例都是白种人。发病峰值年龄在 50～59 岁之间,在发病的起始年龄上男女没有差异。关于发病部位,上肢的发病率是下肢的两倍。所有病例都在发病前存在损伤,其中主要是骨折(46%),其次是扭伤(12%)。74% 的病例症状得到了解决,症状持续时间平均为 11.6 个月,持续时间和性别无关。

CRPS 的症状和体征出现的频率相似,而肿胀、皮肤色泽和温度的改变是最常见的。疼痛的其他特性,例如疼痛的种类和严重程度由于缺少一致的图表,所以无法分析。85% 的病例进行了三相骨扫描,反映出 CRPS Ⅰ 型的典型特征。80% 的患者在进行自主神经测试时显示为不对称。

治疗策略被分成 3 大类:物理治疗、交感神经阻滞和药物治疗。每种治疗形式都有很多研究报道显示疗效显著。93% 的患者接受了物理治疗,其中 87% 显示出症状改善。45% 的患者接受交感神经阻滞治疗,其中 79% 有疗效。49% 的患者接受了药物治疗,其中 80% 有效。根据症状缓解的程度分成好与差来评价治疗效果,并分析疗效预测因子。性别、年龄和肢体累及部位与治疗效果无关,而损伤的类型则可能与预后相关。如骨折和扭伤的症状缓解率是最高的,分别为 91% 和 78%。有预测价值的症状包括是否有肿胀和是否有感觉缺失。与工作相关的损伤是引起 CRPS 最常见的原因。在 55 例接受残疾评定的患者当中,有 2 人因为 CRPS 造成完全性残疾,4 人因为 CRPS 造成部分残疾,另有 11 人致残,其原因与 CRPS 无关。

尽管研究主要集中在 CRPS Ⅰ 型患者,我们也需要关注 CRPS Ⅱ 型患者。整个研究共发现 11 例 CRPSⅡ型患者,发病率为每年 0.82 /100 000 人,患病率为每年 4.2 /100 000 人。人口统计学特征没有发现性别上的差异。上肢和下肢的患病率分别为 82% 和 18%。由于 CRPS Ⅱ 型病例数量稀少,并没有再做进一步研究。

Sandroni 等发现,大多数 CRPS 患者的症状和体征都可得到缓解,很少一部分人会因为 CRPS 而造成严重残疾。此外,物理治疗的疗效非常好,这意味着不需要使用最初的侵入性治疗手段。然而,由于诊断标准的不确定,损伤后的 CRPS 发病率仍然很难确定。

此外,该研究与 1993 年 Veldman 等的研究在发病率上有较大出入,在 Veldman 的研究中,RSD 的发病率只有 1% ~ 2%[74]。上肢的发病率是下肢的两倍,其原因暂不清楚。在 Sandroni 等和 Veldman 等的研究中,女性与男性发病比率是相似的,均为 3∶1。Sandroni 等的研究发现,血管舒缩功能异常比汗液分泌异常更常见,因此较 Veldman 等的研究更容易诊断出 CRPS。A. Zyluk 的研究也发现,创伤后手部 RSD 患者即使没有接受任何干预治疗也会有较高的症状缓解率[75]。

Sandroni 等研究的缺陷在于,由于缺少关于该研究的统一的时间期限,不同医师之间的诊断标准并不统一。此外,在临床上 CRPS 患者表现为症状重叠,但症状和体征的发生时间有短暂的时间先后[66]。

人口学研究:荷兰

在 2007 年 De Mos 的研究发表之前,关于 CRPS 发病率的数据很少。已知的最严谨的分析是基于美国的一个县的人口数据,没有一般人群 CRPS 的精确资料。这样很难统计和评价 CRPS 带来的社会和医疗负担。De Mos 的回顾性队列研究分析了荷兰 1996 年到 2005 年间超过 600 000 例患者的医疗记录,旨在了解基于大人口样本的 CRPS 流行病学数据。

因为患者的诊断在病例医疗记录中不一定很清楚,因此需要一个全面的检索词,该研究采用的检索词包括了 CRPS 的各类同义词及其缩写。检索后对医疗记录需要进一步分析和筛选,从而获得一个比较可靠的样本。该研究报道整体发病率为每年 26.2 /100 000人,而且在整个研究的回顾周期内,该发病率并未发生明显的改变;女性和男性发病率之比为 3.4∶1;女性的发病最高峰期是在 60 ~ 70 岁之间;上肢发生 CRPS 的比例最高,骨折是最常见的诱因。该研究得出的发病率是 2003 年奥姆斯特德县研究结果的 4 倍。

CRPS 平均诊断年龄是 52.7 岁,年龄区间为 7 ~ 90 岁。男性平均发病年龄是 51.1 岁,女性是 53 岁。发病高峰年龄在 51 ~ 69 岁。常见诱因为骨折(44.1%)、扭伤和挫伤(17.6%),以及不明原因(10.8%)。上肢发病占 59.2%,下肢占 39.1%,左右肢体发病比例相似。

然而,由于 CRPS 症状的广泛性和复杂性,患者在寻求临床治疗时可能被不同专科的医生治疗过,例如麻醉科医生、骨科医生、神经科医生、风湿科医生以及物理治疗师等。

这给获取 CRPS 详细的诊断带来很大困难,这也是其他研究很难取得一般人群研究资料的原因。De Mos 最终取得的样本包括 61 例由全科医生诊断出的 CRPS 患者,以及177 例由专科医生诊断出的 CRPS 患者[65]。

手术后的发病率

手术是导致 CRPS 的一种医源性因素。术后 CRPS 的发病率和患病率的特点尚需进行全面的调查研究。已经有多项研究对不同原因术后 CRPS 症状做出了讨论。据研究报道,上肢掌筋膜挛缩症在进行筋膜切除术后出现 CRPS 的概率为 4.5% ~ 40%;腕管综合征切开减压术后出现 CRPS 的概率为 2% ~ 5%;桡骨远端骨折术后出现 CRPS 概率为 22% ~ 39%[25,76]。下肢足踝部手术后出现 CRPS 的概率为 4.4% ~ 9.6%[77,78]。麻醉技术和术后 CRPS 的发病率无关[79,80]。

儿童流行病学

在儿童人群当中,对 CRPS 的流行病学研究尚处在早期阶段。与之类似的是,针对儿童 CRPS 的诊断和治疗也很不成熟。临床医师们仍然不知道该如何将适用于成人的诊断标准和治疗方案应用在儿童领域,这样的担忧引发了学术界对于儿童 CRPS 研究的关注。现有的流行病学数据也缺乏儿童 CRPS 的资料,针对儿童的研究其采用的 CRPS 诊断标准也并不相同[81,82]。大多数研究数据是关于 CRPS Ⅰ 型患者,这个也成了当前研究的热点。

儿童 CRPS 真正的发病率和患病率尚不清楚。据报道,16 岁以下儿童,男女发病比为 1∶6 ~ 1∶9,这就表明青春期女孩在儿童人群中是 CRPS Ⅰ 型发病率最高的人群。而年龄最小的 CRPS 患者只有 2.5 岁,平均年龄在 11.8 ~ 13 岁,下肢发病比例(72.6% ~ 85%)高于上肢(15.0% ~ 23.3%),累及双侧肢体的比例为 4.1%。这和成年患者的数据截然相反,成年患者上肢累及的比例更多。

儿童 CRPS 诱发因素往往是轻度损伤,如挫伤、拉伤、扭伤等,62.5% ~ 80% 的患者属于这一类;45% 的儿童 CRPS 是由踝关节扭伤所致;29.2% 的患者为严重损伤,例如骨折或者手术;8.3% ~ 20% 的患者无明显诱因。儿童 CRPS Ⅰ 型在冬天具有较高的发生率,而在成年 CRPS 患者中没有见到这类现象。有数据表明,儿童从损伤发生到确诊为 CRPS 的时间约为 11.9 ~ 13.6 周,CRPS 的复发率为 20% ~ 33%[82,83]。

对于儿童 CRPS Ⅱ 型患者的数据就更少了,迄今为止并没有专门针对儿童 CRPS Ⅱ 型的研究。最年幼的 CRPS Ⅱ 型患者是 3 岁[84]。

生活质量

CRPS 患者的病情如果迁延不愈或者恢复得不彻底,会对患者产生严重的后果。这会对患者的生活质量产生深远影响,造成患者残疾,如影响日常生活、疼痛以及活动减少带来的其他问题。之前的研究对上述诸多问题都进行了关注,但研究的样本量较小。

然而在 2014 年,首次发表了一项关于 CRPS 患者的大样本研究,该研究描述了 CRPS 患者长期的疾病状态及生活质量。这个研究分析了 975 例荷兰患者,收集了 10 年的资料,共涵盖 5 个 CRPS 诊所以及 1 个大学附属医院的神经科,集中分析了患者生活质量与性别、受累肢体位置、疾病持续时间及疼痛感知之间的关系[85]。

该研究采用的是荷兰版的健康状况调查问卷 SF - 36。决定 CRPS 患者生活质量的因素主要是患者的躯体残疾程度,而非患者的精神状态。在 SF - 36 量表中,患者躯体运动部分的得分比较低,尤其是生理功能(男性 16.34 分,女性 18.48 分)和躯体疼痛评分

（男性 28.27 分,女性 27.36 分）。

以往的研究发现 CRPS 患者的生活质量和性别无关,疼痛评分在男女之间的差异也比较小。三个年龄段(<40 岁,40.1 ~ 55 岁, >55.1 岁)的 CRPS 严重程度评分差别不显著。然而,年轻患者的生活质量下降得更为明显,可能是因为 CRPS 使得年轻患者不能正常参与要求比较高的工作和生活。然而对于老年患者来说,他们本身对生活的要求就不高,因此没有觉得 CRPS 显著影响了他们的生活质量。此外,下肢 CRPS 患者的生理健康评分(PHS)比上肢患者更高。

疼痛严重程度和 PHS 及心理健康评分(MHS)之间呈中度相关关系,而症状严重程度与 PHS 中生活质量的评分相关性较低,与 MHS 没有相关性。CRPS 患者的躯体功能和生理功能得分较低,而且比其他的骨骼肌肉疾病或者神经病理性疼痛的得分更低,例如风湿性关节炎、痛性肌萎缩及下肢截肢伴或不伴幻肢痛的患者[86]。CRPS 对于患者躯体健康的影响导致其生活质量的下降。值得注意的是,用布达佩斯诊断标准确诊的 CPRS 患者的生活质量比用老版奥兰多诊断标准确诊的患者要差。该研究中所有患者都符合奥兰多诊断标准,只有 71% 的患者符合布达佩斯诊断标准,因为布达佩斯诊断标准包含了运动症状和体征,因此患者的 PHS 评分和生活质量评分都比较低也就不足为奇了[87,88]。

总结

- 从世界范围来看,关于 CRPS 的发病率和患病率的人口学数据十分有限。
- 2003 年奥兰多县的研究首次提出 CRPS 的发病率为每年 5.46/100 000 人。
- 随后,2007 年荷兰的研究发现 CRPS 发病率为每年 26.6/100 000 人。
- 这些研究的受试者主要为发达国家的白种人,该数据推广到普遍人群有局限性。
- 儿童 CRPS Ⅰ 型和 Ⅱ 型的发病率数据仍然未知。

参考文献

[1] Perez R. S.,et al. Evidence based guidelines for complex regional pain syndrome type 1. BMC *Neurol.*, 2010.10:20.

[2] Woodhouse A. Phantom limb sensation. *Clin. Exp. Pharmacol. Physiol.*,2005.32(1 - 2):132 - 134.

[3] Dommerholt J. Complex regional pain syndrome—1:history, diagnostic criteria and etiology. *Journal of Bodywork and Movement Therapies*, 2004.8:167 - 177.

[4] Hernigou P. Ambroise Pare's life(1510 - 1590):part Ⅰ. Int. Orthop.,2013.37(3):543 - 547.

[5] Webb E. M., E. W. Davis. Causalgia; a review. *Calif. Med.*,1948.69(6):412 - 417.

[6] Woodhall B. B.,G. W. Peripheral Nerve Regeneration:A Follow-up Study of 3656 World War Ⅱ Injuries, ed. B. B. Woodhall, G. W. 1956, Washington, D. C. :United States Government Printing Office.

[7] Denmark A. An example of symptoms resembling Tic Douloureux produced by a wound in the Radial

Nerve. Medico-Chirurgical Transactions, 1813. 4:48 – 52.

[8] Duttagupta S. Causalgia: An Historical Perspective. *The History of Anaesthesia Society Proceedings*, 2010. 42:76 – 87.

[9] Hamilton J. On some effects resulting from Wounds of Nerves. *Dublin Journal of Medical Science*, 1838. 13: 38 – 57.

[10] Harden R. N., et al. Complex regional pain syndrome: practical diagnostic and treatment guidelines, 4th edition. *Pain Med.*, 2013. 14(2):180 – 229.

[11] Hooshmand H. Chronic Pain: Reflex Sympathetic Dystrophy, Prevention, and Management. 1993:CRC Press.

[12] Paget J. Clinical lecture on some cases of local paralysis. *Medical Times and Gazette*, 1864. 26(1):331 – 332.

[13] Freemon F. R. The first neurological research center: Turner's Lane Hospital during the American Civil War. *J. Hist Neurosci.*,1993. 2(2):135 – 142.

[14] Coupland W. Notes, Short Comments, and Answers to Correspondents. *Lancet*, 1918. 191(4936):520.

[15] Ross J. Surgery of the Sympathetic Nervous System. 3 ed. 1958,London: Balliere, Tindall&Cox.

[16] Richards R. L. The term 'causalgia.' Med Hist, 1967. 11(1):97 – 99.

[17] Dunglison R. *A Dictionary of Medical Science*. 1874, London: J. &A. Churchill.

[18] Richards R. L.,Causalgia. A centennial review. *Arch. Neurol.*,1967. 16(4):339 – 350.

[19] Olson W. L. Historical differentiation between erythromelalgia and causalgia. *J. Am. Acad. Dennatol.*, 1991. 24(1):153 – 154.

[20] Koehler P. J., D. J. Lanska. Mitchell's influence on European studies of peripheral nerve injuries during World War I . *J. Hist Neurosci.*,2004. 13(4):326 – 335.

[21] Tinel J. Les Blessures des Nerfs. 1916, Paris:Masson.

[22] Turco A. A Case of Causalgia Treated by Decortication of the Artery. Surgery, Gynecology, and Obstetrics, 1921. 33:126.

[23[Harden R.,Stanton-Hicks M. Diagnosis of CRPS:Summary. Progress in Pain Research and Management, ed. R. Harden, Baron R, Janig, W. 2001:IASP Press.

[24] Schott G. D. Complex? Regional? Pain? Syndrome? *Pract. Neurol.*,2007. 7(3):145 – 157.

[25] Sebastin S. J. Complex regional pain syndrome. *Indian J. Plast. Surg.*,2011. 44(2):298 – 307.

[26] Athanassio-Benisty C.,*Formes cliniques des lesions des nerfs*. 2 ed. 1918,Paris:Masson.

[27] Athanassio-Benisty C. *Les lesions des nerfs: traitement et restauration*. 1919,Paris:Masson.

[28] Sudeck P. Über die akute entzündliche Knochenatrophie. *Archiv für klinische Chirurgie*, 1900. 62: 147 – 156.

[29] Maihofner C., F. Seifert, K. Markovic. Complex regional pain syndromes: new pathophysiological concepts and therapies. *Eur. J. Neurol.*,2010. 17(5):649 – 660.

[30] Gay A. M.,N. Bereni, R. Legre. Type I complex regional pain syndrome. *Chir. Main*, 2013. 32(5): 269 – 280.

[31] Stookey B. P. Surgical and Mechanical Treatment of Peripheral Nerves. 1922, Philadelphia: W. B. Saunders Company.

[32] Yealland L. Median Nerve Injury; Causalgia; Alcohol Injections. *Proceedings of the Royal Society of*

Medicine, 1916. 9:61 – 62.

[33] Buzzard, Farquhad E. Transactions of the Medical Society of London, 1916. 39:79.

[34] Sicard J. A. Traitement des nevrites douloureuses de guerre causalgies par l'alcoolisation nerveuse locale. La Presse Medicale, 1916.

[35] Spiller W. G. Diseases of the Nervious System. Progressive Medicine, ed. H. A. Hare. 1920, Philadelphia and New York: Lea&Febiger.

[36] White J. C. Diagnostic blocking of sympathetic nerves to extremities with procaine: test to evaluate the benefit of sympathetic ganglionectomy JAMA, 1930. 94(18):1382 – 1388.

[37] Spurling R. G. Causalgia of the Upper Extremity: Treatment by Dorsal Sympathetic Ganglionectomy. *Archives of Neurology & Psychiatry*, 1930. 23:784 – 788.

[38] Kwan, S. T., The Treatment of Causalgia by Thoracic Sympathetic Ganglionectomy. *Ann. Surg.*, 1935. 101 (1):222 – 227.

[39] Homans J. Minor Causalgia: A Hyperesthetic Hemovascular Syndrome. *New England Journal of Medicine*, 1940. 222:870 – 874.

[40] Livingston W. K. Fantom limb pain: A report of ten cases in which it was treated by injections of procaine hydrochloride near the thoracic sympathetic ganglions. *Archives of Surgery*, 1938. 37(3):353 – 370.

[41] De Takats G. Reflex dystrophy of the extremities. *Archives of Surgery*, 1937. 34(5):939 – 956.

[42] Bonica J. The Management of Pain. 1953, New York: Lea and Febiger.

[43] Livingston W. K. Pain Mechanisms. 1943, New York: Macmillan Publishing Co, Inc.

[44] Granit R., C. R. Skoglund. Facilitation, inhibition and depression at the; artificial synapse' formed by the cut end of a mammalian nerve. *J. Physiol.*, 1945. 103(4):435 – 448.

[45] Doupe J., C. H. Cullen, G. Q. Chance. Post-Traumatic Pain and the Causalgic Syndrome. *J. Neurol. Psychiatry*, 1944. 7(1 – 2):33 – 48.

[46] Spiegel I. M. JL. Causalgia: a preliminary report of nine cases successfully treated by surgical and chemical interruption of the sympathetic pathways. *JAMA*, 1945. 127(1):9 – 15.

[47] Evans J. A. Reflex sympathetic dystrophy: report on 57 cases. *Ann. Intern. Med.*, 1947. 26(3):417 – 426.

[48] Friedman H. H., T. G. Argyros, O. Steinbrocker. Neurovascular syndromes of the shoulder girdle and upper extremity: the compression disorders and the shoulder-hand syndrome. *Postgad. Med. J.*, 1959. 35: 397 – 404.

[49] Echlin F., F. M. Owens, Jr., W. L. Wells. Observations on major and minor causalgia. *Arch. Neurol. Psychiatry*, 1949. 62(2):183 – 203.

[50] Nathan P. W. On the pathogenesis of causalgia in peripheral nerve injuries. *Brain*, 1947. 70(Pt 2):145 – 170.

[51] Drucker W. R., et al. Pathogenesis of post-traumatic sympathetic dystrophy. *Am. J. Surg.*, 1959. 97(4): 454 – 465.

[52] Melzack R., P. D. Wall. Pain mechanisms: a new theory. Science, 1965. 150(3699):971 – 979.

[53] Melzack R. Phantom limb pain: implications for treatment of pathologic pain. *Anesthesiology*, 1971. 35 (4):409 – 419.

[54] Kozin F., et al. The reflex sympathetic dystrophy syndrome (RSDS). Ⅲ. Scintigraphic studies, further evidence for the therapeutic efficacy of systemic corticosteroids, and proposed diagnostic criteria. *Am. J. Med.*, 1981. 70(1):23 – 30.

[55] Roberts W. J. A hypothesis on the physiological basis for causalgia and related pains. *Pain*, 1986. 24 (3):297 – 311.

[56] Campbell J. M., RA, Raja SN. Is nociceptor activation by alpha-1 adrenoreceptors the culprit in sympathetically maintained pain? *APS Journal*, 1992. 1(1):3 – 11.

[57] Gibbons J. J., P. R. Wilson. RSD score: criteria for the diagnosis of reflex sympathetic dystrophy and causalgia. *Clin. J. Pain*, 1992. 8(3):260 – 263.

[58] Stanton-Hicks M., et al. Reflex sympathetic dystrophy: changing concepts and taxonomy. *Pain*, 1995. 63 (1):127 – 133.

[59] Harden R. N. Objectification of the diagnostic criteria for CRPS. *Pain Med.*, 2010. 11(8):1212 – 1215.

[60] Bruehl S., et al. External validation of IASP diagnostic criteria for Complex Regional Pain Syndrome and proposed research diagnostic criteria. International Association for the Study of Pain. *Pain*, 1999. 81(1 – 2):147 – 154.

[61] Harden R. N., et al. Proposed new diagnostic criteria for complex regional pain syndrome. *Pain Med.*, 2007. 8(4):326 – 331.

[62] Harden R. N., S. P. Bruehl. Diagnosis of complex regional pain syndrome: signs, symptoms, and new empirically derived diagnostic criteria. *Clin. J. Pain*, 2006. 22(5):415 – 419.

[63] Wilson P. S. -H. M., Harden RN. CRPS: Current Diagnosis and Therapy. 2005, Seattle, WA: IASP Press.

[64] Harden R. N., et al. Validation of proposed diagnostic criteria(the "Budapest Criteria") for Complex Regional Pain Syndrome. *Pain*, 2010. 150(2):268 – 274.

[65] de Mos M., et al. The incidence of complex regional pain syndrome: a population-based study. *Pain*, 2007. 129(1 – 2):12 – 20.

[66] *Sandroni P.*, et al. Complex regional pain syndrome type Ⅰ: incidence and prevalence in Olmsted county, a population-based study. *Pain*, 2003. 103(1 – 2):199 – 207.

[67] Bruehl S., O. Y. Chung. How common is complex regional pain syndrome – Type Ⅰ? *Pain*, 2007. 129 (1 – 2): 1 – 2.

[68] Choi Y. S., et al. Epidemiology of complex regional pain syndrome: a retrospective chart review of 150 Korean patients. *J. Korean Med. Sci.*, 2008. 23(5):772 – 775.

[69] Raja S. N., T. S. Grabow. Complex regional pain syndrome Ⅰ (reflex sympathetic dystrophy). *Anesthesiology*, 2002. 96(5):1254 – 1260.

[70] Allen G., B. S. Galer, L. Schwartz. Epidemiology of complex regional pain syndrome: a retrospective chart review of 134 patients. *Pain*, 1999. 80(3):539 – 544.

[71] Duman I., et al. Reflex sympathetic dystrophy: a retrospective epidemiological study of 168 patients. *Clin. Rheumatol.*, 2007. 26(9):1433 – 1437.

[72] Sharma A., et al. A web-based cross-sectional epidemiological survey of complex regional pain syndrome. *Reg. Anesth Pain Med.*, 2009. 34(2):110 – 115.

[73] Der Sarkissian C., et al. Ancient genomics. *Philos Trans R Soc. Lond B Biol. Sci.*, 2015. 370(1660).

[74] Veldman P. H., et al. Signs and symptoms of reflex sympathetic dystrophy: prospective study of 829 patients. *Lancet*, 1993. 342(8878):1012 – 1016.

[75] Zyluk, A. The natural history of post-traumatic reflex sympathetic dystrophy. *J. Hand Surg. Br.*, 1998. 23(1):20 – 23.

[76] Li Z., et al. Complex regional pain syndrome after hand surgery. *Hand Clin.*, 2010. 26(2):281 – 289.

[77] Besse J. L., et al. Effect of vitamin C on prevention of complex regional pain syndrome type Ⅰ in foot and ankle surgery. *Foot Ankle Surg.*, 2009. 15(4):179 – 182.

[78] Rewhorn M. J., et al. Incidence of complex regional pain syndrome after foot and ankle surgery. *J. Foot Ankle Surg.*, 2014. 53(3):256 – 258.

[79] da Costa V. V., et al. Incidence of regional pain syndrome after carpal tunnel release. Is there a correlation with the anesthetic technique? *Rev. Bras. Anestesiol.*, 2011. 61(4):425 – 433.

[80] Zyluk A. Complex regional pain syndrome type Ⅰ. Risk factors, prevention and risk of recurrence. *J. Hand Surg. Br.*, 2004. 29(4):334 – 337.

[81] Katholi B. R., et al. Noninvasive treatments for pediatric complex regional pain syndrome: a focused review. PM R, 2014. 6(10): 926 – 933.

[82] Tan E. C., et al. Complex regional pain syndrome type Ⅰ in children. *Acta Paediatr.*, 2008. 97(7):875 – 879.

[83] Low A. K., K. Ward, A. P. Wines. Pediatric complex regional pain syndrome. J. Pediatr. Orthop., 2007. 27(5):567 – 572.

[84] Wilder R. T. Management of pediatric patients with complex regional pain syndrome. *Clin. J. Pain*, 2006. 22(5):443 – 448.

[85] van Velzen G. A., et al. Health-related quality of life in 975 patients with complex regional pain syndrome type 1. *Pain*, 2014. 155(3):629 – 634.

[86] Kemler M. A., H. C. de Vet. Health-related quality of life in chronic refractory reflex sympathetic dystrophy(complex regional pain syndrome type Ⅰ). *J. Pain Symptom Manage*, 2000. 20(1):68 – 76.

[87] Galer B. S., et al. Course of symptoms and quality of life measurement in Complex Regional Pain Syndrome: a pilot survey. *J. Pain Symptom Manage*, 2000. 20(4):286 – 292.

[88] Tan E. C., et al. Quality of life in adults with childhood-onset of Complex Regional Pain Syndrome type Ⅰ. *Injury*, 2009. 40(8): 901 – 904.

第 2 章

病理生理学及相关机制

Nader D. Nader , Harsha Nair

引 言

复杂性区域疼痛综合征(CRPS)是一种慢性神经病理性疼痛疾病,涉及一个或多个肢体的皮肤、肌肉、骨骼的营养改变。CRPS 表现为一种不按皮区及神经分布的持续性局部神经病理性疼痛。除了神经病理性疼痛,在局部受累区域,患者会出现感觉缺失、自主神经功能紊乱、血管改变和运动功能紊乱等情况[1,2]。CRPS 是一种致残性疾病,因对其病理生理学机制缺乏了解,患者常常得不到足够的护理和治疗。到目前为止,仍有许多临床医生认为 CRPS 只是一种精神方面的疾患,并将其和转换障碍混为一谈。最近,在神经系统及机体对损伤的应答反应方面的研究进展使研究者和临床医生进一步理解了该疾病可能的病理生理学机制,同时也更好地了解 CRPS 患者。目前,CRPS 被认为是一种多系统功能紊乱导致的多种功能紊乱疾病,包括局部的损伤反应、炎症反应、中枢和外周神经敏化(过敏)、异常血管改变及精神方面的问题。

在 19 世纪,法国生理学家 Claude Bernard 提出了现在称之为"内环境"的概念并因此闻名,首次从理论上阐明交感神经系统与疼痛之间的关系。他的学生 Silas Weir – Mitchell 是美国内战期间的一名外科医生。作为战地外科医生,Weir – Mitchell 主要负责患者的外科手术治疗及术后随访。他发现,肢体外周神经损伤的患者中有 10% 可表现出异常的症状[3,4]。这些症状包括存在一个基础水平的烧灼性疼痛,而且这种感觉可轻易由轻触或者运动加重。受累肢体有非常严重的肢体水肿、多汗和局部毛发异常减少及皮肤光滑。他发现这些损伤没有完全横断外周神经,所以他认为除了皮肤的病理改变外,神经受损也是引起这些症状的病因。他将其命名为"灼性神经痛"[3,5,6]。关于 CRPS 的正式记录最早可追溯到 20 世纪,当时一名德国外科医生 Paul Sudeck 发表了一篇文章,首次描述了创伤后骨营养障碍患者的疼痛症状,同时伴随水肿及营养改变[7,8]。Sudeck 发现,这些患者没有明确的神经损伤,却表现出了典型的 CRPS 症状。他的发现促成了一种假设的形成,曾经被称为反射性交感神经性营养不良(以 Sudeck 命名,也被称为 Sudeck 萎

缩)。1900 年之后,关于 CRPS 病理生理学的争论便成了大家探讨的关键问题。1993 年,
国际疼痛研究协会(IASP)为了阐明和更好地统一诊断标准,将其命名为复杂性区域疼痛
综合征(CRPS)。

CRPS 临床表现多种多样,不仅不同患者之间症状不同,同一个体不同时间症状亦
可不同。疼痛本身一般认为是神经病理性疼痛,主要表现为烧灼性痛、蜇痛、麻刺感、
刺痛或电击感等。这种疼痛与伤害性疼痛不同,伤害性疼痛主要表现为尖锐痛、酸痛
和搏动性疼痛。CRPS 患者的患肢常常出现水肿、体温调节功能异常、感觉异常,甚至
会出现肢体麻痹。这一系列临床表现使得 CRPS 成为一种阳性症状与阴性症状混合存
在的功能紊乱状态。阳性症状是指正常人没有的一些感觉和行为,在 CRPS 患者中主
要表现为疼痛、感觉过敏、异常性疼痛、水肿、感觉异常等。阴性症状是指在正常人中
存在的功能在 CRPS 患者中减弱甚至消失,在 CRPS 患者中主要表现为肢体麻痹和感
觉缺失[5,9,10]。

IASP 根据损伤后是否有明确的神经损害,将 CRPS 分为两个亚型。90% 的患者属
于 CRPS Ⅰ 型(CRPS Ⅰ),其与 CRPS Ⅱ 型(CRPS Ⅱ)一样,一般源于伤害性事件。但与
CRPS Ⅱ 型不同的是,在受伤后,没有检验和影像学检查可以检测到明确的神经损害。
CRPS Ⅰ 曾被称为反射性交感神经性营养不良、Sudeck 萎缩、痛性神经营养不良和肩 -
手综合征。之前的命名显示了为了解释其症状所探索的可能的病理机制。CRPS Ⅱ 型,
曾被称为灼性神经痛,一般存在神经损伤证据。大多数的 CRPS 病例均与创伤或损伤
诱发有关,但也有一些 CRPS 病例与其无关。这种自发性的病例大约占全部患者的
10%[11-13]。

随着 CRPS 诊断标准的形成和被普遍认可,人们对 CRPS 患者的了解和护理水平也
大幅度提高。这些标准是在 2003 年匈牙利布达佩斯举办的一次闭门研讨会上制订的,
此次会议邀请了世界各地的 IASP 成员。

这些成员发表共识声明,即所谓的以会议地点命名的"布达佩斯标准"。这些标准很
快便成为诊断 CRPS 的有效工具。该标准(表 2.1)有两个不同的版本,一个为临床标准,
一个为试验研究标准。

自布达佩斯标准初次制订后,其可信性便被多次质疑。Harden 等表示,虽然该
标准在诊断 CRPS 方面有高达 92% 的敏感性,但是特异性只有 36% ,仍有待进一步
提高[14]。临床标准强调敏感性,而试验研究标准则更强调特异性(敏感性 70% ,特
异性 94%)[9,15]。但是,任何新增的、可同时提高敏感性与特异性的标准均有助于
CRPS 的诊断和评估。而想要达到此目的,深入理解 CRPS 的病理生理学是必不可
少的。

最近的 CRPS 发病率和患病率的流行病学研究,利用了 2007 年的全科医生诊断数据
来估计普通人群的患病人数。

表2.1　CRPS 的布达佩斯临床及试验研究标准[14]

患者主诉在以下 4 类症状中至少有 3 类,且各有至少 1 种症状	
感觉功能	痛觉过敏和(或)异常性疼痛
血管舒缩功能	皮肤颜色改变/不对称,皮温改变/不对称
汗液分泌功能/水肿	水肿或者汗液分泌改变/汗液分泌不对称
运动功能/营养	无力,震颤,肌张力障碍,关节活动范围减小,指甲、皮肤和(或)毛发营养改变/不对称
检查时在以下 4 类症状中至少包含 2 类以上,且各有至少 1 种症状	
感觉功能	(对针刺)痛觉过敏和(或)(对轻触觉)异常性疼痛和(或)关节运动的本体痛觉
血管舒缩功能	皮肤颜色改变/皮肤颜色不对称,皮温改变/不对称;
汗液分泌功能/水肿	活动范围减小和(或)运动功能紊乱(无力、震颤、肌张力障碍等)和(或)营养改变(毛发、指甲、皮肤)
患者必须诉有持续性疼痛,其持续时间和疼痛程度与任何创伤或伤害性事件引起的疼痛都不符合试验研究标准	
试验研究标准旨在平衡敏感性与特异性,与临床标准相比,仅仅是第二条不一样,试验研究标准要求在第二条标准中的 4 类症状中每一类至少有 1 个症状	

　　数据显示,美国平均每100 000 人中便有26.2 人患病,大约每年会有 16 000 ~ 80 000 例新发患者[10]。如果用更具体的 IASP 标准来诊断的话,患病率下降至 16.8/100 000。相较于 1999 年的数据(平均每 100 000 人中有 5.4 人患病),患病率有所提高[16]。有研究表明,CRPS Ⅰ型的发病率在各种骨折中为 10% ,而在 Colles 骨折中为 7% ~ 35%[2]。CRPS 患者的临床表现多种多样,不同患者的病程也是各不相同。荷兰的一项研究对可引起 CRPS 相关损伤的患者进行了平均 5.8 年的跟踪观察,结果发现 30% 的患者认为自己完全康复,16% 的患者认为疾病不断恶化,54% 的患者则认为病情相对稳定[9]。从解剖分布来看,60% 的患者累及上肢,而 40% 的患者累及下肢[10]。

　　从基因层面来讲,主要通过研究人类白细胞抗原Ⅰ型和Ⅱ型(HLA‐Ⅰ、HLA‐Ⅱ)因子来了解 CRPS 发生发展的遗传易感性[17]。CRPS 遗传易感性的相关证据还是很少的。早在 1999 年,Kemler 等研究了 52 位 CRPS 患者的 HLA Ⅰ型和 HLA Ⅱ型。其中 HLA DQ1 在 CRPS 患者中出现的频率较高,HLA DR13 阳性的患者更易表现出多处 CRPS 的症状,也更易发生全身性强直性肌张力障碍[18]。甚至,HLA Ⅰ型上着丝点的不同也被认为与自发性 CRPS 有关[19]。

　　CRPS 的发生发展一般开始于轻微或者中等损伤后的 9 周内,如轻微骨折或者挤压伤[20]。起初,患肢表现为热、痛、红,也被称为 CRPS"暖"期。在这一阶段,患者有典型的肢体局部症状,如异常性疼痛、痛觉过敏、异常性汗液分泌、毛发和指甲生长缓慢以及肌肉无力。机械及温度调节异常在急性 CRPS 患者中表现最为突出[10]。随着疾病的进展,疼痛不仅没有减弱,反而逐渐扩散至某特定神经或神经根分布区以外的地方。

2000 年,一项研究分析了一位 CRPS 患者的症状扩散历程。在这项研究中,Maleki 等发现其存在三种扩散类型:连续性扩散、独立性扩散和镜像扩散。CRPS 的扩散可以三种类型同时存在,也可以仅仅局限在最初的局部区域。连续性扩散是指症状从最初的发生区域向近心端或者远心端扩展[21]。连续性扩散机制涉及范围从异常的炎症机制到治疗性干预,如夹板或石膏引起的症状加重。独立性扩散是指新发区域与最初的 CRPS 发生区域不连续或者存在一定的距离(如最初症状在右足,然后独立性扩散症状扩展到左肩或者左臂)。同理,其相关机制源于新的创伤,如拐杖的不合理使用导致臂丛神经损伤,或者是神经阻滞失败相关后遗症。实际上,Maleki 等认为,在大多数病例中,独立性扩散都有相关成因性事件[21]。镜像扩散是指 CRPS 症状出现在最初症状部位的对面(如先出现在左脚,然后扩散到右脚)。这种扩散的发生可能是由于对侧肢体的代偿性运动,从而导致本就易患 CRPS 的患者遭受创伤[21]。Maleki 等没能将二次创伤或过度使用与任何一种扩散形式明确联系起来。这些形式的扩散有不同的潜伏期(持续性扩散从 2 天到 13 个月不等,独立性扩散从 1 个月到 12 年不等,镜像扩散从 1 个月到 7.6 年不等),这使得过度异常的炎症反应不太可能是 CRPS 扩散的原因。Van Rijn 等于 2011 年也研究了其扩散方式,研究对象是三级医学中心有多个肢体累及 CRPS 的患者,称之为多重 CRPS。他们发现患者在发病年龄上存在很大差异,多重 CRPS 患者比单一 CRPS 患者有很明显的年轻化趋势。这似乎暗示了是基因因素使得部分患者的症状更严重、表现更多样[17]。

当 CRPS 症状从"暖"期或者急性阶段(4 个月)进展到"冷"期或者慢性阶段(18 个月),常常可见肢体颜色变得青白,毛发生长迅速,皮肤发生改变。第三阶段症状进一步扩展,营养不良持续存在,同时伴随新发的肌张力障碍[22]。患者会主诉出现肌阵挛、肌张力障碍、运动后疼痛加剧等症状。虽然 CRPS 的发展一般是从"暖"期开始,但患者在任何时间都可能出现三个阶段中任一阶段的症状。尽管患者也可能在其他肢体出现症状,但通常在近心端加重而非远心端。症状持续 5 年以上而未得到缓解的患者,可进一步出现更严重的神经症状,如晕厥、泌尿系功能失调等。认知损害也是长期 CRPS 患者的晚期症状之一,尽管这一症状并不常见,且可能由其他病因导致[10]。与其他神经病理性疼痛疾病一样,除了躯体症状,CRPS 还会严重影响患者生活质量。CRPS 患者常常会出现经济及个人生活问题。致残性疼痛会导致工作时间减少,甚至导致失业,这取决于不同的工作要求。另外,治疗慢性疼痛花销很大,增加了医疗费用。除了经济上的困难,患者发现疾病对婚姻、社会关系、性生活方面都产生负面影响,使其难以融入社会[22]。

CRPS 发病机制目前仍不清楚,其治疗方法也在讨论和争论中。最近关于 CRPS 治疗干预的系统评价显示,大部分治疗方案都没有高质量的证据支持[23]。特别是已被作为一线治疗方案的多种阻滞疗法。如在突发疼痛和剧烈疼痛时使用的阿片类药物,也只是可以短暂地缓解疼痛,并没有长期而持续的疗效[3]。糖皮质激素是唯一在一些临床试验中取得很好治疗效果的口服药物[24]。患者的治疗主要是依靠医生的各种对症治疗。目前,推荐中重度 CRPS 患者接受具有其他神经病理性疼痛治疗经验的疼痛专家的治疗和评估。他们能综合多学科疼痛治疗经验,可为有严重顽固性疼痛的患者提供更先进的甚至有创的治疗操作[9]。在美国，职业治疗师利用物理治疗和渐进式脱敏疗法对感觉刺激进行脱敏，该方法是恢复患者功能的重要治疗技术[3]。一些疼痛调节理疗技术包括热敷、冷敷、超声、短波透热、经皮神经电刺激(TENS)、高压电刺激和深部脑刺激。另一种治疗方法着重于与 CRPS 可能相关的精神性及神经性联系。三环类抗抑郁药(TCA)、5-羟色胺-去甲肾上腺素再摄取抑制剂(SNRI)、抗惊厥药(加巴喷丁、普瑞巴林)等也获得了一定的疗效。CRPS 相关焦虑和抑郁发生率很高，心理干预如认知行为治疗(CBT)可能成为一种非药物性疼痛调节工具，也有一些 CBT 治疗 CRPS 相关焦虑和抑郁的成功案例[3]。相关临床试验表明，二膦酸盐对骨质疏松相关的患者有一定的治疗作用，但该药物的治疗方法仍存在一些不确定的问题有待解决[5,9]。

CRPS Ⅰ 型

CRPS Ⅰ 型是 CRPS 两个亚型中较常见的一种，其主要特点是无相关的神经损伤。但这种分类最近开始受到质疑。尽管一些损伤没有导致明显的神经损伤，但仍存在一些周边的损伤。骨折后以及术后的患者均属于 CRPS Ⅰ 型。Placzek 等认为，应该立刻对所有术后 CRPS 患者进行外周神经受压情况的评估[10,25]。最近的许多研究表明，尽管 CRPS Ⅰ 型的患者没有明显的神经损伤，但受累肢体的神经纤维密度发生了改变，提示存在与神经完整性的维持有关的病理变化[26,27]。CRPS Ⅰ 型的病理生理机制仍不清楚，其病变性质也是多种多样，这使得其在疼痛研究方面的热度不减。

目前，CRPS Ⅰ 型被描述为受累肢体的自发性疼痛和异常性疼痛，或不仅仅局限于单根外周神经的痛觉过敏，疼痛症状分布区域和疼痛强度不成比例。受累肢体出现水肿、血流异常、局部皮温异常和局部汗腺分泌异常。这是一种排他性诊断；没有其他疾病可解释此病理生理表现[2,16]。

CRPS Ⅱ 型

如前所述，CRPS Ⅱ 型与 CRPS Ⅰ 型的区别主要在于 CRPS Ⅱ 型存在明确的外周神经损伤。这种损伤可以通过影像学和电生理学检查发现。一些专家认为这种差别仅仅是基于影像学确认病灶后的说法上的差别。由于神经损伤存在，支持积极干预的呼声相对较强，当发现神经受损时，神经解压术是一种快速缓解症状的方法[25]。

病理生理学

到目前为止，CRPS 的发病机制仍不清楚。但在过去的 20 年间，通过现行的研究手段，对 CRPS 机制的了解在逐渐增加，其中包括：损伤后异常组织反应、外周和中枢神经敏化及炎症、血管舒缩功能紊乱、内皮功能紊乱、神经源性炎症、脊髓上重组或者适应不良、交感神经传入偶联紊乱、痛觉过敏的启动及自身免疫[1,3,9,10]。

这些可能机制的组合使研究者提出外周神经传入、传出和中枢机制来解释 CRPS，这也成了神经病理性疼痛的唯一解释。

曾用来描述 CRPS 的名称，尤其是反射性交感神经性营养不良，表明了交感神经传入偶联的功能紊乱可能是 CRPS 最主要的部分。

损伤导致的异常组织反应

绝大部分的 CRPS 继发于伤害性事件。据相关报道，最常见的损伤原因是骨折，尤其是腕关节骨折。除此以外，其他创伤如脑卒中、挤压伤，甚至长期的肢体制动都与 CRPS 的发生有关。软组织损伤反应主要有三个阶段，包括炎症期、增生期、重塑期[28]。在炎症期，主要是止血、清除坏死组织、预防可能的病原体感染。增生期主要是组织再生、重建和血管再生的阶段。重塑阶段是前两阶段暂时性恢复后的重构[28]。伤口愈合过程和 CRPS 很像，尤其是重塑阶段，并没有被完全了解。虽然这三个阶段理论上按时间顺序发展，但在患者的康复过程中，处于哪个阶段是不固定的。这种不固定和多变性是由于过多的分子信号传递及化学物质浓度的改变从而导致更多的分子信号传递。据报道，实际上重塑期从 21 天到 1 年不等，这样就有足够多的时间和机会使情况变得复杂起来。

三个阶段全部都是通过分子信号激活强有力的炎症级联反应。这些信号又反过来促进不同细胞类型产生，这些细胞与免疫反应、清理细胞碎片及修复有关。白细胞如单核细胞、巨噬细胞、中性粒细胞等聚集到损伤部位进行免疫防御，清除损伤组织。血小板、角质形成细胞、纤维细胞、内皮细胞等在凝血、损伤控制及血管重塑方面发挥重要作用[28]。相关研究表明，与对照组相比，CRPS 患者的白细胞计数正常。因白细胞升高是感染和广泛炎症反应的初始迹象，故这个研究表明在 CRPS I 型的早期主要是局部的炎症感染[29]。急性期是恢复过程中有益于恢复的重要阶段，及时控制非常重要。最近一项研究表明，用负压发疱仪吸出水疱的急性 CRPS 患者（症状出现 4 个月），抽取静脉血发现促炎症因子升高，尤其是在水疱液中的白介素 6（IL－6）、白介素 8（IL－8）、白介素 1β（IL－1β）、巨噬细胞炎症蛋白－1β（MIP－1β）和肿瘤坏死因子－α（TNF－α）[2]。同时，可见抗炎因子如白介素－1 受体拮抗剂（IL－1RA）的减少[30]。与其他疼痛综合征的患者相比，CRPS I 型患者的 TNF－α、MIP－1β 升高非常明显，提示炎症反应在 CRPS I 型的发展中发挥重要作用。TNF－α 是炎症早期的标志性分子，IL－6 是炎症晚期的标志性分子，所以许多研究者认为 IL－6 在增生期及重塑期发挥重要作用[31]。人骨折后 3 天内 TNF－α 血清水平开始升高[7]。与骨关节炎及急性创伤的患者相比，CRPS 患者在受伤后数月至数年，在患肢仍可测得高水平的 TNF－α 蛋白。但血清 TNF－α 水平的增高与经典炎症反应的体征关联不大，如一些 CRPS 患者表现的疼痛和皮温升高。这提示 TNF－α 调节存在多种机制[7]。到目前为止，许多研究表明在患者的患肢这些细胞因子水平增高，同时，近期的研究表明在 CRPS 患者健肢中的此类细胞因子亦增加。细胞因子在患侧与健侧的同时增加表明其不仅仅是一个局部的炎症反应[30]。

尽管细胞因子的检测提示炎症启动的可能，但是 CRPS 患者的细胞因子水平改变与其临床预后并无关联[30]。表2.2列举了CRPS发生发展过程中炎症和损伤反应相关的各种细胞因子、生长因子和神经肽的作用。

除了细胞因子，神经肽的浓度也有一定增加，如神经肽Y（NPY）、P物质[29]、内皮素-1（ET-1）和降钙素基因相关肽（CGRP）等。这些因子导致了早期局部损害，从而导致多种因子介导的反应不可抑制的激活[32]。

表2.2　CRPS发生发展中的炎症介质

炎症介质	缩写	来源	说明
转化生长因子-β	TGF-β	血小板、巨噬细胞、T细胞、B细胞、肝细胞	血管生成、趋化作用、介导黏附分子表达、促炎症因子[28]
肿瘤坏死因子-α	TNF-α	巨噬细胞、T细胞、B细胞、成纤维细胞、自然杀伤（NK）细胞	介导伤口胶原蛋白的合成、调节免疫细胞、致热源、促炎症因子，激活NF-κB[37]
巨噬细胞炎症蛋白-1β	MIP-1β	巨噬细胞	激活免疫细胞（粒细胞）、介导其他促炎症因子的合成[38]
白介素-1β	IL-1β	巨噬细胞、成纤维细胞、树突状细胞、上皮细胞	致热源、促炎症因子、痛觉过敏、血管舒张、低血压[39]
白介素-1受体拮抗剂	IL-1RA	上皮细胞、角质形成细胞、免疫细胞	抗炎，抑制IL-1β、IL-6的生成[40]
神经肽Y	NPY	神经元	紧张、摄食、抗焦虑、镇痛、调控生理节律、介导免疫[41]
P物质	SP	神经元、巨噬细胞、嗜酸性粒细胞、淋巴细胞、树突状细胞	疼痛感知与传递、情绪障碍、神经源性炎症、伤害感受、血浆蛋白外渗[36,42]
内皮素-1	ET-1	内皮细胞	血管收缩[32]
降钙素基因相关肽	CGRP	神经元、角质形成细胞	血管收缩、疼痛传递[43]

神经元细胞是外胚层组织来源，可以产生和储存许多神经调节因子，如CGRP。同样，角质形成细胞是上皮中的主要细胞，也来源于外胚层组织，同样产生CGRP。

目前相关研究表明，创伤和损伤之后角质形成细胞产生的CGRP在启动中枢敏化和神经病理性疼痛中发挥重要作用[33]。CRPS患者除了有化学分子及信号分子的改变外，CRPS患肢的局部肌肉组织和外周神经组织学检查发现了在神经支配及血管方面的病理改变。

关于肌肉组织改变，Van er Laan等发现肌肉改变同时伴随缺血性微血管病的发生。他们发现样本组织的毛细血管基底膜变厚，而用自由基清除剂二甲基亚砜（DMSO）处理后氧耗增加。这些改变使得研究者认为氧自由基参与了CRPS的病理生理学改变[26]。

Coderre 等提出了一个慢性缺血后疼痛的模型（CPIP）构想，即用止血带在大鼠上制造缺血再灌注损伤模型。这些模型通过缺血引起深部组织损伤，继发急性炎症反应，导致类似骨筋膜室综合征样的损伤（图2.1）。这种微小的筋膜室综合征导致微血管缺血再灌注损伤，而缺血再灌注损伤又引起血管痉挛及血流动力学改变。血流及血管通畅性的改变导致了深部组织缺血。

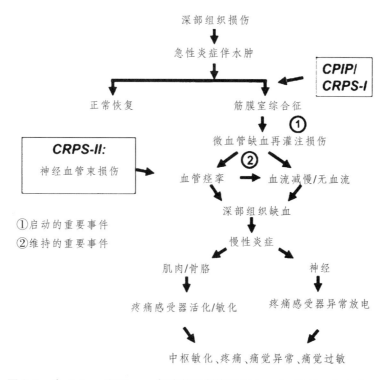

图 2.1 由 Coderre 和 Bennett 提出的机制模型（Adopted with Permission）。

深部组织缺血导致慢性炎症的发生，而慢性炎症又导致了肌肉和骨骼组织痛觉感受器及肾上腺素能受体的激活和敏化。除此以外，慢性炎症还可以导致痛觉神经纤维异位放电，从而引发信号级联反应，导致中枢神经系统敏化[34]。缺血后，组织内的氧化酶水平较高，当发生再灌注时，这些氧化酶与血液中的氧结合，发生氧化反应，导致氧自由基的产生。这些氧自由基可引起血管内皮细胞和平滑肌细胞损伤。同一试验也认为 CRPS 患者的疼痛与肌肉炎症性疼痛相似。作者引用了肌肉内乳酸（肌肉缺血的标志性物质）与 CRPS 患者症状程度的相关性。最初损伤的重要性，以及机体对其异常或不匹配的反应是 CRPS 的重要部分。

外周神经系统损伤及敏化

痛觉是指通过疼痛感受器的游离末梢感知伤害刺激。它经外周神经系统（PNS）传递至中枢神经系统，并进一步对其进行加工和处理。这些游离末梢就是所谓的痛觉感受器,并且由不同形式的刺激触发。这些刺激包括机械性(夹伤、压伤)、热性、化学性(辣椒素、醋酸、黑色素)[35]。有两种主要的疼痛感受器,Aδ 纤维和 C 类纤维。这些初级传入神经元有一个共同的特点是它们均为假单极神经元[36]。假单极神经元由中央的胞体和两个大的轴突组成。一个轴突向外周发出,以游离神经末梢与痛觉感受器相连,一个在脊髓内形成突触。通过中间的胞体,外周的刺激和中枢突触的信息可以通过神经传递。背根神经节(DRG)或三叉神经节胞体内合成的蛋白可以分布到两侧的神经末端,相同的蛋白可以到达两个终端,使神经末端达到生化等效性[36]。由于存在这种突触等效性,再加假单极结构,初级传入神经元能够向两极传入信号。除此以外,中枢末端受体配体之间相互作用可通过初级传入神经元使外周神经末梢发生局部改变,反之亦然(图 2.2)[36]。

PNS 初级传入纤维的双极效应确立了启动 CRPS 的触发因素是炎症反应。不管是损伤引起外周传入神经的炎症反应导致了脊髓突触传入信息的改变,还是脊髓的中枢传入神经的神经性炎症影响外周突触,在神经元敏化方面,炎症在两端可能都发挥了作用(图 2.2)。

如果炎症引发的信号分子从初级传入纤维的中央突触传到外周,那么外周的突触很有可能释放 CGRP 或 SP,从而导致血管舒张和血浆外渗,这是 CRPS 的标志性症状[36]。除了释放相关因子,在受到伤害时,外周神经可能发生表型的转换。基因的上调和下调导致兴奋性、转换及传递的改变。很快,曾表达机械刺激相关痛觉感受器的纤维现在又开始表达 CGRP 或 SP 相关受体[44]。

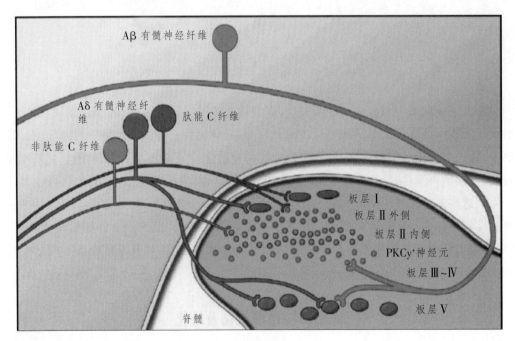

图 2.2　Basbaum 等在《疼痛的细胞和分子机制》(*Cellular and molecular mechanism of pain*)一文中阐述的神经元的集中化和敏化的模式图[36]。

神经纤维基因表达的改变从另一个角度证实，CRPS 是一种在慢性神经系统改变基础上的多系统紊乱。

这些慢性的外周改变也是引起中枢神经敏化的重要组成部分，外周传入神经的损伤导致了中枢轴突的改变(假单极神经元的生物等效性)，也会引起脊髓后角突触后神经元及更高级的中枢神经结构的改变(图 2.3)。进而，这种损伤以及之前提及的炎症反应可以激活中枢神经系统星形胶质细胞及小胶质细胞[4]。

Aβ 纤维

Aβ 纤维主要负责轻触觉的传导。在所有的传入纤维中，它们是最大的并且是传导速度最快的纤维。这些大直径纤维兴奋阈值低，常与 Merkel 细胞、Pacinian 小体和毛囊等快传导受体相连。这些纤维末梢传导机械性刺激，特别是压力、质地及震动[36]。

Aδ 纤维

Aδ 纤维由中等直径的有髓传入神经纤维组成(2～5μm)，传导速度中等，神经信号传导速度一般为 2～30m/s。

这种神经纤维与 Aβ 纤维不同，Aβ 纤维的直径更大，传导速度更快。

Aδ 纤维又被进一步分为两个亚型[36]。1 型 Aδ 纤维由接受机械性、化学性刺激的高阈值痛觉感受器组成，但这些感受器需要强烈的或者长时间的温度刺激(>50℃)。这些感受器对刺痛反应快速。

在机体受到损伤时，1 型 Aδ 纤维对机械性刺激及温度刺激敏感[36]。而这在 CRPS 中尤为重要，因为对于该类患者，异常性疼痛和痛觉过敏的发生与刺激不成比例。2 型

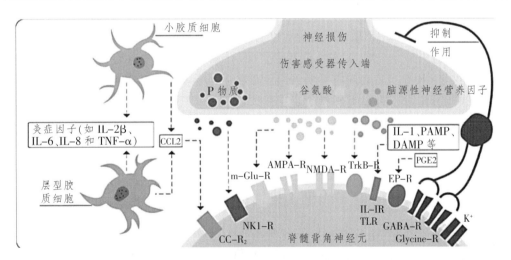

图 2.3　引自 S P Cohen 的著作《神经病理性疼痛：机制及其临床应用》(*Neuropathic Pain: Mechanisms and Their Clinical Implications*)的神经病理性疼痛模式图[44]。

Aδ 纤维与 1 型 Aδ 纤维相反,其热刺激阈值低,机械刺激阈值较高。

1 型 Aδ 纤维主要负责刺痛的快速早期反应,2 型 Aδ 纤维主要负责高热刺激的早期反应[36]。

这些神经纤维的末梢分布于上皮、血管外层或者围绕游离神经末梢的毛囊[45]。作为外周神经系统的初级传入神经纤维,其与脊髓的突触连接部位非常重要。Aδ 纤维与脊髓的第 I 层和第 V 层之间均有突触联系[36]。

C 类纤维

C 类纤维是一种比 Aδ 纤维更细的无髓传入纤维,其直径在 $0.2 \sim 1.5 \mu m$,传导速度小于2m/s。它们也被分成两种,一种主要负责温度刺激,另一种主要负责机械刺激。其中有一种 C 类纤维的亚型处在机械性感觉迟钝的基线,只有在受到伤害时才会对机械刺激敏感。这些感受器被称为沉默或者休眠感受器[36]。这些感受器通常对化学刺激更敏感,比如辣椒素和组胺。在损伤后或者炎症性化学介质充盈的状态下,局部组织对机械刺激的敏感性增加,所以这些痛觉感受器在 CRPS 的发生发展过程中尤为重要。本来这些纤维对化学刺激更敏感,这种暴露很有可能激活休眠感受器的机械敏感性。C 类纤维的另一种亚型主要是在致痒原存在时对痒觉产生反应。

最后,并非所有的 C 类纤维都是痛觉感受器,其中部分无髓纤维对轻触摸产生快感[36]。C 类纤维的另一种分类是被分为肽能神经纤维和非肽能神经纤维。肽能 C 类纤维在突触处释放 SP 和 CGRP,除此以外,还表达神经生长因子(NGF)受体。C 类纤维的这些特性为 CRPS 多样性病理模型提供了进一步的证据。与 Aδ 纤维类似,C 类纤维在表皮、血管周围存在外周神经末梢,如同毛囊的游离神经末梢[45]。肽能 C 类纤维的突触存在于脊髓 I 层和 II 层外侧,而非肽能 C 类纤维则将轴突伸向 II 层内侧[36]。就 CRPS 而言,损伤后暴露于炎症环境的深部组织肽能 C 类纤维理论上被异常活化,并导致外周神经及中枢神经系统的中枢敏化。小静脉也接受 C 类纤维的神经支配,C 类纤维的损伤可能导致小静脉失神经支配,无法维持其完整性,导致血浆渗出和神经性水肿[4]。大量研究表明,这与 CRPS 患者表皮内 C 类纤维密度的降低有关。关于截肢 CRPS 患者的相关研究也表明腓肠神经的 C 类纤维大量丢失[4]。相关神经的缺失,神经侧支发芽随之产生。这种发芽使得纤维与末梢错误匹配,从而导致敏化、过度激活、感觉缺失及持续性刺激的存在[44]。

Aδ 纤维和 C 类纤维损伤

大量神经病变与 Aδ 纤维和 C 类纤维微小的损伤有关。糖尿病、带状疱疹及某些化学疗法通过小纤维的损伤从而导致神经病理性疼痛[4]。尽管神经元缺失和损伤是这些神经病变的重要部分,但是纤维缺失与其阳性症状如疼痛并无关联,是神经再生与神经再支配后遗症导致疼痛综合征相关的疼痛[4]。当某一神经受损后,炎症级联反应被激发,从而诱导生长因子产生,同时来自健康神经组织侧支发芽。除此以外,受损神经发生沃勒变性及程序性萎缩。这些改变可能导致异常神经支配,从而导致神经病理性疼痛。

温度性痛觉感受器

温度性痛觉感受器可以将导致伤害的温度转换成痛觉信号。Per Basbaum 等证明这个阈值是43℃。这个温度与之前提及的对温度敏感的 C 类纤维及 2 型 Aδ 纤维伤害感受器的热敏感度相同。热敏感度与化学伤害感受器有部分交叉,辣椒素可以激活 Aδ 纤维和 C 类纤维痛觉感受器上的香草酸受体。这种受体被称为 TRPV1,是一组瞬时受体电位(TRP)离子通道的受体[36]。这种看起来错位的受体使得原来热刺激产生的感觉可以通过化学刺激诱发。Basbaum 等称 TRPV1 为“温度刺激与化学刺激的分子整合体”[36]。进一步的证据表明,辣椒素与温度刺激可以引发相似的电流模式。关于 TRPV1 需要特别关注的是,其引发的反应可以通过促炎症因子及疼痛刺激加强。这些刺激包括质子、缓激肽、神经营养因子等。炎症反应可以加强温度感受器效应。损伤之时,TRPV1 通道对许多炎症化学介质开放,被称为“炎症汤”。这些分子对 TRP 通道有变构调节作用,或加强下游炎症级联反应[36]。除了与神经的直接关联,角质形成细胞内富含 TRPV1 通道也表明感受温度这一过程中表皮 – 神经的参与[33]。TRPV1 已在炎症性疾病中显示出重要作用,如晒伤、感染、炎症性肠病等,而其与 CRPS 的关联性则是一个非常有前景的探索方向。事实上,Albrecht 等从 CRPS 患者的组织标本中发现,许多 CRPS 患者深部神经的 CGRP 阳性纤维同时表达 TRPV1 受体。但与对照组相比,这种与 TRPV1 的关联性并无显著差异[45]。

机械性痛觉感受器

机械性痛觉感受器接受各式各样的刺激,从毛囊的轻触觉到伤害性强压刺激不等。在痛觉感受器家族中,Aδ 纤维和 C 类纤维都有亚型纤维接受高阈值和低阈值的机械性痛觉感受器的末梢信号。这些刺激阈值在传导速度、强度及频率等方面均不相同。为了将这些不同的刺激传入一个共同信号传导通路,需要有一个能进行精细信号传导的受体系统。酸敏感离子通道(ASIC)便是一种接受痛觉感受的机械传导通道亚型。在高阈值和低阈值的神经元中,这种离子通道均可接收组织酸中毒及缺血的信号。这种性质使得此受体成为炎症及组织损伤后神经敏化的受体之一。TRPV2,与前述 TRPV1 相关,同样接收痛觉信号。它既是一个热伤害受体,又是一个渗透性牵张感受器。其存在于血管平滑肌中,直接抽吸作用和渗透压改变可以诱发通道开放[36]。TRPV2 是一种在中等及较大直径的 Aδ 纤维上显著表达的离子通道,主要接收机械刺激及温度刺激。除此以外,TRPV4 和 TRPA1 也是 TRP 家族中的成员,在痛觉感受中起到一定作用[36]。尽管这两种类型的通道均不接收初级机械性刺激传导,但相关研究表明它们可能参与 CRPS 的发生发展。TRPV4 可能与损伤诱发的疼痛过敏有关,同样,相关研究表明,TRPA1 参与调节机械敏感性传入神经,尤其是在创伤及炎症反应后[36]。TRPA1 通道通过通道中半胱氨酸残基的化学相互作用激活。如同炎症反应一样,在氧化过程中,与半胱氨酸残基耦合的亲电子反应形成[36]。除此以外,促炎症因子(如缓激肽)与其传入神经上的受体相互作用从而引发第二信使炎症级联反应,TRPA1 可以间接被其调控。

除了 TRP 家族,双孔钾通道(KCNK)是另一种可能的机械性传导通道,同时与化学刺激存在交叉作用。KCNK18 是表达于 C 类纤维的肽能神经元和低机械性阈值的 Aβ 纤维上的受体,其与羟基-α-山椒素(四川干胡椒中的一种成分)相互作用。相关研究表明,接触此物质可以产生一种麻木样感觉异常,这使得研究者推测机械性 - 化学性痛觉感受器存在交叉作用[36]。CRPS 继发于各种损伤之后,但有病例报道了一种特别的诱发因素,1 例患者接种破伤风疫苗后继发 CRPS[24]。疫苗接种诱发局部的炎症反应。机械性痛觉感受器的化学致敏作用使类毒素注射与 CRPS 之间建立联系。

化学性痛觉感受器

化学性痛觉感受在机体应对环境中的化学刺激及生理性压力中发挥重要作用。如前文所述,TRP 在化学转导中发挥重要作用。其中 TRPA1 在此家族中尤为重要,因为其接收含有硫醇基的共价复合物的刺激,这使得 TRPA1 可以被大量不同的化学物质激活。有趣的是,异氟烷、一些常规的麻醉药品和化疗药物(如环磷酰胺)都可以刺激含 TRPA1 的纤维。这些药物的副作用主要包括急性疼痛及神经性炎症反应[36]。与 TRPA1 在 CRPS 中可能的作用特别相关的是 TRPA1 可被组织损伤或氧化应激释放的因子激活,从而导致敏化和阈值降低,引起患者更多的疼痛症状。

离子通道

活化神经纤维的信号和因子组成了 PNS 的初级传入信号,打开大量离子通道,离子通道作为一种媒介使得化学信号转换成电信号。钠离子通道被认为是麻醉药物的靶点。Nav1.7 是这些通道中的一种,其在疼痛患者中因为炎症反应而过度表达(译者注:电压门控钠通道)[46]。这种通道在阵发性剧痛症和红斑性肢体痛患者中过度表达,这两种疾病都有类似 CRPS 患者的灼痛症状。红斑性肢体痛与 SCN9A 突变有关,SCN9A 是编码 Nav1.7 的基因[47]。推测 Nav1.7 与机械性及温度性高敏有关。令人奇怪的是,在神经受损的患者中并没有发现这类离子通道过度表达的证据[36]。

钙离子通道在人体生物学中是最常见的。从神经突触到肌肉收缩,钙离子通道都在痛觉感受中扮演重要角色。钙离子通道 Cav2.2 和 Cav2.3 已被证实在机械性和温度性刺激敏化中起作用[48]。更多的相关证据表明,钙离子通道参与超敏反应表现在特殊亚基的上调。神经损伤后,C 类纤维中 α2δ 亚基显著上调。α2δ 亚基是一种电流调控分子,主要负责通道中电流的活化和抑制[36]。研究者发现,α2δ 亚基的高表达与大鼠的异常性疼痛有关,而在异常性疼痛逐渐恢复的大鼠中其表达逐渐降低[49]。加巴喷丁是一种常用于治疗神经病理性疼痛的药物,目前发现其作用靶点就是该亚基,为其在神经病理性疼痛的应用提供了进一步的证据支持。同时,其在神经损伤后的上调中的作用也是 CRPS 研究中备受关注的内容之一。

外周性炎症

如上所述,炎症是组织损伤的反应。该反应促使大量生物信号(如 TNF − α、IL − 1β、IL − 6 等)和作用于多系统的介质的释放,从而引发免疫与修复。该过程的副作用是这些系统被过度激活从而增加敏化发生的可能性。内源性因子聚集并激活 PNS 痛觉感受器,激发炎症级联反应和全身各系统调控。这些因子包括神经递质、多肽类(SP、CGRP、缓激肽等)、细胞因子、趋化因子、前列腺素和细胞外蛋白,如同“炎症汤”[36]。其中受“炎症汤”严重影响的一个系统就是 PNS。痛觉感受器参与组成初级传入纤维,接收炎症反应中各种因子释放的信号。这使得痛觉感受器成为炎症介导敏化的主要靶点,尤其是负责转导伤害性温度及触觉刺激的痛觉感受器[36]。

神经生长因子(NGF)是一种特殊的生长因子,在炎症状态下表达增多。正常情况下,NGF 是一种神经营养因子,在神经发展中促进神经元的生长。在损伤或者炎症状态,NGF 在生长和修复中发挥作用。作为“炎症汤”的组成部分,NGF 与肽能 C 类纤维上的痛觉感受器相互作用[36]。NGF 主要通过两种途径作用于痛觉感受器,一种是局部级联驱动的途径,另一种是更加整体的基于合成和转录的途径。第一种途径开始于 C 类纤维的痛觉感受器,导致局部的化学离子改变。接收 NGF 信号的 C 类纤维有着高亲和力的受体(比如酪氨酸激酶 TrkA)和低亲和力的 p75 受体[36]。NGF 与这些受体相互作用,通过磷脂酶 C(PLC)、丝裂原活化蛋白激酶(MAPK)、磷脂酰肌醇 3 − 激酶(PI3K)等蛋白活化第二信使级联反应。其中特别有意思的是,之前所提及的 TRPV1,它有可供炎症物质结合增加通道活性的变构调节位点。此外,“炎症汤”中的物质如 NGF、缓激肽、ATP 与其受体相互作用,通过第二信使促进下游 TRPV1 的调控[36]。这种对 TRPV1 的调控通过降低温度激活阈值促进对热刺激的快速敏化。第二种途径是通过诱发促炎症因子和促疼痛蛋白基因转录的高表达,从而促进敏化,增加疼痛。这是通过 NGF 逆行到神经细胞胞体,作用于受体而实现的。核受体的活化导致相关物质合成增加,如 SP、TRPV1、Nav1.8[36]。因此,NGF 导致的局部与整体的活化使得痛觉感受器产生即时与持久的敏化作用。

在正常状态下,外周神经依赖于神经胶质细胞的相互作用,通过免疫监视与突触传导的离子通道间隙维持其功能[50]。施万细胞是外周神经系统中的神经胶质细胞,其与神经细胞的髓鞘形成、生长与修复的吞噬清除有关。损伤时,神经胶质细胞、巨噬细胞、中性粒细胞以及其他维护局部环境的细胞均被活化。它们释放炎症反应相关因子,除此以外,它们在各系统间相互迁移。例如,损伤外周神经附近的巨噬细胞及中性粒细胞向脊髓背根神经节(DRG)迁移[51]。促炎症因子如 IL − 1β、NADPH 氧化酶 2(Nox2)、Toll 样受体 4(TLR4)在这种激活状态下表达增加。这些都是通过基因的上调发生的,从而导致炎症及氧化状态[50]。最近几年来,人们逐渐认识到 TLR4 是病理改变的主要指标。Toll 样受体主要识别与病原体相关的分子模型,这在检测感染源及引发免疫反应方面有重要作用[51]。

尽管这些因子的大量产生是神经胶质细胞活化的重要原因,活化的神经胶质细胞同样不能履行其正常功能,包括调节缓冲受其监控的神经元释放的兴奋性递质。在活化的星形胶质细胞中,谷氨酸转运蛋白 GLAST 和 GLT－1 的表达和功能发生改变。相反,神经病理性疼痛的相关研究表明,小胶质细胞可以增加谷氨酸转运蛋白的合成[50],这使得疼痛突触有更高水平的兴奋和刺激,提供了另一种超敏和疼痛的可能原因。此外,谷氨酸通过突触及旁分泌信号对神经元及神经元周边的局部组织施以影响。CRPS 疼痛与谷氨酸受体的相关性,尤其是 NMDA 受体(NMDAR),在氯胺酮与低剂量纳曲酮联合治疗中可以找到佐证[15]。外周神经损伤后,小胶质细胞和星形胶质细胞在异常性疼痛与痛觉过敏的出现和持续过程中发挥重要作用[50]。

Toll 样受体

Toll 样受体(TLR)是一组维持固有免疫与获得性免疫的受体家族。通过与多种病原体相关配体的结合,其在抵抗细菌、真菌和病毒的第一道防线中发挥重要作用。同时,Toll 样受体可以与不受获得性免疫限制的结构相互作用,也就意味着许多自身免疫的配体可以激发该受体的反应[52]。相关研究表明,外周免疫系统在慢性疼痛的产生与维持的过程中发挥重要作用。最近的相关报道显示,TLR 及其相关的级联反应与痛觉过敏相关。TLR 在 CNS 和 PNS 中均存在。这促使了一种假设的形成,即 TLR 是两个神经系统的连接。神经炎症反应由非神经元细胞的活化引起,如小胶质细胞、星形胶质细胞、少突胶质细胞和施万细胞[52]。而 TLR 在这些细胞中高度表达,甚至这些受体的表达水平与痛觉强度及炎症信号均有关,进一步证明了 TLR 是一种潜在的可量化的疼痛生物指标。临床研究表明,外周血和脊髓中的 TLR(尤其是 TLR4 和 TLR2)可作为慢性疼痛状态的系统性生物标记[53]。TLR4 激动剂 LPS 和 PolyI:C 可以在啮齿动物中引起疼痛样行为,而相关受体阻滞剂可以减轻疼痛反应。

TLR 作为一种模式识别受体(PRR),与病原相关分子模式 (PAMP)形成复合物[54]。其相互作用引发一系列的级联反应,抵抗可能的免疫威胁。PAMP 以蛋白、双链 DNA、单链 DNA 的形式存在[55]。这些配体来自病毒、真菌、细菌,甚至来自机体自然环境中的天然蛋白。另一种配体来源是之前提及的"炎症汤"的组成部分。除了诱发炎症链式反应,这些配体还可以通过诱发相同的链式反应增加 TLR 分子的产生,从而上调其结合的受体。如同之前提及的病原体,细胞因子和炎症反应产生的因子可以同样的方式与 TLR 形成复合物。TLR 与白介素－1 受体(IL－1R)有着相同的细胞内结构,因此其可以诱发与 IL－1R 相似的炎症级联反应。这些炎症级联反应的组成因子包括 IL－1R 相关激酶(I-RAK)、转化生长因子－β 激酶(TAK－1)、肿瘤坏死因子受体相关因子－6(TRAF6)、

MAPK 和核因子 - κβ(NF - κβ)[56]。外周神经损伤产物与"炎症汤"产物均可与 TLR 形成复合物。据推断,这些复合物反过来导致 CNS 敏化及神经胶质细胞活化。有力证据表明,外周神经损伤后,TLR 可刺激 CNS 神经胶质细胞的活化,这也为炎症 - 敏化的关联作用提供了进一步的证据[57]。考虑到 CRPS 的病理是多系统功能紊乱,这种关联是一个非常重要的概念。此外,TLR 目前已作为慢性疼痛障碍的一个可能治疗靶点在进行研究[57]。Christianson 等研究了 TLR 在关节痛中的作用。他们认为存在一个转换阶段,从炎症缓慢缓解到神经痛表现。他们发现脊髓 TLR4 的活化在慢性机械性敏化中扮演重要角色[57]。

目前共发现 12 种哺乳类 TLR,包括位于细胞外膜的表面表达受体(TLR1、2、3、4、5、6、7、10)和位于细胞内的受体(TLR3、7、8、9)。大部分以同源二聚体的形式存在,但是非共价二聚体及异源性二聚体的形式也可见到[52]。TLR 的分布,尤其是在神经系统的分布表明,其在痛觉感受的过程中发挥重要作用。在这些亚型中,TLR1、TLR2 和 TLR4 与宿主源性激活配体有关。TLR4、7、8、9 接受小胶质细胞刺激,并且对小胶质细胞介导的神经毒性有促进作用[52]。TLR1、2、3、4、5、7、9 均存在于星形胶质细胞中。在促炎症因子的刺激下,星形胶质细胞中 TLR2 和 TLR3 均表达上调。星形胶质细胞中的 TLR3 非常有趣,其活化可以诱发细胞生长、分化与转移相关因子的释放[52]。在 CNS 之外,TLR 还存在于初级传入纤维、DRG 和三叉神经节。Liu 等的研究表明,由内源性或外源性的 TLR 配体诱导的初级传入神经向大脑传输一种转换信号。之前提及的可被趋化因子上调和激活的香草酸受体 TRPV1,在炎症时的表达和活性增加。TLR7 与 TRPV1 的上调有关,TRPV1 可以表达痛觉感受器和胃泌素释放肽(GRP),在某些患者中引起瘙痒症状[52]。除此以外,Kwok 等阐明 TRPV1 的表达和基因转录与 TLR 的刺激有关[55]。在 TLR3、TLR7、TLR9 配体间相互作用活化的 DRG 神经元中,CRGP、PGE2 和 IL - 1β 均有上调。

TLR 的一个亚组可以识别受损组织及细胞释放的内源性分子,这使得研究者推测 TLR 在内源性损伤中发挥的机体监督作用。TLR2、TLR3 和 TLR4 与这种作用有关[58]。目前的模型关注源于受损周围神经元的内源性配体及 TLR 之间的相互作用,这种相互作用促进巨噬细胞的活化和神经浸润。这些内源性分子包括热休克蛋白、透明质酸和高迁移率族蛋白 B1,它们都是炎症反应中的化学分子和标志性物质[51]。除此以外,这些受体在沃勒变性中发挥重要作用[58]。关于疼痛调控和促炎症因子基因表达的研究,尤其是在 DRG 中(TLR3 已经证明与坏死的核 mRNA 结合),TLR2 和 TLR4 是 TLR 中最有希望的靶向目标[51,59]。基因敲除小鼠的研究表明,与对照组相比,TLR2 基因敲除的小鼠在神经损伤后疼痛反应降低[51]。Kim 等研究了 TLR2 在趋化因子释放中的作用。研究者发现,在外周神经损伤的小鼠 DRG 中,MCP - 1 和 MIP - 1α mRNA 的表达显著增高。相反,在 TLR2 基因敲除的小鼠中则表现出巨噬细胞浸润与趋化因子产生减少。

TLR4 的活化导致了促疼痛细胞因子及脊髓敏化的级联反应[57]。热休克蛋白、透明质酸、纤维蛋白原、纤维蛋白和脂多糖(LPS)这些配体可以激活相关受体。TLR4 在小胶质细胞及星形胶质细胞中均有表达。关于 TLR4 缺失的动物研究表明,其脊髓的小胶质细胞及星形胶质细胞的免疫反应减弱[57]。此外,药理学研究表明拮抗 TLR4 则抑制了继发于骨肿瘤的异常性疼痛[15]。之前所提及的 NF－κB 通过两条直接通路也与 TLR4 的活化有关。第一条通路通过 TLR4 活化诱导髓样分化因子 88(MyD88),从而导致一系列的级联反应激活 NF－κB[57]。除此以外,这种级联反应也与"炎症汤"的组成部分如 TNF、IL－18、COX－2、p38 和 C－Jun－N 末端激酶(JNK)的上调有关。第二种 NF－κB 激活通路是一种更慢的通道,通过 TLR4 活化含 TIR 结构域的适配体诱导干扰素 β(TRIF)激活。另外,吗啡与 TLR4 辅助蛋白结合,导致了 TLR4 的低聚化和脊髓炎症[60]。

正如之前所提及的,TLR 存在于脊髓、脑干和 DRG 中,这三处均与慢性疼痛敏化有关。小胶质细胞内 TLR 的活化促进了小胶质细胞－神经元之间的相互作用,导致了慢性疼痛症状[52]。脊髓小胶质细胞在神经损伤后和接触阿片类物质后活性增加,从而导致了促炎症因子如 TNF－α、IL－1β 和脑源性神经营养因子 BDNF 的产生和释放[52]。除了小胶质细胞和星形胶质细胞,TLR 也存在于不同的皮肤组织中。角质细胞、朗格汉斯细胞、巨噬细胞、树突状细胞、T 细胞、B 细胞及肥大细胞均有 TLR。尽管 TLR 参与疼痛的发生已经明确,但是其与痒觉的关系已成为最近研究越来越多的领域。与痒症有关疾病的关系,如银屑病、过敏性皮炎将是进一步的研究领域[52]。一些标志性分子包括钙离子耦合的受体分子 1(Iba1)、神经胶质纤维酸性蛋白(GFAP)[50]。Iba1 和 GFAP 分别对应小胶质细胞和星形胶质细胞。因为 CRPS 是一种与看似无害刺激不匹配的疼痛状态,有理由相信超敏反应过程至少可以部分解释 CRPS 特有的病理生理机制。毕竟,CRPS 中绝大多数的病例是由某些类型的损伤和炎症引起的。

皮神经作用

与伤害感受有关的大部分小神经纤维的神经末梢均在皮肤,有趣的是,多发性神经病的患者与对照组相比有更多或者更少的皮肤轴突数量。轴突密度的变化与症状的严重程度之间没有任何联系[4,5]。在银屑病、过敏性皮炎和掌跖型银屑病等皮肤疾病的患者中,初级传入感觉纤维与真皮组织内类胰蛋白酶阳性的肥大细胞之间的联系在形态学上有明显增加[61]。已发现 CRPS 患者患肢皮肤内的类胰蛋白酶水平增高,表明肥大细胞活性增加及脱颗粒过程增多[4,5]。皮肤的肥大细胞在机体的第一道防线中发挥重要作用,其内储存着许多炎症分子前体的颗粒分子[62]。这些促炎症因子包括组胺、细胞因子、前列腺素 D2 和蛋白酶。相关研究表明,初级传入神经元与皮肤肥大细胞是通过 N－钙黏素相互联系的[62]。N－钙黏素是一种黏附分子,主要负责联系相邻细胞之间的生化环境[62]。这些分子使神经元与肥大细胞之间形成"突触样"联系。动物研究将大鼠胫骨骨折作为 CRPS 模型,发现皮神经可以通过神经递质的作用,诱导肥大细胞脱颗粒。Li 等的研究表明,肥大细胞的脱颗粒是继发于神经细胞释放 SP,其研究已经证明神经元及表皮角质形成细胞可释放大量 SP,表达 NK－1 受体[61]。他们同样发现,足底注射 SP 可以诱导脱颗粒作用,为肥大细胞对 SP 产生反应提供证据。NK－1 受体拮抗剂的使用可以使动物受伤后爪的痛觉敏化作用减轻,为其提供了进一步的证据。

CNS 敏化及炎症作用

CRPS 中另一重要组成部分是中枢神经系统。有许多中枢性疼痛综合征的患者 CSF 中促炎症因子增高。这些综合征如多发性硬化、脑卒中、带状疱疹后神经痛和 AIDS。尽管炎症被认为是 CRPS 最初的激发因素,但是其多系统的慢性持续状态及效应非常像中枢组分导致的。异常性疼痛、多汗症、运动功能障碍以及感觉缺失等症状均由神经系统不同通路控制。当这些通路全部受影响时,一定会涉及中枢处理过程[31]。

兴奋性增高是 CRPS 的另一大特点,并且源于中枢神经系统。这种功能紊乱的基本病理生理是源于对刺激不恰当和夸大的反应。尽管这些症状有外周成分参与,中枢敏化在其病理生理中发挥重要作用。中枢敏化是一种与疼痛反应不成比例的伤害性信息的传递。Basbaum 等 2009 年发表在 *Cell* 上的文章中关注了三种机制(图 2.4),即谷氨酸能神经递质的改变和 NMDA 受体介导的超敏反应、去抑制缺失,以及神经胶质细胞 – 神经元的相互作用[36]。

谷氨酸及 NMDA 受体介导的超敏反应

与所有的传导信号一样,疼痛作为一种感觉,需要依赖神经递质的释放来产生兴奋性电位,谷氨酸在这一过程中起到非常关键的作用。谷氨酸由痛觉感受器的中枢端末梢释放,从而在二级脊髓后角神经元处产生兴奋性突触后电流(EPSC)[36]。通过谷氨酸与突触后 α – 氨基 – 3 – 羟基 – 5 – 甲基 – 4 – 异恶唑丙酸受体(AMPA)、钾离子 和 NMDA 通道的结合,将化学信号转换成兴奋性电信号,这些通道均为离子型谷氨酸受体[36]。

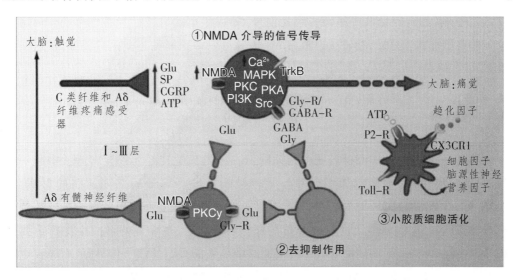

图 2.4　中枢性疼痛及敏化的分子机制。引自 Basbaum 等的著作《疼痛的细胞及分子机制》(*Cellular and molecular mechanism of pain*)[36]。

NMDA 通道是突触可塑性的重要组分。NMDA 受体在记忆和学习中发挥重要作用,有着独特的电压门控属性。

NMDA 受体由异源性四聚体组成,包括两个 NR1 亚基、两个 NR2 或 NR3 亚基。

这些亚基的不同组合形成了不同的亚型,具有不同的功能。尤其是在不同的脑区,特定的 NMDA 亚型决定了特定的功能。在非损伤性或者慢性疼痛状态下,NMDA 谷氨酸通道是静止的。当损伤发生时,下游初级痛觉神经元活化,突触前神经元释放大量谷氨酸。谷氨酸反过来又促进谷氨酸受体相关通道的开放,导致大量钙离子内流,这种内向电流使得突触后膜的 NMDA 受体去极化并活化。这又导致了更多的钙离子内流,从而维持活化状态。

另外,钙离子内流可促进脊髓后角的疼痛神经元与初级痛觉感受器之间的突触联系增加。突触的增加导致更多的神经递质释放,引起兴奋性突触后电位(EPSP),从而导致敏化。随后,原本只引起适当疼痛反应的伤害性刺激导致了超敏反应。除了谷氨酸神经元的活动,其他的配体如 P 物质也可以通过受体配体相互作用导致细胞内钙离子水平增加。细胞内钙离子增加并没有停止,进而引起长时程增强作用,但长时程增强作用反过来导致多种突触通路的可塑性改变及永久性变化,包括痛觉感受通路。

NMDA 受体功能也被"炎症汤"中的第二信使调控,包括相关激酶,如 MAPK、PKA、PKC、P13K 和 Src[36]。脊髓注射 Src 肽碎片可干扰 Src 与 NMDA 受体的相互作用,减轻外周损伤导致的超敏反应。有趣的是,脊髓注射并没有缓解急性疼痛。尽管谷氨酸水平变化在二级神经元敏化(原发性超敏反应)中发挥重要作用,但同时也有证据表明存在更高水平的神经元改变引起继发性超敏反应。这些更高水平的神经元形成了多个突触联系,可以改变和调节传入信号。如上所述,Aβ 传入神经负责轻触觉的快速传导。中枢敏化之后,一些 Aβ 传入神经可传递伤害感受信号,导致严重的机械性异常性疼痛——这是 CRPS 的典型症状。另外,通过压迫阻滞 Aβ 传导可以终止痛觉感受信号传导,这进一步支持了以上机制。

去抑制作用

脊髓后角的抑制性中间神经元的活性降低在中枢痛觉神经元的异常激活中起到了特别重要的作用,中枢痛觉神经元参与了神经病理性疼痛最后共同通路的形成[4]。GABA能与甘氨酸能中间神经元及它们与其他神经元间的相互作用负责中枢神经系统抑制信号的输入。这些神经元密集地分布在脊髓后角浅层,在痛觉的形成中发挥重要作用。这些抑制性神经元的缺失导致了疼痛通路中更强的兴奋性信号传导,从而导致更明显的痛感[36]。脊髓给药 GABA 受体拮抗剂荷包牡丹碱后,可出现类似于外周神经系统损伤引起的疼痛症状[36]。脊髓给药甘氨酸受体拮抗剂士的宁,可有相似的结果。在外周神经损伤后,浅层脊髓后角神经元的突触后抑制作用缺失,这种改变是单纯地由于中间神经元的死亡还是其他机制所致,目前尚不清楚[36]。抑制传入信号的缺失导致了兴奋信号相对增加,从而导致去极化作用增强及投射神经元活性增加。由于损伤介导的机械性超敏反应,不受抑制的 NMDA 受体敏化作用也同样导致了脊髓输出增加[36]。甘氨酸能信号在损伤状态下参与了抑制性通路的形成。当损伤发生,脊髓相关受体被前列腺素 E2 (PGE2)激活。PGE2 作用于兴奋性中间神经元和浅层脊髓后角的投射神经元上的 EP2 受体。一旦被激活,这些受体诱导 cAMP – PKA 级联反应,这一反应又反过来磷酸化甘氨酸受体亚基 GlyRα3,使其丧失对甘氨酸的反应,从而消除了甘氨酸的抑制作用。这在基因敲除小鼠的研究中已被证实。在损伤状态下,缺乏 GlyRα3 基因的小鼠表现出温度性及机械性超敏反应减低[36]。

蛋白激酶 Cγ 亚型(PKCγ)可以被钙离子及炎症级联反应中的甘油二酯家族活化,独特的是,PKCγ 仅仅在脊髓神经元及部分大脑神经元如海马、大脑皮层及小脑表达。PKCγ 在长时程增强作用及神经元抑制中发挥重要作用[55,63]。PKCγ 神经元分布于脊髓的第二层,能够促进继发于去抑制作用的痛觉过敏兴奋性增加。之前所提及的一种改变结果就是异常性疼痛。去抑制中的另一种可以导致相关症状如异常性疼痛和痛觉过敏的是存在于脊髓第一层的 K – CL 协同转运蛋白(KCC2)的改变[63]。外周神经损伤与 KCC2 表达下调有关。正常情况下,GABA – A 受体被激活后释放超极化电流。当 KCC2 表达下调,氯化物梯度发生改变,这种改变随后可引起 GABA – A 受体的活化,从而引起去极化电流释放而不是抑制性超极化电流。GABA – A 受体功能的改变导致了疼痛传递增加。体内研究重现了这种关系,siRNA 或 KCC2 抑制剂的作用可导致大鼠机械性异常性疼痛的症状[36]。

神经胶质细胞 – 神经元的相互作用

神经胶质细胞和神经元的相互作用是炎症反应与中枢神经敏化之间的联系。作为中枢神经系统内的巨噬细胞,小胶质细胞分布于脊髓的灰质部分,监视感染与损伤的发生。外周神经损伤时,小胶质细胞迁移到脊髓后角表面受损神经的终止区域。在这里,小胶质细胞诱导大量的信号级联反应,包括炎症因子的释放,如 TNF – α、IL – 1β 和 IL – 6。这些信号导致神经敏化和持续性异常性疼痛的发生[36]。在大鼠实验中,研究者在脊髓水平向 CSF 中注入活化的 CNS 小胶质细胞[64]。结果导致实验动物发生行为改变,与神经受损后的表现基本一致。这也为小胶质细胞参与 CRPS 的发生发展提供了进一步的证据。在这些重要实验的基础上,研究者认为小胶质细胞在慢性疼痛如 CRPS 的发生和维持中发挥重要作用。在 CRPS 的研究中,小胶质细胞的活化是一个重要的研究方向。初级传入神经的损伤程度并不是决定小胶质细胞活化的主导因素。反而,作用于 P2 型嘌呤受体的 ATP 数量在其中起到很大作用。在这些受体当中,P2X$_4$、P2X$_7$、P2Y$_{12}$ 亚型引起了研究者的兴趣[64]。这些亲离子型的 ATP 受体活化后可在大鼠中引起异常性疼痛样症状。Coull 等特别阐述了 ATP 活化的 $P2X_4$ 受体可以导致小胶质细胞内 BDNF 的释放。BDNF 是脊髓第 1 层内投射神经元的酪氨酸受体激酶(TrkB)的配体。当 TrkB 活化时,氯离子梯度发生改变,GABA 受体超极化活动变为去极化[65]。这个过程的完整机制尚不完全清楚,但最终结果是脊髓第 1 层神经元敏化。这些敏化后的神经元对直接及间接的伤害输入信号反应均增强[36]。对这些嘌呤受体进行基因或者药物阻滞后,可以阻止或者逆转神经损伤后大鼠的机械性异常性疼痛[64]。化学因子、细胞因子、神经递质在小胶质细胞的活化中同样发挥重要作用[66]。甚至神经调节物质如一氧化氮对神经免疫系统也有一定影响。神经调节物质趋化因子在神经元胶质细胞的相互作用中发挥特有的联系作用[36,66]。趋化因子仅仅存在于感觉传入神经纤维和脊髓后角神经元中,而相应的趋化因子受体 CXCR31 只存在于小胶质细胞中[36,66]。正常状态下,趋化因子位于细胞表面,处于非活化、低剂量表达状态。损伤后,趋化因子释放,其非活化状态被组织蛋白酶 S 转换为活跃状态,变成一种可溶性信号分子,可自由与小胶质细胞表面的受体相互结合。损伤同样可以诱导趋化因子受体 CXCR31 表达增加[36]。脊髓内使用趋化因子可引起和加重神经病理性疼痛。用组织蛋白酶 S 处理的野生型小鼠同样表现出神经病理性疼痛的相关症状。相反地,使用趋化因子受体拮抗剂及 CXCR31 抗体可以延迟疼痛的发生,降低其严重程度。CXCR31 基因敲除小鼠在脊髓注射组织蛋白酶 S 后并没有表现出疼痛相关症状。嘌呤相关受体的进一步研究将为 CRPS 的理解和治疗提供新的可能途径。通过 ATP 信号传导和趋化因子及其他细胞因子的神经调节作用,进一步证明了 CRPS 是多因素参与的病理过程。

神经源性炎症

$A\delta$ 纤维和 C 类纤维分布于多器官系统。痛觉感受器的游离神经末梢除了分布于软组织,还分布于血管床。当神经元退化或者异常释放调节因子时,这些神经支配的血管周围出现炎症性反应。需要强调的是,这些血管没有任何直接的损伤。这些损伤是由神经支配的改变引起的。由小纤维神经支配的血管床出现液体渗出并异常聚集成为病灶。血浆渗出导致了血管内血液浓度增加,从而导致白细胞的迁移,炎症播散[4,5]。CRPS 患者的尸体解剖显示,其有活动性缺血导致的炎症反应,包括肌肉及皮下组织脂褐质的沉积、纤维萎缩和毛细血管基底膜的过度肥大。

自身免疫反应

目前相关研究已关注自身免疫在 CRPS 病理生理中的作用。这一理论的基础是抗自主神经自身抗体[67]。Tekus 等从长期患有 CRPS 的受试者体内提取 IgG,注入小鼠体内。研究者发现小鼠的行为发生改变,表现为探索性行为减少,但是并没有发现 CRPS 患者典型的异常性疼痛和水肿症状。他们提出一种假设，CRPS 症状的出现需要有一个适合触发事件诱导症状的环境。为了验证这种假设，他们设计了一个试验以创造这样的环境，在对小鼠进行神经损伤性手术之前，被动接种 IgG，从而使其体内有了抗自主神经自身抗体[67]。在这种状态下，小鼠表现出 CRPS 患者典型的持续性机械性异常性疼痛和水肿症状。

这项研究还提出了一个非常有意思的观点，低温诱导的异常性疼痛比机械性异常性疼痛发生率更高。尽管症状的相关性使得自身免疫组分成为 CRPS 高度相关领域，但这一领域的研究还停留在初期。

交感传入偶联

交感神经阻滞治疗 CRPS 表明了自主神经系统在 CRPS 病理生理中的重要作用。尤其在 CRPS Ⅰ 型中，疼痛主要是由交感神经导致的。初级传入纤维受循环系统中儿茶酚胺及肾上腺素能交感神经末梢的影响。交感神经相关疼痛不仅可以被交感神经阻滞术缓解，在实验研究中，还可以通过交感神经活化诱导疼痛产生，如冷刺激[68]。需要指出的是，交感性神经元可与痛觉传入神经元和非痛觉传入神经元偶联，如温度和机械敏感性神经元。交感兴奋刺激了已经过度兴奋的中枢神经元，从而导致严重的痛觉过敏及异常性疼痛。尽管两型 CRPS 均与交感神经传入纤维偶联，但是这种偶联更倾向于发生在深部组织（如血管床），并且 Ⅰ 型比 Ⅱ 型（创伤后多见）更多见[69]。交感传入偶联也可以通过炎症介质产生，如缓激肽和神经生长因子[70,71]。最近相关研究表明，在 CRPS 患者中，肾上腺髓质在与传入纤维的交感性偶联中发挥重要作用。在动物的疼痛模型中，肾上腺髓质的节前刺激导致了肾上腺素的释放，肾上腺素反过来敏化机械性刺激的痛觉感受器，在大鼠中产生痛觉过敏样症状[72,73]。

花生四烯酸代谢

Ramsden 等发现，与 15 例无痛患者相比，20 例确诊 CRPS 的患者血液中 Ω－6 高度不饱和脂肪酸水平升高，而 Ω－3 脂肪酸无明显差异[74]。尽管该项研究的患者数量较少，不足以得出明确的结论，但是这组数据提示了多不饱和脂肪酸和炎症反应在 CRPS 病理生理中的作用。另外，Kalita 等的研究表明，在 60 例脑血管意外后导致 CRPS 的患者中，给予口服泼尼松龙，CRPS 相关疼痛评分降低值达 2 分以上[75]。Fischer 等在 9 例 CRPS Ⅰ 型患者和 9 例对照组的实验研究中，并没有发现其血清中马隆二醛、F2 异前列腺素、8－羟基－2－脱氧鸟苷浓度存在差异，但是这项研究的样本量不足以对这样的变化做出有效的推测。类固醇在缓解 CRPS 患者疼痛方面的疗效通常认为是其对磷脂酶 A 和花生四烯酸代谢的抑制作用。这种多不饱和类花生脂肪酸是机体内前列腺素（环氧化酶途径;COX)和白三烯(脂氧化酶途径;LOX)合成的底物。无论是选择性还是非选择性的 COX-2 抑制剂都是治疗炎症性疼痛的常用药物。虽然缺乏有力证据,但非甾体消炎药(NSAID)可通过阻滞前列腺素的生成发挥作用,可用于 CRPS 的治疗。

疼痛模型

CRPS 患者疼痛与营养改变的病理生理相当复杂。我们尝试阐明炎症过程与神经源性机制的相互作用,包括交感神经系统、躯体感觉神经系统以及影响汗液分泌的病理机制。现在有充足的证据表明,CRPS 是一种中枢神经系统疾病,包括交感神经、感觉和躯体运动等多模块的调控改变。

但是,外周的改变如交感神经传入偶联、局部炎症、水肿及营养改变提示该疾病可能最初从外周开始发展,继而中枢化,最终发展成临床综合征。

总　结

总结下来,我们认为未来的研究方向还是要明确这种疼痛综合征的可能机制和病理生理学过程。只有这样,新的 CRPS 治疗手段才能变得更有效。对于这类患者,不仅要提高他们的生活质量,还要帮助延长他们有工作能力的时间,恢复其基本的生活能力,减少病休天数。

参考文献

[1] de Mos M.,Huygen F. J.,Dieleman J. P.,Koopman J. S.,Stricker B. H.,Sturkenboom M. C. Medical history and the onset of complex regional pain syndrome (CRPS). *Pain*, 2008;139(2):458-466.

[2] Huygen F. J.,De Bruijn A. G.,De Bruin M. T.,Groeneweg J. G.,Klein J.,Zijlstra F. J. Evidence for local inflammation in complex regional pain syndrome type 1. *Mediators Inflamm.*,2002;11(1):47-51.

[3] Harden R. N. Complex regional pain syndrome. Br. J. *Anaesth.*,2001;87(1):99-106.

[4] Oaklander A. L.,Fields H. L. Is reflex sympathetic dystrophy/complex regional pain syndrome type Ⅰ a small-fiber neuropathy? *Ann. Neurol.*,2009;65(6):629-638.

[5] Bruehl S. An update on the pathophysiology of complex regional pain syndrome. *Anesthesiology*, 2010;113(3):713-725.

[6] McMahon S. B. Wall and Melzack's textbook of pain. Philadelphia, PA: Elsevier/Saunders;2013. Available from: ClinicalKey http://www. clinicalkey. com/dura/browse/bookChapter/3-s2. 0-C20090526712.

[7] Kramer H. H.,Eberle T.,Uceyler N.,Wagner I.,Klonschinsky T.,Muller L. P.,et al. TNF-alpha in CRPS and 'normal' trauma - significant differences between tissue and serum. *Pain*,2011;152(2):285-290.

［8］ Sudeck P. On acute inflammatory bone atrophy. *Journal of hand surgery*, 2005;30(5):477 – 481.

［9］ Fukushima F. B.,B ezerra D. M.,Villas Boas P. J.,Valle A. P.,Vidal E. I. Complex regional pain syndrome. *BMJ*, 2014;348:g3683.

［10］ Marinus J.,Moseley G. L.,Birklein F.,Baron R.,Maihofner C.,Kingery W. S.,et al. Clinical features and pathophysiology of complex regional pain syndrome. *Lancet Neurol.*,2011;10(7):637 – 648.

［11］ Allen G.,Galer B. S.,Schwartz L. Epidemiology of complex regional pain syndrome:a retrospective chart review of 134 patients. *Pain*, 1999;80(3):539 – 544.

［12］ Sandroni P.,Benrud-Larson L. M.,McClelland R. L.,Low P. A. Complex regional pain syndrome type I : incidence and prevalence in Olmsted county, a population-based study. *Pain*,2003;103(1 – 2): 199 – 207.

［13］ Sharma A., Agarwal S., Broatch J., Raja S. N. A web-based cross-sectional epidemiological survey of complex regional pain syndrome. *Regional anesthesia and pain medicine*, 2009;34(2):110 – 115.

［14］ Harden R. N.,Bruehl S.,Stanton-Hicks M.,Wilson P. R. Proposed new diagnostic criteria for complex regional pain syndrome. *Pain medicine*, 2007;8(4):326 – 331.

［15］ Chopra P.,Cooper M. S. Treatment of Complex Regional Pain Syndrome (CRPS) using low dose naltrexone (LDN). *J. Neuroimmune Pharmacol.*,2013;8(3):470 – 476.

［16］ Bruehl S.,Chung 0. Y. How common is complex regional pain syndrome-Type I ? *Pain*, 2007;129(1 – 2):1 – 2.

［17］ van Rijn M. A.,Marinus J.,Putter H.,Bosselaar S. R.,Moseley G. L.,van Hilten J. J. Spreading of complex regional pain syndrome:not a random process. *J. Neural. Transm.*,2011;118(9):1301 – 1309.

［18］ van Hilten J. J.,van de Beek W. J.,Roep B. O. Multifocal or generalized tonic dystonia of complex regional pain syndrome:a distinct clinical entity associated with HLA-DR13. *Annals of neurology*, 2000;48 (1):113 – 116.

［19］ van de Beek W. J.,Roep B. O., van der Slik A. R.,Giphart M. J.,van Hilten B. J. Susceptibility loci for complex regional pain syndrome. *Pain*,2003;103(1 – 2):93 – 97.

［20］ Quisel A.,Gill J. M.,Witherell P. Complex regional pain syndrome underdiagnosed. *J. Fam. Pract.*, 2005;54(6):524 – 532.

［21］ Maleki J.,LeBel A. A.,Bennett G. J.,Schwartzman R. J. Patterns of spread in complex regional pain syndrome, type I (reflex sympathetic dystrophy). *Pain*, 2000;88(3):259 – 266.

［22］ Akyuz G.,Kenis O. Physical therapy modalities and rehabilitation techniques in the management of neuropathic pain. *Am. J. Phys. Med. Rehabil.*,2014;93(3):253 – 259.

［23］ O'Connell N. E.,Wand B. M.,McAuley J.,Marston L.,Moseley G. L. Interventions for treating pain and disability in adults with complex regional pain syndrome. *The Cochrane database of systematic reviews*, 2013;4:CDO09416.

［24］ Al-Nesf M. A.,Abdulaziz H. M. Complex regional pain syndrome type I following tetanus toxoid injection. *J. Clin. Rheumatol.*,2014;20(1):49 – 50.

［25］ Placzek J. D.,Boyer M. I.,Gelberman R. H.,S opp B.,Goldfarb C. A. Nerve decompression for complex regional pain syndrome type II following upper extremity surgery. *The Journal of hand surgery*, 2005;30

（1）:69 – 74.

［26］van der Laan L.,ter Laak H. J.,Gabreels-Festen A.,Gabreels F.,Goris R. J. Complex regional pain syndrome type I (RSD):pathology of skeletal muscle and peripheral nerve. *Neurology*, 1998;51(1):20 – 25.

［27］Oaklander A. L.,Rissmiller J. G.,Gelman L. B.,Zheng L.,Chang Y.,Gott R. Evidence of focal small-fiber axonal degeneration in complex regional pain syndrome-I (reflex sympathetic dystrophy). *Pain*, 2006;120(3):235 – 243.

［28］Thorne C.,Grabb W. C.,Smith J. W. Grabb and Smith's plastic surgery. 6th ed. Philadelphia: Wolters Kluwer Health/Lippincott Williams&Wilkins,;2007.

［29］Schinkel C.,Gaertner A.,Zaspel J.,Zedler S.,Faist E.,Schuermann M. Inflammatory mediators are altered in the acute phase of posttraumatic complex regional pain syndrome. *The Clinical journal of pain*, 2006;22(3):235 – 239.

［30］Lenz M.,Uceyler N.,Frettloh J.,Hoffken O.,Krumova E. K.,Lissek S.,et al. Local cytokine changes in complex regional pain syndrome type I (CRPS I) resolve after 6 months. *Pain*, 2013;154(10):2142 – 2149.

［31］Alexander G. M.,van Rij n M. A.,van Hilten J. J.,Perreault M. J.,Schwartzman R. J. Changes in cerebrospinal fluid levels of pro-inflammatory cytokines in CRPS. *Pain*, 2005;116(3):213 – 219.

［32］Parkitny L.,McAuley J. H.,Di Pietro F.,Stanton T. R.,O'Connell N. E.,Marinus J.,et al. Inflammation in complex regional pain syndrome:a systematic review and meta-analysis. *Neurology*, 2013;80(1): 106 – 117.

［33］Hou Q.,Barr T.,Gee L.,Vickers J.,Wymer J.,Borsani E.,et al. Keratinocyte expression of calcitonin gene-related peptide beta: implications for neuropathic and inflammatory pain mechanisms. *Pain*, 2011; 152(9):2036 – 2051.

［34］Coderre T. J.,Bennett G. J. A hypothesis for the cause of complex regional pain syndrome-type I (reflex sympathetic dystrophy):pain due to deep-tissue microvascular pathology. *Pain medicine*, 2010;11 (8):1224 – 1238.

［35］Nair H. K.,Hain H.,Quock R. M.,Philip V. M.,Chesler E. J.,Belknap J. K.,et al. Genomic loci and candidate genes underlying inflammatory nociception. *Pain*, 2011;152(3):599 – 606.

［36］Basbaum A. I.,Bautista D. M.,Scherrer G.,Julius D. Cellular and molecular mechanisms of pain. *Cell*, 2009;139(2):267 – 284.

［37］Gaur U.,Aggarwal B. B. Regulation of proliferation, survival and apoptosis by members of the TNF superfamily. *Biochem. Pharmacol.*,2003;66(8):1403 – 1408.

［38］Maurer M.,von Stebut E. Macrophage inflammatory protein-1. *Int. J. Biochem. Cell. Biol.*,2004;36 (10):1882 – 1886.

［39］Contassot E.,Beer H. D.,French L. E. Interleukin-1,inflammasomes, autoinflammation and the skin. *Swiss Med. Wkly*, 2012;142:wl3590.

［40］Perrier S.,Darakhshan F.,Haj duck E. IL-1 receptor antagonist in metabolic diseases:Dr Jekyll or Mr Hyde? *FEBS Lett.*,2006;580 (27):6289 – 6294.

［41］ Farzi A.,Reichmann F.,Holzer P. The homeostatic role of neuropeptide Y in immune function and its impact on mood and behaviour. *Acta Physiol.* (Oxf.) , 2014.

［42］ O' Connor T. M.,O Connell J.,O Brien D. 1.,Goode T.,Bredin C. P., Shanahan F. The role of substance P in inflammatory disease. J. Cell. Physiol.,2004;201(2):167 – 180.

［43］ Ma H. Calcitonin gene-related peptide (CGRP). *Nat. Sci.*,2004; 2:41 – 47.

［44］ Cohen S. P., Mao J. Neuropathic pain: mechanisms and their clinical implications. *BMJ*, 2014;348: f7656.

［45］ Albrecht P. J.,Hines S., Eisenberg E.,Pud D., Finlay D. R.,Connolly M. K.,et al. Pathologic alterations of cutaneous innervation and vasculature in affected limbs from patients with complex regional pain syndrome. *Pain*,2006;120(3):244 – 266.

［46］ De Rooij A.,Gosso M.,Alsina-Sanchis E.,Marinus J.,Van Hilten J.,Van Den Maagdenberg A. No mutations in the voltage-gated NaV1.7 sodium channel α1 subunit gene SCN9A in familial complex regional pain syndrome. *European Journal of Neurology*, 2010;17(6):808 – 814.

［47］ Drenth J. P., te Morsche R. H.,Guillet G.,Taieb A.,Kirby R. L.,Jansen J. B. SCN9A mutations define primary erythermalgia as a neuropathic disorder of voltage gated sodium channels. *J. Invest. Dermatol.*, 2005;124(6):1333 – 1338.

［48］ Tedford H. W.,Zamponi G. W. Direct G protein modulation of Cav2 calcium channels. *Pharmacol. Rev.*, 2006;58(4):837 – 862.

［49］ Luo Z. D.,Chaplan S. R.,Higuera E. S.,S orkin L. S.,Stauderman K. A.,Williams M. E.,et al. Upregulation of dorsal root ganglion (alpha)2(delta) calcium channel subunit and its correlation with allodynia in spinal nerve-injured rats. *J. Neurosci.*,2001;21(6):1868 – 1875.

［50］ Berger J. V.,Deumens R.,Goursaud S., S chafer S., Lavand' homme P., Joosten E. A.,et al. Enhanced neuroinflammation and pain hypersensitivity after peripheral nerve injury in rats expressing mutated superoxide dismutase 1. *J. Neuroinflammation*,2011;8:33.

［51］ Kim D.,You B.,Lim H.,Lee S . J. Toll-like receptor 2 contributes to chemokine gene expression and macrophage infiltration in the dorsal root ganglia after peripheral nerve injury. *Mol. Pain*, 2011;7:74.

［52］ Liu T.,Gao Y. J.,Ji R. R. Emerging role of Toll-like receptors in the control of pain and itch. *Neurosci. Bull.*,2012;28(2):131 – 144.

［53］ Kwok Y. H.,Tuke J.,Nicotra L. L.,Grace P. M.,Rolan P. E.,Hutchinson M. R. TLR 2 and 4 responsiveness from isolated peripheral blood mononuclear cells from rats and humans as potential chronic pain biomarkers. *PLoS One*, 2013;8(10):e77799.

［54］ Iwasaki A.,Medzhitov R. Toll-like receptor control of the adaptive immune responses. *Nat. Immunol.*, 2004;5(10):987 – 995.

［55］ Qi J.,Buzas K.,Fan H.,Cohen J. I.,Wang K.,Mont E.,et al. Painful pathways induced by TLR stimulation of dorsal root ganglion neurons. *J. Immunol.*,2011;186(11):6417 – 6426.

［56］ Akira S.,Takeda K. Toll-like receptor signalling. *Nat. Rev. Immunol.*,2004;4(7):499 – 511.

［57］ Christianson C. A.,Dumlao D. S.,Stokes J. A.,Dennis E. A.,Svensson C. I.,Corr M.,et al. Spinal TLR4 mediates the transition to a persistent mechanical hypersensitivity after the resolution of inflammation in serum-transferred arthritis. *Pain*,2011;152(12):2881 – 2891.

[58] Boivin A.,Pineau I.,B arrette B., Filali M.,Vallieres N.,Rive st S., et al. Toll-like receptor signaling is critical for Wallerian degeneration and functional recovery after peripheral nerve injury. *J. Neurosci.*, 2007;27(46):12565 – 12576.

[59] . !!! INVALID CITATION!!! ｛｝.

[60] Sauer R. S., Hackel D., Morschel L., Sahlbach H., Wang Y., Mousa S. A., et al. Toll like receptor (TLR)-4 as a regulator of peripheral endogenous opioid-mediated analgesia in inflammation. *Mol. Pain*, 2014;10:10.

[61] Li W.,Shi X., Wang L.,Guo T.,Wei T.,Cheng K.,et al. Epidermal adrenergic signaling contributes to inflammation and pain sensitization in a rat model of complex regional pain syndrome. *Pain*, 2013;154 (8):1224 – 1236.

[62] Li W. W.,Guo T. Z.,Liang D. Y.,Sun Y.,Kingery W. S., Clark J. D. Substance P signaling controls mast cell activation, degranulation, and nociceptive sensitization in a rat fracture model of complex regional pain syndrome. *Anesthesiology*, 2012;116(4):882 – 895.

[63] Saito N.,Shirai Y. Protein kinase C gamma (PKC gamma):function of neuron specific isotype. *J. Biochem.*,2002;132(5):683 – 687.

[64] Tsuda M.,Shigemoto-Mogami Y.,Koizumi S., Mizokoshi A.,Kohsaka S., S alter M. W.,et al. P2X4 receptors induced in spinal microglia gate tactile allodynia after nerve injury. *Nature*, 2003;424(6950): 778 – 783.

[65] Coull J. A.,Beggs S., Boudreau D., Boivin D., Tsuda M.,Inoue K.,et al. BDNF from microglia causes the shift in neuronal anion gradient underlying neuropathic pain. *Nature*, 2005;438(7070):1017 – 1021.

[66] Watkins L. R.,Maier S. F. The pain of being sick: implications of immune-to-brain communication for understanding pain. *Annual review of psychology*, 2000;51:29 – 57.

[67] Tekus V.,Hajna Z.,Borbely E.,Markovics A.,Bagoly T.,Szolcsanyi J.,et al. A CRPS-IgG-transfer-trauma model reproducing inflammatory and positive sensory signs associated with complex regional pain syndrome. *Pain*,2014;155(2):299 – 308.

[68] Janig W.,Levine J. D., Michaelis M. Interactions of sympathetic and primary afferent neurons following nerve injury and tissue trauma. *Progress in brain research*,1996;113:161 – 184.

[69] Janig W.,Baron R. Complex regional pain syndrome:mystery explained? *The Lancet Neurology*, 2003;2 (11):687 – 697.

[70] McMahon S. B. NGF as a mediator of inflammatory pain. Philosophical transactions of the Royal Society of London Series B,*Biological sciences*, 1996;351(1338):431 – 440.

[71] Woolf C. J.,Ma Q. P., Allchorne A.,Poole S. Peripheral cell types contributing to the hyperalgesic action of nerve growth factor in inflammation. *The Journal of neuroscience: the official journal of the Society for Neuroscience*, 1996;16(8):2716 – 2723.

[72] Khasar S. G., McCarter G.,Levine J. D. Epinephrine produces a beta-adrenergic receptor-mediated mechanical hyperalgesia and in vitro sensitization of rat nociceptors. *Journal of neurophysiology*, 1999;81

（3）:1104 - 1112.

[73] Khasar S. G.,Miao F. J.,Gear R. W.,Green P. G.,Isenberg W. M.,Levine J. D. Sympathetic-independent bradykinin mechanical hyperalgesia induced by subdiaphragmatic vagotomy in the rat. *The journal of pain:official journal of the American Pain Society*, 2002;3(5):369 - 376.

[74] Ramsden C.,Gagnon C.,Graciosa J.,Faurot K., David R.,Bralley J. A.,et al. Do omega-6 and trans fatty acids play a role in complex regional pain syndrome? A pilot study. *Pain medicine*, 2010;11(7): 1115 - 1125.

[75] Kalita J.,Vajpayee A.,Misra U. K. Comparison of prednisolone with piroxicam in complex regional pain syndrome following stroke:a randomized controlled trial. *Qjm*, 2006;99(2):89 - 95.

第 3 章

分子病理生理学以及 TNF 在神经炎症反射中的作用

Tracey A. Ignatowski, *Shabnam Samankank*, *Robert N. Spengler*

引　言

众所周知,长期持续的慢性疼痛可以导致患者生活质量下降、社交能力下降,以及综合功能障碍,甚至严重到不能完成日常生活。复杂性区域疼痛综合征(CRPS)是一种神经炎症性慢性疼痛,可以导致残疾和残障,首发症状可以表现为伴发疾病。CRPS 受累部位多为创伤后(扭伤、拉伤和骨折)或者制动后(石膏固定)的肢体[1]。CRPS 的诊断分为两类:CRPS-1 型发生在没有明确神经损伤时;CRPS-2 型发生在有明确神经损伤时。CRPS-1 型和 CRPS-2 型有相似的症状,但只有后者符合神经病理性疼痛的正式分类。CRPS-1 型在文献中并没有很确切的区分,因为轻微的神经损伤在临床很难被检查出来[2]。除了与最初的外伤不相符的疼痛,因为控制温度和血流的神经损伤引起的其他 CRPS 的症状通常较晚才出现,因此患者常常会被延迟诊断[3,4]。不幸的是,延迟诊断常会导致治疗效果不佳,因为早治疗有助于预防慢性疼痛形成恶性循环,形成慢性疼痛后会更加难以治疗。

在过去的几年里,从神经免疫学角度去理解 CRPS 病理过程被广泛接受,因为人们认识到损伤和炎症在神经系统(神经元)和免疫系统中是互相关联的[5,6]。促炎细胞因子和抗炎细胞因子以及神经递质(如去甲肾上腺素)的均衡释放协调着后续一系列炎性反应。在正常情况下,这些反应可通过脂质为主的免疫复合物介导,持续至损伤修复[7]。如果该过程失败,促炎状态持续或者创伤后免疫应答放大,那么慢性炎症会紧接着发生。两种状态的平衡转变,倾向于促炎状态超过抗炎状态时提示生理稳态的失衡,这是疾病发生(包括 CRPS 的慢性疼痛)的预兆。

综合理解导致 CRPS 的病因学和病理生理学机制是开展有效治疗的关键。本章将对 CRPS 的决定因素进行综述,包括神经调节物质和炎性介质、肿瘤坏死因子-α(TNF-α)、多种神经递质(尤其是去甲肾上腺素)、神经解剖通路和结构(包括更高级的脑皮质区域)。与 CRPS 相关的 TNF - α 水平升高是我们的主要研究对象。我们假设 TNF - α 在 CRPS 患者受损的肢体区域和脑内过表达,可作为治疗靶点。

CRPS 病理机制

通常认为,CRPS 是一种神经免疫疾病,由累及神经的外周损伤诱发。炎性介质如何决定 CRPS 的发病和发展仍有争议。炎症和自主神经功能改变是 CRPS 的典型症状。有趣的是,检测自身抗体可证实 CRPS 的确有免疫学改变的发生[8,9]。因此,CRPS 的发生机制主要有三个假说:外伤或者应激作为始动因素、炎症和自身免疫。

外伤或应激

肢体创伤后,CRPS 常导致肢体功能的损伤或者丧失,以及与损伤程度不成比例的慢性疼痛。在超过 90% 的病例中,CRPS 有明确的外伤史[10]。常见的诱因包括骨折、扭伤、拉伤、轻微组织损伤(烧伤或者切割伤)、手术和常规医疗操作(如注射、肢体石膏制动等)。甚至在损伤后正常修复开始时,由于发生了 CRPS,患者可感到极度痛苦难忍的剧痛。问题是,为什么有些人会发展为 CRPS,有些却不会呢? 答案在于导致 CRPS 发生发展的多种潜在机制,如基因和环境因素(应激)。

CRPS 常常影响患侧肢体,但是患者常在身体的其他部位感到疼痛。这种疼痛累及没有损伤区域的现象,反映了神经系统的参与以及由细胞蛋白介质的释放产生的全身作用,如细胞因子。目前普遍认为,应激与免疫系统的激活相关,介导促炎细胞因子的释放,如肿瘤坏死因子 - α(TNF - α)、白介素 - 1(IL - 1)和白介素 - 6(IL - 6),这一观点已被广泛接受[11,12]。因此,那些出现持续数天或者数周疼痛爆发或者恶化的 CRPS 患者,可能正处于应激状态。大量促炎细胞因子的释放可能导致免疫系统和神经系统相关的炎性过程持续紊乱,并引起永久的病理生理改变,从而导致了慢性疼痛。

促炎细胞因子

损伤、外伤和应激是众所周知的 CRPS 诱因,其共同特征是炎性反应。炎性反应的激活启动了 TNF - α,它是第一个出现在促炎细胞因子级联反应中的细胞因子[13]。TNF - α 是参与神经病理性疼痛的重要介质。研究表明,在外周神经损伤之后,TNF - α 在局部和中枢都有增加[14-19]。坐骨神经慢性挤压性疼痛(CCI)与大量巨噬细胞渗透到神经损伤处有关,并伴随着外周巨噬细胞产生的 TNF - α 失调[19-21]。在某种程度上,疼痛和痛觉过敏是促炎细胞因子诱导周围疼痛感受器敏化。脑内 TNF - α 的增加常常可以导致外周兴奋性增高。重组大鼠 TNF - α(rrTNF)微灌注到幼鼠的脑室中可以诱导对温度的痛觉超敏 (对疼痛刺激更敏感)以及增加 CCI 诱导的痛觉过敏[22]。通过立体定位将 TNF - α

表达质粒直接注射到年幼大鼠的海马中,可以提高外周敏感性,模拟了临床神经痛的表现[23]。药物阻断 CCI 大鼠的 TNF－α 表达,可以减轻痛觉过敏[21,22]。

与其他的神经痛状态类似,现已证明 CRPS 与细胞因子水平升高有关,尤其是 TNF－α。研究表明,促炎因子 TNF－α 的上调发生在骨折和石膏外固定之后[24]。应用 CRPS－1 型胫骨骨折模型,与没有骨折的健康对照组相比,TNF－α 蛋白水平在骨折侧的后爪皮肤、坐骨神经上会增加;与健侧相比,在骨折侧的后爪皮肤、坐骨神经和胫骨中也增加。若大鼠在骨折之后经过可溶性 TNF 受体 1(sTNF－R1)治疗 4 周,以阻断 TNF－α 信号,则与此 CRPS 模型相关的异常性疼痛是可以预防的[24]。预防性使用 sTNF－R1 的用药方案对胫骨骨折后患侧后爪的水肿以及皮温增加没有影响,说明了局部 TNF－α 信号不参与骨折后的血管功能异常。类似地,CCI 诱导的痛觉过敏和异常性疼痛可以通过抗 TNF－α 得到缓解,而这也与 CCI 诱导的血管功能异常无关[21,25]。

我们在 CRPS 患者肢体上用人工负压水疱吸引疗法的吸出液体中观察到 TNF－α 水平升高[26]。类似的研究结果还有,CRPS 患者水疱液体显示促炎细胞因子 TNF－α 和巨噬细胞免疫蛋白 1β 增加、抗免疫细胞因子 IL－1 受体拮抗剂减少。与无 CRPS 的患者相比,这个现象在 CRPS 患者的双侧均发生[27]。CRPS 患者机械性痛觉过敏与可溶的 TNF 受体 1(sTNF－R1)和 TNF－α 的血浆水平升高有关[28]。其他的研究也报道,与对照组相比,CRPS 患者的促炎 TNF 和 IL－2 mRNA 水平更高,而 IL－8 mRNA 水平更低[6]。在这项研究中,TNF mRNA 水平增高,而 TNF－α 蛋白水平没有增高,但作者认为这是因为 TNF 蛋白不稳定导致的差异。另外,在 CRPS 的早期,与健康对照组相比,患者双上肢 IL－8、sTNF－R1 和 sTNF－R2 血清水平升高[29]。与急性骨折性创伤和骨关节炎患者相比,在 CRPS 患者患肢皮肤 TNF－α 增加[30]。综合考虑临床和实验研究均支持在 CRPS 中呈现显著的促炎细胞因子谱,说明这些介质是最早的促炎细胞因子,尤其是 TNF－α,可以启动促炎状态细胞因子级联反应的激活,诱发和维持神经痛。事实上,一项 2013 年的系统回顾和 Meta 分析证实,在患者血(血清和血浆)、水疱液(患肢)和脑脊液(CSF)中,CRPS 与主要的促炎细胞因子谱相关[31]。

炎症不仅可以诱发神经病理性疼痛(痛觉过敏和异常性疼痛),还可以造成缺血,从而导致 CRPS 的微血管变化。许多 CRPS 患者经历了患肢皮肤颜色、温度和水肿的改变。这部分是因为炎性介导调节温度和血流的神经损伤,进而导致了患肢异常的微循环。小的神经纤维(交感型)可以调节患肢血管的扩张和收缩,两者均可以在 CRPS 中存在,其中前者可以造成水肿[10]。损伤的组织可以缺血,反过来又造成传入痛觉神经纤维的激活。使用动物模型,大鼠经历长时间的后爪缺血和再灌注损伤,造成所谓的慢性缺血后疼痛(CPIP)。缺血的后爪发展为充血和水肿,以及长时间的(再灌注后最少 4 周)痛觉过敏和异常性疼痛,症状谱与 CRPS 症状类似[32]。缺血引起的炎症和再灌注导致的水肿造成了组织压力增加,可以减慢血流从而造成更多组织损伤。这个持续的缺血状态可以导致痛觉传入神经纤维激活,引起高敏和持续的疼痛。受损的神经纤维还可以分泌神经肽,造成持续的炎性过程和循环障碍,导致慢性剧痛并形成恶性循环,这是 CRPS 的一个特征[32]。其中一种神经肽是 P 物质(SP),SP 从感觉神经末梢释放,向 CNS 传递痛觉信息[33]。SP 的释放与神经性炎症相关,是 CRPS 局部炎症反应的特征,可导致血管的变化和疼痛[34]。除了神经,SP 也从炎性细胞中产生和释放[35]。反之,SP 可刺激单核细胞和巨噬细胞释放 TNF - α、IL - 1β 和 IL - 6,刺激中性粒细胞释放 IL - 1β 和 TNF - α,以及刺激肥大细胞释放 TNF - α[35]。因此,创伤导致的 SP 释放可以刺激 TNF - α 从定植和浸润的免疫细胞中释放,从而使得 TNF - α 过表达,导致 CRPS 慢性疼痛的发生[24]。另一种从痛觉神经纤维释放的神经肽是降钙素基因相关肽(CGRP)。这种神经肽可以导致血管舒张,与疼痛信号的传导有关[36]。细胞因子不仅可以激活和致敏初级传入神经,还可以增加初级传入神经元的神经肽含量[37]。神经源性炎症以从痛觉感受器释放神经肽为特征,与痛觉感受器的激活相关。因此,前馈循环持续存在,因患肢长期产生和释放促炎细胞因子和神经肽,这可能是 CRPS 的慢性疼痛以及血管功能障碍的基础[5,28,29]。

免疫功能紊乱 - 自身抗体

CRPS 患肢的症状和体征符合经典炎症定义:红、肿、热、痛和功能障碍。由于存在过度炎症反应,近期许多研究都涉及免疫系统,明确了很多 CRPS 患者存在的自身抗体。首先,采集 12 例 CRPS 患者的血清,用于免疫组化染色人鼠的肌间神经丛和交感神经节,结果是 12 例患者中有 5 例(41.6%)显示出有针对自主神经系统的自身抗体反应[38]。在同一项研究中,通过蛋白质印记法分析,用 SKN - SH 神经母细胞瘤细胞作为抗原确定了 12 例患者中 11 例(91.6%)有自身抗体神经反应性。然而,特定的自身抗体神经靶点仍然没有确定。用流式细胞术分析患者血清(30 例为 CRPS,20 例有神经病变,30 例为健康对照),将它们加到自主神经元原代培养和分化的神经母细胞瘤细胞中,结果是 43.3%(CRPS)、5%(神经病变)、0%(对照)的特定表面结合到了自主神经元[39]。在 60% 的 CRPS 区域中可以发现分化成胆碱能表型的神经元诱导了一种表面抗原的表达,而对照组没有出现,反之,分化儿茶酚胺表型的神经元在 CRPS 血清的表面结合力是下降的[39]。这些结果说明了胆碱能为主的神经元抗原在 CRPS 中可能是自身抗体形成的靶点。针对自主神经 G 蛋白偶联神经递质受体、β₂ 肾上腺素能受体和毒蕈碱 2 型乙酰胆碱(m₂Ach)受体的自身抗体依次被确认,功能特点分明[9]。自身抗体由 B 细胞产生,暗示了自身免疫耐受的下降。细胞因子诱导的免疫系统激活可能出现了问题。值得注意的是,TNF - α 在 B 细胞激活和增殖中起重要的作用[40]。神经损伤可以导致过多的细胞因子产生、微循环失调,组织损伤可引起患肢血管系统障碍,让自身抗体去和神经抗原结合,或可解释身体特有的(如自发的、对侧的)传递模式[41]。抗 β₂ 肾上腺素能受体和抗 m₂Ach 受体的自身抗体可以解释 CRPS 特征性的自主神经障碍和慢性疼痛。例如,丧失功能的周围疼

痛感受器的 m_2Ach 受体在生理条件下被激活,干预神经兴奋性,神经性炎症不受阻碍地发展而造成血管异常和疼痛症状[42]。类似地,当功能性 $β_2$ 肾上腺素能受体在免疫细胞上缺失,原本通过儿茶酚胺类物质抑制 TNF－α 产生的作用减弱,支持了促炎环境的存在[43]。TNF 的一个主要来源是巨噬细胞;这些免疫效应细胞存在去甲肾上腺素敏感的 $α_2$ 和 $β_2$ 肾上腺素能受体,从而调节 TNF 的产生[43-45]。依据其浓度,去甲肾上腺素有免疫加强($α_2$ 肾上腺素能受体)或者抑制作用($β_2$ 肾上腺素能受体),严密地调控巨噬细胞生成 TNF[46]。因此,若巨噬细胞上的功能性 $β_2$ 肾上腺素能受体缺失,那么对生成 TNF 的正常抑制作用就消失了,导致 TNF 不受控制地产生。事实上,在神经病变中也存在巨噬细胞异常地产生细胞因子,而且巨噬细胞异常地产生细胞因子也与交感功能失调相关[47-51]。

　　由于不是所有的患者体内都能证实存在抗体,考虑到 CRPS 发病机制中神经受体的自身抗体的重要性,这些问题依然存在。也许检测这些自身抗体水平的实验方法的敏感性不够,或者只是反映在个别文献中,由于一些抑制因子的存在掩盖了检测自身抗体的能力。比如说,非特异性血清免疫球蛋白背景染色(免疫组化过程),以及对照组和患者的血清背景非特异地与神经元细胞(流式细胞计数)结合,可以使这些实验方法的特异性和灵敏性受影响。值得一提的是,如果这些方法变得更加严谨,在 CRPS 患者中抗体检出率可以提高到 90%,其中伴有两种受体抗体的 CRPS 患者占 55%[9]。例如,在测试自身抗体之前,对血清样本中的 IgG 碎片进行亲和纯化;在流式细胞分析之前,预吸收 IgG 以避免非特异性结合;以及使用功能性生物测定和酶联免疫吸附试验测定等,这些方法都可以让检测手段变得严谨。也有人提出,患者表达自身抗体可能代表了一种特殊 CRPS 病理生理亚型[39]。由于 CRPS 患者的临床表现呈多样性(如患肢皮温差异和感觉障碍),这种亚型可能是客观存在的。

分子病理生理学

　　有人提出假设认为,在 CRPS 发病机制和病理生理发展过程中,神经性炎症沿着神经轴传递[周围神经系统(PNS)到中枢神经系统(CNS)],这可以解释患者疾病的缓慢进程以及症状的扩散[52]。这种疼痛出现在远离最初受伤位置的情况可能是细胞因子的播散导致的,如 TNF－α、IL－1β、IL－6 以及小胶质细胞和星形胶质细胞的活化。此外,有证据表明,在周围神经损伤后的慢性疼痛中存在明显的神经生理学异常,在细胞和分子水平均证实了神经可塑性。图 3.1 是一个模式图,阐述了这些在神经病理性疼痛发展中可能存在的变化。

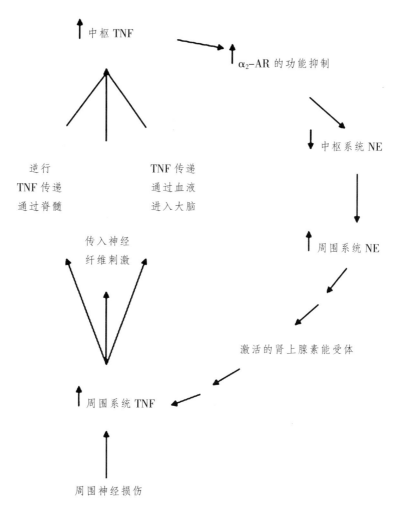

图 3.1 神经病理性疼痛中 TNF - α 可能的作用机制模式图。创伤伴神经损伤诱导了在神经细胞和炎性细胞中产生 TNF - α。外周神经中局部增加的 TNF - α 可以通过几种方式传到 CNS,包括:TNF - α 沿着受伤的轴索到达 DRG 和脊髓[83,84];外分泌或者内分泌的 TNF - α 通过血液循环到达大脑[通过受体介导机制主动转运穿过血 - 脑屏障(BBB),或从脑室旁有功能缺陷的 BBB 处进入,或在 TNF 结合到 BBB 上的受体后,通过脑内可溶性第二信使介质信号转导传递信息];直接刺激向 CNS 传导有害信号的传入[交感和(或)迷走]神经纤维[104,141]。这种沿着神经轴蔓延的炎症诱导了 TNF - α 在脑内参与疼痛处理和感知的更高级脑区表达增加[15,21,25]。TNF - α 诱导了 Gai 蛋白的表达,它可增强 α₂ 肾上腺素能受体第二信使的偶联和功能,导致去甲肾上腺素的释放下降,这在海马中得以证实[14,15,111,142]。对中枢去甲肾上腺素释放的抑制增强,使下行性疼痛抑制通路功能障碍(感觉门控表失),从而导致了疼痛的易化。此外,CRPS 在非患肢中的交感传出增强就可能会发生神经病理性疼痛,并因此刺激炎症细胞表达肾上腺素能受体,来调节 TNF - α 的生成。这些都参与到疼痛发生的循环中,因为刺激 α₂ 肾上腺素能受体可以增加 TNF - α 的生成。

神经性炎症

周围神经损伤已经被证实可以诱导神经性炎症在远离损伤的部位出现。周围神经损伤后的这种神经性炎症可传播至丘脑,通过放射性标记 PK11195 显示脑内活化的小胶质细胞和巨噬细胞。PK11195 是一个周围神经苯二氮䓬类结合位点的配体,它不出现在正常脑实质中,但在损伤神经元周围的小胶质细胞中高表达[53]。7 名有周围神经损伤或者神经根病变的患者行[11C](R)－PK11195 标记的 PET 显像后,所有的患者都显示了在损伤对侧丘脑内[11C](R)－PK11195 结合增加。有趣的是,对侧丘脑内小胶质细胞的激活在损伤后 20 年依然有明显的升高,说明神经性炎症从周围神经损伤部位到靶区的持续定向扩散。炎症过程的传递是从受损的神经元到脊髓第一级突触,继续跨突触传到脑内第二级突触[53]。激活的小胶质细胞参与受损神经元的突触移除,这可以造成神经源性疼痛时病理性神经可塑和中枢的敏化[54]。事实上,在 CRPS 中脊髓内小胶质细胞最终的激活被认为是神经性炎症向脊椎上区域播散的原因[41,55]。

第一级痛觉神经元释放的信号分子,如细胞因子包括 TNF－α 和 IL－1β,以及趋化因子如单核细胞趋化蛋白(MCP)1,也叫半胱氨酸－半胱氨酸趋化因子配体 21(CCL21),引发了其他区域(如脊髓水平)的神经性炎症,因其激活了免疫细胞上的相应受体从而诱导了它们的激活和迁移[56,57]。神经性免疫的激活经由神经投射到丘脑内的第二级突触,可能是导致胶质细胞在脊髓水平之上激活的原因[52]。神经性炎症信号的传播也可以这样阐释,单侧周围神经慢性压迫性损伤后可以增加对侧海马 TNF－α 水平,这与痛觉过敏和异常性疼痛相关[25]。对于特定的周围神经损伤是否可以造成脊髓及脊髓上不同部位或模式持续的神经性炎症目前尚无定论,但这可以解释 CRPS 症状的变异性。

在外周神经损伤后,会发生一过性的血－脊髓屏障和血－脑屏障(BBB)损坏[58]。这可以解释白细胞浸润到 CNS,导致神经损伤后远离损伤部位的神经性炎症[59]。白细胞从外周到 CNS 的迁移提示外周神经和组织有损伤,可以在白细胞和神经元之间通过两者产生的神经递质、细胞因子和可溶性分子传递[60]。这种细胞体和轴突对炎性细胞和介质的暴露可以导致神经元敏化,从而加强疼痛信号的传递[61]。因此,神经免疫信号可以影响在远离最初损伤部位的痛觉处理。

据称,不同的慢性疼痛性疾病患者会发生特定脑区的体积减小。慢性背痛、骨关节炎或者 CRPS 患者均出现海马体积减小。与之类似的,坐骨神经痛的小鼠出现了海马的神经新生减少[62]。尤其是自从神经病理性疼痛模型中 TNF－α 升高与神经新生减少相关后,神经性炎症诱导的小胶质神经激活和持续的 TNF－α 生成可以导致灰质体积的减少[63]。因小胶质细胞和神经元都表达 TNF 受体－1(P55)和 TNF 受体－2(P57)(TNFR1 和 TNFR2),以及神经病理性疼痛的发展和持续与 TNFR1 的信号通路相关,很有可能 TNF－α通过 TNFR1 介导持续的 TNF－α 生成激活胶质细胞,导致了持续的神经性炎症和神经病理的改变,包括突触信号传递障碍和神经新生减少[15,64-68]。

中枢敏化

CRPS 既是周围神经系统疾病又是中枢神经系统疾病[69,70]。中枢敏化指的是 CNS

发生的神经可塑性改变,这种改变与神经性炎症失调引起的慢性中枢性疼痛加重有关,表现为急性 CRPS 相关的周围性症状和体征。在 CRPS 中,中枢敏化的发展包括一系列复杂的神经炎性反应,主要包括神经元、胶质细胞和免疫效应细胞(如巨噬细胞)促炎细胞因子的释放[52,71]。已经有大量文献证明促炎细胞因子对周围痛觉致敏的作用,目前它们在中枢敏化中的作用也逐渐被人们意识到[72,73]。应用离体研究系统,暴露 TNF-α、IL-1β 或者 IL-6 的脊髓切片,通过膜片钳记录,证实了中枢敏化通过增强兴奋性神经递质和抑制抑制性神经传递来产生痛觉强化的作用[74]。特别是,TNF-α 和 IL-1β 作用于脊髓切片可以增加自发突触后电位(sREPSC)的频率,说明通过这些细胞因子增加了突触前谷氨酸的释放。当 IL-6 和 IL-1β 作用于脊髓神经切片时,阻断了抑制性突触后电位的频率,说明抑制性神经递质被抑制[74]。在 CCI 坐骨神经痛模型中,海马神经元中 TNF-α 表达的增加与更强的中枢去甲肾上腺素的释放抑制有关,这被认为是因为失去了与脊髓内抑制性突触信号的传导,从而形成中枢敏化[15,21,22]。在慢性疼痛状态中,脊髓和脑中小胶质细胞和星形胶质细胞提高了促炎细胞因子的产生,通过胶质细胞-神经元相互作用增强疼痛[75,76]。通过促炎细胞因子(如 TNF-α),cAMP 反应元件结合(CREB)介导基因转录可诱导长时程突触可塑性,该过程更倾向于兴奋性突触信号而非抑制性突触信号,这与脊髓内的表现一样[74]。周围和中枢神经损伤后的神经可塑性以异常神经离子通道表达的形式存在。这种异常表达发生在有电压门控钠离子通道 Nav1.3 的丘脑,导致神经异常高频放电,这在正常成人神经元中是不会出现的[77]。在神经病理性疼痛啮齿类模型中,丘脑 Nav1.3 表达下调可以改变神经元敏化的表现并可减轻疼痛[78]。在脊髓挫伤后 28 天开始通过腰椎鞘内导管注射 Nav1.3 的反义寡脱氧核苷酸,4 天后评估该动物。用 Nav1.3 反义寡核苷酸消除 SCI 介导的 Nav1.3 在脊髓背角神经元表达,减少了背角神经元高反应性的激活,减少了丘脑神经元表达 Nav1.3 的数量,以及逆转了自发电活动的增加、对周围性刺激的高反应性和脊髓损伤介导的丘脑神经元的放电后放电[79,80]。由于自发和强化的神经元放电增多以及放电阈值下调,使得丘脑致敏,可以进一步导致在更高级的脑区突触电位增强。这可以影响疼痛传入信号的整合及影响疼痛事件相关的记忆[81]。在更高级的皮质区域诱导的长期可塑性改变使得下行痛觉传导通路持续传导异常的痛觉信号,兴奋性传导较抑制性传导占优势[56,74]。

CRPS 和神经性炎症反射

导致 CRPS 的诱发性伤害启动了神经可塑性的改变,从病理上沿着神经轴产生和放大了疼痛信号。已经证实,由神经元和免疫细胞产生的神经免疫介质可以在疼痛网络的多个站点加强这种错误的信号传递,即在损伤的第一级初级传入突触、在脊髓的第二级突触和在脊髓第三级突触水平。在 CCI 坐骨神经疼痛模型中,海马神经元 TNF-α 表达增加与更强的抑制中枢性去甲肾上腺素释放有关,随后与脊髓内抑制性突触的交互减少而导致中枢敏化[15,21,22]。CSF 内 TNF-α、IL-1β 和 IL-6 水平在慢性 CRPS 患者中是升高的,血浆促炎细胞因子、疾病持续时间以及 CRPS 亚型患者的疼痛是相互联系的[71]。图 3.2 显示了与 CRPS 发展有关的神经性炎症疼痛反射的传入和传出通路以及基本的细胞因子介质。

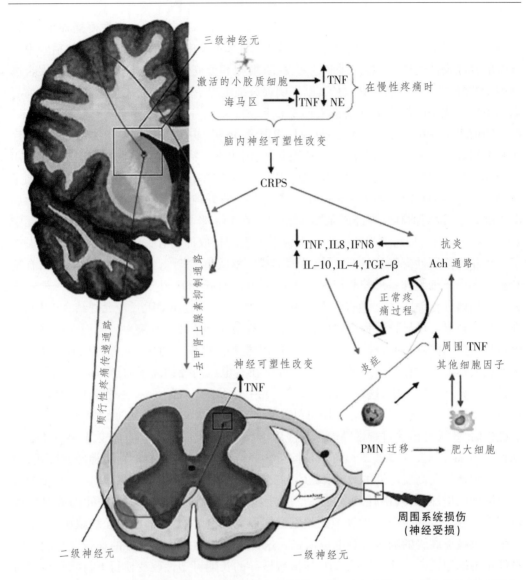

图 3.2 多级神经性炎症反射[炎症细胞、初级传入感觉神经、传出(交感神经和副交感神经)系统]整合模式图,强调了 TNF-α 在 CRPS 疼痛发展中的作用。伴随神经损伤的周围损伤可以诱导局部 TNF-α 的增加和炎症细胞(多形核白细胞或者 PMN、巨噬细胞)的大量涌入,进一步增加了局部 TNF-α 浓度[19]。被 TNF-α 激活的免疫细胞产生更多的 TNF-α 和其他的促炎细胞因子,让初级传入感觉神经纤维敏化,发生神经性炎症[18,87,89]。在第一级、第二级和第三级突触中,小胶质细胞变得活跃并产生 TNF-α,说明了神经性炎症沿神经轴传递[53,56]。总之,TNF-α 水平的升高、TNF-α 诱导的神经可塑性的改变及沿着神经轴感觉门控的缺失,导致了交感神经输出的改变和潜在的副交感输出改变,这使得在各个水平反射弧上消除炎症的功能下降。具体来说,系统性去甲肾上腺素水平增加(除了患肢,此处交感性神经分布减少,去甲肾上腺素水平下降,但是 α-肾上腺素能受体在数量或者在功能上有所增加)和预计会减少的乙酰胆碱输出使 TNF-α 水平保持升高,产生持续的疼痛信号传递[92,96]。

炎症到神经的交互

影响神经轴传入和传出通路功能的细胞因子失衡被认为是 CRPS 的发病机制之一。例如,在 CRPS 的急性期,取患者的患侧上肢静脉血,发现 IL-8 的水平和可溶性 TNF 受体 1、受体 2 有明显的升高,而其他的所有可溶性选择素都被强烈地抑制[29]。啮齿类动物的周围神经损伤模型显示,TNF-α 作为刺激性损伤后的产物,可以通过诱导巨噬细胞渗透到损伤处而增强炎性应答。因此,这些巨噬细胞释放细胞因子,包括 TNF-α[19],放大了炎性应答。

TNF-α 从损伤的神经到脊髓逆向传递,导致炎症沿着神经轴扩散,从而启动了 CNS 的炎症应答[82-84]。随后,脊髓水平的小胶质细胞和星形胶质细胞引起了 TNF-α 的释放,这可以调节突触传递和神经可塑性。事实上,TNF-α 控制谷氨酸在星形胶质细胞中的释放,而且也可调节去甲肾上腺素从神经元细胞中的释放。因此,就像在神经病理性疼痛中一样,在 CRPS 中,TNF-α 产生的变化会对突触功能产生负面影响[15,85]。在另一种模式中,神经性炎症从周围传到 CNS,可以通过 TNF-α 直接刺激感觉传入神经纤维,引起信号传递到 CNS。许多研究都支持 TNF-α 诱导的异常活动,或者异常神经电活动,使得损伤后初级传入神经敏化[86-88]。TNF-α 作用于活体大鼠背根神经节(DRG)时,可以调节周围神经敏化,或者造成神经纤维机械感受阈值下降伴随相关的感受域面积增加[88]。TNF-α 作用于培养的 DRG 神经元增加了 TNF 受体 1(TNFR1)的一过性电压门控钠通道电流[86]。与对照组相比,TNF-α 直接作用于取自腰神经节慢性压迫大鼠模型体外培养的 DRG 神经元,可以产生更大的动作电位并增加了神经元的兴奋性[87]。周围神经损伤后,在胶质细胞和神经元中,TNF-α 和它的受体(TNFR1)均上调[89]。周围神经敏化伴随持续 TNF-α 诱导的沿着传入神经通路逆行的信号传导可以引起在脊髓水平和脊髓上水平的中枢敏化。疼痛信号沿着疼痛通路的传导加强,是下行痛觉抑制神经通路去抑制的结果。在 CRPS 肌张力障碍中,本体感受脊髓运动反射弧在脊髓水平上是被去抑制的,这一发现可以支持上述病理可塑性改变[90]。

交感神经系统

现已证实,交感神经系统在 CRPS 患肢的持续性疼痛和自主神经功能障碍中起重要作用[91]。研究发现,与健侧相比,患侧血清去甲肾上腺素水平降低,导致肾上腺素能受体上调以及对循环水平中的儿茶酚胺的高反应性[92]。值得一提的是,初级传入感觉神经元上 α2 肾上腺素受体的表达增加被认为是损伤诱导的细胞因子产生的结果[93]。由于上调的 α2 肾上腺素受体的激活,即便交感神经数量和去甲肾上腺素在患肢局部环境中是下降的,痛觉神经仍被认为对于循环中的去甲肾上腺素和肾上腺素是高敏状态[93]。这个持续的感觉神经兴奋或者称"传入拦截"可以导致中枢敏化的发展,这是 CRPS 的典型表现。

大鼠后爪缺血再灌注损伤 CRPS 动物模型,即所谓的慢性缺血后疼痛(CPIP)模型,被用来比较疼痛和血管对去甲肾上腺素的敏感性。CPIP 大鼠疼痛表现增加,去甲肾上腺素作用后有增强的血管收缩反应(血流量减少)[94]。根据去甲肾上腺素可以诱发紧张性疼痛和血管收缩增强的作用,这些结果与在 CRPS 患者中观察的结果是相符的[95,96]。有趣的是,α 肾上腺受体拮抗剂可以减少去甲肾上腺素介导的增强反应,因此认为 CRPS 患者血管肾上腺素 α 受体上调[94]。

神经性炎症和交感神经系统均可影响细胞因子水平[97]。鉴于 SP 刺激免疫细胞(如巨噬细胞)产生和释放 TNF - α、IL - 1β 和 IL - 6,巨噬细胞的去甲肾上腺素活化和肾上腺素敏感的肾上腺素能受体调节 TNF - α 的产生[35,43]。事实上,刺激激活的巨噬细胞的 α_2 肾上腺素受体可以增加 TNF - α 的产生,而 β_2 肾上腺素受体却抑制其产生[44,45,98]。因此,在 CRPS 发展中,由于患肢神经性炎症介导的交感神经分布缺失,巨噬细胞上 α_2 肾上腺素受体上调(如对儿茶酚胺高度敏感)可能会造成 TNF - α 生成异常。同样,CRPS 患者 β_2 肾上腺素受体自身抗体可能提示对巨噬细胞生产 TNF - α 的抑制解除。综上所述,这些炎症细胞表达肾上腺素受体可能的变化支持 TNF - α 升高可以诱导神经源性炎症,以及周围性和中枢性敏化,它们的共同作用可促进 CRPS 的发展。总之,这些研究支持应用非选择性 α 肾上腺素受体拮抗剂来治疗 CRPS,如酚妥拉明和酚苄明,它们对 α_1 肾上腺素受体有潜在作用[99,100]。

副交感神经系统

在 CRPS 中,自主神经系统的交感神经通路功能损伤在 CRPS 中被广泛接受,副交感神经通路功能改变可能对 CRPS 自主神经功能紊乱也有一定的影响。为了证明 CRPS 中副交感神经活性受损,传出胆碱能抗炎通路被认为在神经病理性疼痛症状中有一定的作用。神经损伤之后,促炎和抗炎过程都被启动[101]。然而有假说认为,这些进程在 CRPS 中失衡了,即进程是趋炎的[102]。抗炎通路的传入弧在传入迷走神经中作为感觉探测器对细胞因子产生敏感,如最初由损伤激发产生 TNF - α[103-105]。传入迷走神经的激活通过脊髓和延髓将不良刺激传到高级大脑中枢,在中枢进行处理。这个被加工过的上行信号通过脑干传回来,然后在迷走神经传出通路中通过动作电位传递信息到周围神经[103-105]。随后,乙酰胆碱从传出迷走神经中释放,可以刺激免疫细胞中烟碱样乙酰胆碱能受体,从而抑制了 TNF - α 和其他促炎状态下细胞因子的产生,但是没有影响抗炎细胞因子的产生[103-105]。这个抗炎通路的受损和毁坏可以导致 CRPS 的发展以及持续。比如说,有研究发现,在 CRPS 患者中对 m_2Ach 受体的自身抗体可以导致传出迷走神经的破坏[106]。毒蕈碱 2 型乙酰胆碱能(m_2Ach)受体激动剂已经被证实可以减少神经源性炎症和对疼痛感受器去敏感化[42]。因此,自身抗体介导的受体信号障碍可以解释临床上 CRPS 中血管舒张的表现。乙酰胆碱的功能失效可以消除任何抗炎物质介导的烟碱样受体作用,使得 TNF - α 产生不受控制且水平升高,导致持续的病理生理变化,促进 CRPS 的发生。

CRPS 治疗

不能缓解的疼痛是令人无法忍受的。止痛剂(如吗啡)、非甾体消炎药和抗痉挛药如果在创伤早期给药可以缓解疼痛,但很少在 CRPS 发展成型之后起效。因此,晚期 CRPS

病例由于其症状表现严重更容易被识别,但治疗起来困难。CRPS 疼痛管理的重要目标之一是减少患者功能残损。这就要求治疗要能阻止中枢高敏化而减少由疼痛造成的身体以及认知和情绪的痛苦[4]。

抗抑郁药、抗癫痫药和肾上腺素能药物

随着时间推移,CRPS 患者可以出现情绪改变、睡眠障碍,或者残疾水平加重[107]。三环类抗抑郁药本来用于治疗抑郁症,后来发现它也有止痛的作用,对神经病理性疼痛有效,还可以改善睡眠[108]。阿米替林和去甲替林常用于治疗 CRPS,抑制去甲肾上腺素以及血清素再摄取的抗抑郁药可能对 CRPS 患者更加有效[109]。这些药物也被证实在缓解疼痛时可以降低中枢和外周 TNF - α 水平[21,110]。由于这些药物并不是对所有的患者都有效,而且副作用常常限制其使用,因此将 TNF - α 作为靶点可能是更好的 CRPS 治疗方法。单独阻断 TNF - α 的生成不仅可以防止炎症级联反应,也可以增加单胺类物质的释放,这是已知的抗抑郁药和止痛药的作用机制[21,111]。促炎细胞因子,如 TNF - α,可以影响海马内单胺类物质的代谢[11,12]。因此,促炎细胞因子功能障碍可以导致海马内单胺类物质失调,这可能是慢性疼痛包括 CRPS 的潜在病理生理机制之一[112]。如同 CRPS 患者CSF 中的 TNF - α 水平上调,这种上调预示着海马去甲肾上腺素释放被抑制[15,22,31,111]。TNF - α 的生成可以重塑 CNS 内 α₂ 肾上腺素能神经元对去甲肾上腺素释放的调节,这有助于神经病理性疼痛中枢敏化的发生[15]。在与 CCI 诱导的神经病理性疼痛相关的痛觉过敏高峰期,海马内 TNF - α 表达和 α₂肾上腺素能神经元对去甲肾上腺素释放的抑制作用达到了最高[113]。去甲肾上腺素释放的减少导致了 α₂ 肾上腺素能受体的激活减少,从而进一步增加了脑内 TNF - α 水平;因此,导致脑内去甲肾上腺素水平保持低下,随之使得 TNF - α 生成进一步增强[15,21]。此外,检测 CRPS 患者对肾上腺素能 β₂ 受体的自身抗体,也额外提示了中枢对去甲肾上腺素释放调节的结果。突触前 β₂ 肾上腺素能受体的功能是加强去甲肾上腺素的释放,这种受体介导的反应若缺失可以导致神经病理性疼痛诱导的持续的中枢去甲肾上腺素低水平。

抗癫痫药在治疗神经病理性疼痛中也有一定作用。加巴喷丁和普瑞巴林是两种常用于治疗神经病理性疼痛的抗癫痫药,也常非指征性用于治疗 CRPS[114]。不幸的是,与三环类抗抑郁药类似,抗癫痫药不是一直有效,而且不是对所有患者都有效,也可能产生不良反应。事实上,抗癫痫药物加巴喷丁还会加重促炎效应[115]。抗癫痫药物,如加巴喷丁(30μg,神经鞘内注射)和丙戊酸(0.5～50mg/kg,口服),可使啮齿动物脊髓(中枢)和后爪(周围)的 TNF - α 水平相对减少。因此,需要开发能够直接减少 TNF - α 的方法来治疗 CRPS[116,117]。

在实践中发现,许多医生治疗 CRPS 时会应用交感神经阻滞药(如酚妥拉明、酚苄明、可乐定)来缓解自主神经功能障碍。一项由 Rowbotham 撰写的综述(2006)指出,临床调查发现,在 CRPS 患者中局部注射使用 α 肾上腺素能激动剂确实会增加疼痛,但考虑到 TNF - α 水平是缓慢增加的,这也不难理解。刺激神经元和免疫效应细胞(如巨噬细胞)

上的 α_2 肾上腺素能受体也可以增加 TNF – α 的产生[45,98,118]。然而,在 CCI 诱导的神经病理性疼痛模型中,可乐定的镇痛作用可能与 TNF – α 升高有关[113]。在这项临床前期研究中,用可乐定治疗疼痛转变了中枢突触前神经元对 TNF – α 和 α_2 肾上腺素能阻断剂的反应(即,对去甲肾上腺素释放的作用从促进转变为抑制)。自相矛盾的是,在疼痛好转的同时,也观察到 TNF – α 生成增加,而对温度的痛觉过敏也与 TNF – α 生成增加有关[14,15,22]。α_2 肾上腺素能受体可能有两种类型,一种调节 TNF – α 的合成,另一种调节去甲肾上腺素释放的 α_2 肾上腺素能受体(α_2 肾上腺素能自身受体),前者在后者之前改变,而过多生成的 TNF – α 可调节 α_2 肾上腺素能自身受体,使去甲肾上腺素释放达到顶峰。因而,正常的生理功能得以恢复,这在可乐定和阿米替林介导的镇痛效果中均可见[111]。这些在产生去甲肾上腺素能系统中的神经可塑性的改变可能反映了在其他神经系统区域存在与疼痛相关的类似变化。因此,α_2 肾上腺素能受体激动剂不能单独用于治疗慢性 CRPS 的患者,而 α_1 肾上腺素能受体拮抗剂(如酚妥拉明和酚苄明)对 CRPS 的治疗会更有效[99,100]。由此看来,α_2 肾上腺素能受体功能的动态变化很复杂。想象一下这些受体在不同形式下的相互作用是很有趣的,可为未来的研究提供广阔的思路。根据"应激"变化出现的受体种类的改变和第二信使偶联的改变值得深究,有助于解释一些明显存在的矛盾之处。

NMDA 受体拮抗剂

氯胺酮被用于 CRPS 的疼痛管理[119]。除了它的麻醉作用之外,氯胺酮已经被证实还有抗炎作用,特别是可以抑制巨噬细胞 TNF – α 的产生[120]。作为抗炎药,氯胺酮也抑制炎症细胞聚集[121]。氯胺酮的这些免疫调节特性可以解释其止痛机制。

美金刚是另一种 NMDA 拮抗剂,被 FDA 批准用于阿尔兹海默病的治疗,它在 CRPS 的治疗中有广阔的前景,6 例患者应用其治疗显示疼痛已经得到缓解[122]。有趣的是,在大鼠中,美金刚可以减少 TNF – α 在脑内的表达[123]。美金刚作为止痛药治疗 CRPS 的作用机制是否抑制了 TNF – α 的产生还未被证实,还需要进一步研究证明这种 TNF – α 抑制作用是否发生在局部和(或)中枢。

电刺激

非药物干预可用于治疗难治性慢性疼痛。电休克治疗以及迷走神经电刺激是 FDA 批准的可用于难治性抑郁症的治疗方法,它能减轻偏头痛、丛集性疼痛和骨盆疼痛患者的慢性疼痛[124 - 126]。有趣的是,电休克治疗以及迷走神经电刺激介导的抗炎作用都减少了血清和血浆中的 TNF – α 水平[127,128]。迷走神经电刺激对 CRPS 是否有效尚无定论。依据 CRPS 自主神经紊乱以及伴随 TNF – α 水平上调的情况来说,电刺激可能显示出较好的疗效。

特异性抗 TNF 分子

在 CRPS 患者中发现 TNF – α 升高以及它在 CRPS 发病过程中的重要性,使得相关细

胞因子和它们的受体成了治疗 CRPS 的靶点[129]。如英夫利昔单抗,一种嵌合型单克隆的
TNF - α 抗体,已成功地应用于 CRPS 患者的全身或者局部治疗,有两项独立的病例研究
报道了此结果[130,131]。同样,一项用英夫利昔单抗治疗 CRPS 的不连续试验的初步筛查
结果也表明英夫利昔有助于减少 CRPS 患者 TNF - α 水平,疗效喜人[132]。有趣的是,患
者脊髓周围给予依那西普(人 TNF 受体 2 拮抗剂)治疗后,有报道说明它可以立即减轻脑
卒中或者脑创伤后的疼痛(常常是伴随 CRPS 发生的疾病),并且伴随情绪改善[133]。脊
髓周围治疗包括颈椎水平(C6 ~ 7)注射(皮下);头低脚高位促进药物入脑[134]。药物注
射在脊髓后被椎外静脉丛所吸收,椎外静脉丛流向脑脊髓静脉系统,它也是脑脊髓静脉
系统的组成部分[135,136]。这个独特的双向系统向大脑提供了直接的血管通路[137]。在所
有的这些研究中,目前尚无不良反应报道,需要更进一步的临床研究来支持应用选择性
抗 TNF - α 抗体类药物来治疗 CRPS。

　　免疫调节剂沙利度胺和它的类似物来那度胺都可以抑制 TNF - α 的产生且可以缓解
CRPS 患者症状[138,139]。然而,由于它们的致畸作用,这些药物的使用被严格限制,只能用
于备孕年龄以外。己酮可可碱、黄嘌呤的衍生物和磷酸二酯酶抑制剂可以减少 TNF - α
的产生,在 CRPS 动物模型中也表现出可以减少疼痛以及改善 TNF - α 表达[140]。总之,
药物可以减少 TNF - α 并可以改善 CRPS 的症状说明了这个细胞因子可能是有效治疗的
重要靶点。减少患肢局部 TNF - α 水平或者同时减少局部和中枢 TNF - α 水平是否将产
生更好的治疗效果还没有定论,需要未来进行更多的研究来证实。

总　结

　　根据目前的临床和实验室证据,CRPS 无疑是一种复杂的多系统综合征,因外周损伤
包括神经性炎症损伤引起并快速累及中枢发生改变,以慢性形式持续进展。TNF - α 的
表达增加是 CRPS 在中枢和外周发生发展和持续的重要因素。未来需要更多的抗
TNF - α 的临床干预研究和实验研究,为阐明 CRPS 病理生理以及发病机制带来希望,并
有助于发现潜在的治疗方式。

参考文献

[1] Allen G., B. S. Galer, L. Schwartz. Epidemiology of complex regional pain syndrome:a retrospective chart review of 134 patients. *Pain*,1999.80(3):539 - 544.

[2] Watts D., M. J. Kremer. Complex regional pain syndrome:a review of diagnostics, pathophysiologic mechanisms, and treatment implications for certified registered nurse anesthetists. *AANA J.*, 2011.79(6): 505 - 510.

[3] Harden R. N.,et al. Validation of proposed diagnostic criteria (the"Budapest Criteria") for Complex Regional Pain Syndrome. *Pain*,2010. 150(2):268 - 274.

[4] Harden R. N., et al. Treatment of complex regional pain syndrome: functional restoration. *Clin. J. Pain*, 2006. 22(5):420 - 424.

[5] Birklein F., M. Schmelz. Neuropeptides, neurogenic inflammation and complex regional pain syndrome (CRPS). *Neurosci. Lett.*, 2008. 437(3):199 - 202.

[6] Uceyler N., et al. Differential expression patterns of cytokines in complex regional pain syndrome. *Pain*, 2007. 132(1 - 2):195 - 205.

[7] Sommer, C., F. Birklein, Resolvins and inflammatory pain. F1000 Med. Rep., 2011. 3:19.

[8] Bailey J., et al. Imaging and clinical evidence of sensorimotor problems in CRPS: utilizing novel treatment approaches. *J. Neuroimmune Pharmacol.*, 2013. 8(3):564 - 575.

[9] Kohr D., et al. Autoimmunity against the beta2 adrenergic receptor and muscarinic-2 receptor in complex regional pain syndrome. *Pain*, 2011. 152(12):2690 - 2700.

[10] NINDS. NINDS Complex Regional Pain Syndrome Fact Sheet NINDS National Institute of Neurological Disorders and Stroke 2013 February 23, 2015 3. 11 . 15; NIH Publication No. 13 - 4173. Available from: http://www. ninds. nih. gov/disorders/reflex_sympathetic_dystrophy/detail_reflex_sympathetic_dystrophy. htm.

[11] Maier S. F., L. R. Watkins. Cytokines for psychologists: implications of bidirectional immune-to-brain communication for understanding behavior, mood, and cognition. *Psychol. Rev.*, 1998. 105(1):83 - 107.

[12] Raison C. L., A. H. Miller. When not enough is too much: the role of insufficient glucocorticoid signaling in the pathophysiology of stress-related disorders. *Am. J. Psychiatry*, 2003. 160(9):1554 - 1565.

[13] O'Connor K. A., et al. Peripheral and central proinflammatory cytokine response to a severe acute stressor. *Brain Res.*, 2003 .991(1 - 2):123 - 132.

[14] Covey W. C., et al. Expression of neuron-associated tumor necrosis factor alpha in the brain is increased during persistent pain. *Reg. Anesth. Pain Med.*, 2002. 27(4):357 - 366.

[15] Covey W. C., et al. Brain-derived TNFalpha: involvement in neuroplastic changes implicated in the conscious perception of persistent pain. *Brain Res.*, 2000. 859(1):113 - 122.

[16] George A., et al. Serial determination of tumor necrosis factor-alpha content in rat sciatic nerve after chronic constriction injury. *Exp. Neurol.*, 1999. 160(1):124 - 132.

[17] Myers R. R., W. M. Campana, V. I. Shubayev. The role of neuroinflammation in neuropathic pain: mechanisms and therapeutic targets. *Drug Discov. Today*, 2006. 11(1 - 2):8 - 20.

[18] Schafers M., et al. Tumor necrosis factor-alpha induces mechanical allodynia after spinal nerve ligation by activation of p38 MAPK in primary sensory neurons. *J. Neurosci.*, 2003b. 23(7):2517 - 2521.

[19] Shubayev V. I., et al. TNFalpha-induced MMP-9 promotes macrophage recruitment into injured peripheral nerve. *Mol. Cell Neurosci.*, 2006. 31(3):407 - 415.

[20] Mueller M., et al. Macrophage response to peripheral nerve injury: the quantitative contribution of resident and hematogenous macrophages. *Lab. Invest.*, 2003. 83(2):175 - 185.

[21] Sud R., et al. Antinociception occurs with a reversal in alpha 2-adrenoceptor regulation of TNF production by peripheral monocytes/macrophages from pro-to anti-inflammatory. *Eur. J. Pharmacol.*, 2008. 588 (2 - 3):217 - 231.

[22] Ignatowski T. A., et al. Brain-derived TNFalpha mediates neuropathic pain. *Brain Res.*, 1999 841(1 -

2）：70 – 77.

[23] Martuscello R. T.,et al. Increasing TNF levels solely in the rat hippocampus produces persistent pain-like symptoms. Pain,2012. 153(9):1871 – 1882.

[24] Sabsovich I.,et al. TNF signaling contributes to the development of nociceptive sensitization in a tibia fracture model of complex regional pain syndrome type Ⅰ. *Pain*, 2008. 137(3):507 – 519.

[25] Ignatowski T. A. B. A. Gerard, A. Bonoiu, S. Mahajan, P. R. Knight, B. Davidson, E. J. Bergey, P. N. Prasad, R. N. Spengler. Reduction of tumor necrosis factor (TNF) in the hippocampus alleviates neuropathic pain perception. Proceedings of the 4th International Congress on Neuropathic Pain 2013: 29 – 35.

[26] Huygen F. J.,et al. Evidence for local inflammation in complex regional pain syndrome type 1. *Mediators Inflamm.*,2002. 11(1):47 – 51.

[27] Lenz M.,et al. Local cytokine changes in complex regional pain syndrome type Ⅰ (CRPS Ⅰ) resolve after 6 months. *Pain*,2013. 154(10):2142 – 2149.

[28] Maihofner C., et al. Mechanical hyperalgesia in complex regional pain syndrome:a role for TNF-alpha? *Neurology*, 2005 .65(2):311 – 313.

[29] Schinkel C., et al. Inflammatory mediators are altered in the acute phase of posttraumatic complex regional pain syndrome. *Clin. J. Pain*,2006. 22(3):235 – 239.

[30] Kramer H. H.,et al. TNF-alpha in CRPS and"normal"trauma-significant differences between tissue and serum. *Pain*,2011. 152(2):285 – 290.

[31] Parkitny L.,et al. Inflammation in complex regional pain syndrome:a systematic review and meta-analysis. Neurology, 2013. 80(1):106　117.

[32] Coderre T. J.,et al. Chronic post-ischemia pain (CPIP):a novel animal model of complex regional pain syndrome-type Ⅰ (CRPS-Ⅰ; reflex sympathetic dystrophy) produced by prolonged hindpaw ischemia and reperfusion in the rat. *Pain*,2004. 112(1 – 2):94 – 105.

[33] Zubrzycka M., A. Janecka. Substance P:transmitter of nociception(Minireview). *Endocr. Regul.*,2000. 34(4):195 – 201.

[34] Guo T. Z.,et al. Substance P signaling contributes to the vascular and nociceptive abnormalities observed in a tibial fracture rat model of complex regional pain syndrome type Ⅰ. *Pain*,2004. 108(1 – 2):95 – 107.

[35] O'Connor T. M.,et al. The role of substance P in inflammatory disease. *J. Cell Physiol.*,2004. 201(2): 167 – 180.

[36] Holzer P. Neurogenic vasodilatation and plasma leakage in the skin. *Gen. Pharmacol.*, 1998. 30(1):5 – 11.

[37] Oprce A., M. Kress. Involvement of the proinflammatory cytokines tumor necrosis factor-alpha, IL-1 beta, and IL-6 but not IL-8 in the development of heat hyperalgesia: effects on heat-evoked calcitonin gene-related peptide release from rat skin. *J. Neurosci.*,2000. 20(16): 6289 – 6293.

[38] Blaes F.,et al. Autoimmune etiology of complex regional pain syndrome(M. Sudeck). Neurology, 2004. 63(9):1734 – 1736.

[39] Kohr D., et al. Autoantibodies in complex regional pain syndrome bind to a differentiation-dependent neuronal surface autoantigen. *Pain*,2009. 143(3):246 – 251.

[40] Hideshima T., et al. The role of tumor necrosis factor alpha in the pathophysiology of human multiple myeloma: therapeutic applications. *Oncogene*, 2001. 20(33):4519 – 4527.

[41] van Rijn M. A., et al. Spreading of complex regional pain syndrome: not a random process. *J. Neural Transm.*, 2011. 118(9):1301 – 1309.

[42] Bernardini N., et al. Muscarinic M2 receptors on peripheral nerve endings: a molecular target of antinociception. *J. Neurosci.*, 2002. 22(12):RC229.

[43] Ignatowski T. A., R. N. Spengler. Regulation of macrophage-derived tumor necrosis factor production by modification of adrenergic receptor sensitivity. *J. Neuroimmunol.*, 1995. 61(1):61 – 70.

[44] Ignatowski T. A., S. Gallant, R. N. Spengler. Temporal regulation by adrenergic receptor stimulation of macrophage (M phi)-derived tumor necrosis factor (TNF) production post-LPS challenge. *J. Neuroimmunol.*, 1996. 65(2):107 – 117.

[45] Spengler R. N., et al. Stimulation of alpha-adrenergic receptor augments the production of macrophage-derived tumor necrosis factor. *J. Immunol.*, 1990. 145(5):1430 – 1434.

[46] Spengler R. N., et al. Endogenous norepinephrine regulates tumor necrosis factor-alpha production from macrophages in vitro. *J. Immunol.*, 1994. 152(6):3024 – 3031.

[47] Damon D. H. Vascular-dependent effects of elevated glucose on postganglionic sympathetic neurons. *Am. J. Physiol. Heart Circ. Physiol.*, 2011. 300(4):H1386 – 1392.

[48] Hodgkinson C. P., et al. Advanced glycation end-product of low density lipoprotein activates the toll-like 4 receptor pathway implications for diabetic atherosclerosis. *Arterioscler. Thromb Vasc. Biol.*, 2008. 28(12):2275 – 2281.

[49] Straznicky N. E., et al. Neuroadrenergic dysfunction along the diabetes continuum: a comparative study in obese metabolic syndrome subjects. *Diabetes*, 2012. 61(10):2506 – 2516.

[50] Takahashi H. K., et al. Advanced glycation end products subspecies-selectively induce adhesion molecule expression and cytokine production in human peripheral blood mononuclear cells. *J. Pharmacol. Exp Ther*, 2009. 330(1):89 – 98.

[51] Veloso C. A., et al. TLR4 and RAGE: similar routes leading to inflammation in type 2 diabetic patients. *Diabetes Metab.*, 2011. 37(4):336 – 342.

[52] Cooper M. S., V. P. Clark, Neuroinflammation, neuroautoimmunity, and the co-morbidities of complex regional pain syndrome. *J. Neuroimmune Pharmacol.*, 2013. 8(3):452 – 469.

[53] Banati R. B., et al., Long-term trans-synaptic glial responses in the human thalamus after peripheral nerve injury. *Neuroreport*, 2001. 12(16):3439 – 3442.

[54] Kreutzberg G. W. Microglia: a sensor for pathological events in the CNS. *Trends Neurosci.*, 1996. 19(8): 312 – 318.

[55] Cooper M. S., A. S. Przebinda, Synaptic conversion of chloride-dependent synapses in spinal nociceptive circuits: roles in neuropathic pain. *Pain Res. Treat.*, 2011. 2011:738645.

[56] Saab C. Y., B. C. Hains. Remote neuroimmune signaling: a long-range mechanism of nociceptive network plasticity. Trends Neurosci., 2009. 32(2):110 – 117.

[57] Zhao P., S. G. Waxman, B. C. Hains. Modulation of thalamic nociceptive processing after spinal cord injury through remote activation of thalamic microglia by cysteine cysteine chemokine ligand 21. *J. Neurosci.*, 2007. 27(33):8893 – 8902.

［58］ Beggs S., et al. Peripheral nerve injury and TRPV1-expressing primary afferent C-fibers cause opening of the blood-brain barrier. *Mol. Pain*, 2010. 6：74.

［59］ Stoll G., M. Bendszus. New approaches to neuroimaging of central nervous system inflammation. *Curr. Opin. Neurol.*, 2010. 23(3)：282－286.

［60］ Franco R., et al. The emergence of neurotransmitters as immune modulators. *Trends Immunol.*, 2007. 28(9)：400－407.

［61］ Saab C. Y., S. G. Waxman, B. C. Hains. Alarm or curse? The pain of neuroinflammation. *Brain Res. Rev.*, 2008. 58(1)：226－235.

［62］ Mutso A. A., et al. Abnormalities in hippocampal functioning with persistent pain. *J. Neurosci.*, 2012. 32(17)：5747－5756.

［63］ Dellarole A., et al. Neuropathic pain-induced depressive-like behavior an hippocampal neurogenesis and plasticity are dependent on TNFR1 signaling. *Brain Behav. Immun.*, 2014. 41：65－81.

［64］ Sakuma Y., et al. Up-regulation of p55 TNF alpha-receptor in dorsal root gangli neurons following lumbar facet joint injury in rats. *Eur. Spine J.*, 2007. 16(8)：1273－1278.

［65］ Harry G. J., et al. Tumor necrosis factor p55 and p75 receptors are involved in chemical-induced apoptosis of dentate granule neurons. *J. Neurochem.*, 2008. 106(1)：281－298.

［66］ Kuno R., et al. Autocrine activation of microglia by tumor necrosis factor-alpha. *J. Neuroimmunol.*, 2005. 162(1－2)：89－96.

［67］ Veroni C., et al. Activation of TNF receptor 2 in microglia promotes induction of anti-inflammatory pathways. *Mol. Cell Neurosci.*, 2010. 45(3)：234－244.

［68］ Zhang H., H. Zhang, P. M. Dougherty. Dynamic effects of TNF-alpha on synaptic transmission in mice over time following sciatic nerve chronic constriction injury. *J. Neurophysiol.*, 2013. 110(7)：1663－1671.

［69］ Janig W. The fascination of complex regional pain syndrome. *Exp. Neurol.*, 2010. 221(1)：1－4.

［70］ Janig W., R. Baron. Complex regional pain syndrome is a disease of the central nervous system. *Clin. Auton. Res.*, 2002. 12(3)：150－164.

［71］ Alexander G. M., et al. Changes in plasma cytokines and their soluble receptors in complex regional pain syndrome. *J. Pain*, 2012. 13(1)：10－20.

［72］ Schafers M., et al. Increased sensitivity of injured and adjacent uninjured rat primary sensory neurons to exogenous tumor necrosis factor-alpha after spinal nerve ligation. *J. Neurosci.*, 2003a. 23(7)：3028－3038.

［73］ Sommer C., M. Kress, Recent findings on how proinflammatory cytokines cause pain：peripheral mechanisms in inflammatory and neuropathic hyperalgesia. *Neurosci. Lett.*, 2004. 361(1－3)：184－187.

［74］ Kawasaki Y., et al. Cytokine mechanisms of central sensitization：distinct and overlapping role of interleukin-1 beta, interleukin-6, and tumor necrosis factor-alpha in regulating synaptic and neuronal activity in the superficial spinal cord. *J. Neurosci.*, 2008. 28(20)：5189－5194.

［75］ DeLeo J. A., R. P. Yezierski. The role of neuroinflammation and neuroimmune activation in persistent pain. *Pain*, 2001. 90(1－2)：1－6.

［76］ Watkins L. R., E. D. Milligan, S. F. Maier. Glial activation：a driving force fo pathological pain. *Trends Neurosci.*, 2001. 24(8)：450－455.

[77] Cummins T. R., et al. Nav 1.3 sodium channels: rapid repriming and slow closed-state inactivation display quantitative differences after expression in a mammalian cell line and in spinal sensory neurons. *J. eurosci.*, 2001. 2(16): 5952 – 5961.

[78] Waxman S. G., B. C. Hains. Fire and phantoms after spinal cord injury: Na$^+$ channels and central pain. *Trends Neurosci*, 2006. 29(4): 207 – 215.

[79] Hains B. C., et al. Upregulation of sodium channel Nav 1.3 and functional involvement in neuronal hyperexcitability associated with central neuropathic pain after spinal cord injury. *J. Neurosci.*, 2003. 23(26): 8881 – 8892.

[80] Hains, B. C., C. Y. Saab, S. G. Waxman. Changes in electrophysiological properties and sodium channel Nav 1.3 expression in thalamic neurons after spinal cord injury. *Brain*, 2005. 128(Pt 10): 2359 – 2371.

[81] Shyu B. C., B. A. Vogt. Short-term synaptic plasticity in the nociceptive thalamic-anterior cingulate pathway. *Mol Pain*, 2009. 5: 51.

[82] Myers R. R., V. I. Shubayev. The ology of neuropathy: an integrative review of the role of neuroinflammation and TNF-alpha axonal transport in neuropathic pain. *J. Peripher. Nerv. Syst.*, 2011. 16(4): 277 – 286.

[83] Shubayev V. I., R. R. Myers. Axonal transport of TNF-alpha in painful neuropathy: distribution of ligand tracer and TNF receptors. *J. Neuroimmunol.*, 2001. 114(1 – 2): 48 – 56.

[84] Shubayev V. I., R. R. Myers. Anterograde TNF alpha transport from rat dorsal root ganglion to spinal cord and injured sciatic nerve. *Neurosci. Lett.*, 2002. 320(1 – 2): 99 – 101.

[85] Santello M., A. Volterra. TNFalpha in synaptic function: switching gears. *Trends Neurosci.*, 2012. 35(10): 638 – 647.

[86] Czeschik J. C., et al. TNF-alpha. differentially modulates ion channels of nociceptive neurons. *Neurosci. Lett.*, 2008. 434(3): 293 – 298.

[87] Liu B., et al. Increased sensitivity of sensory neurons to tumor necrosis factor alpha in rats with chronic compression of the lumbar ganglia. *J. Neurophysiol.*, 2002. 88(3): 1393 – 1399.

[88] Ozaktay A. C., et al. Effects of interleukin-1 beta, interleukin-6, and tumor necrosis factor on sensitivity of dorsal root ganglion and peripheral receptive fields in rats. *Eur. Spine J.*, 2006. 15(10): 1529 – 1537.

[89] Ohtori S., et al. TNF-alpha and TNF-alpha receptor type 1 upregulation in glia and neurons after peripheral nerve injury: studies in murine DRG and spinal cord. *Spine*(Phila Pa 1976), 2004. 29(10): 1082 – 1088.

[90] Schouten A. C., et al. Proprioceptive reflexes in patients with reflex sympathetic dystrophy. *Exp. Brain Res.*, 2003. 151(1): 1 – 8.

[91] Chelimsky T. C., et al. Value of autonomic testing in reflex sympathetic dystrophy. *Mayo Clin Proc*, 1995. 70(11): 1029 – 1040.

[92] Harden R. N., et al. Norepinephrine and epinephrine levels in affected versus unaffected limbs in sympathetically maintained pain. *Clin. J. Pain.*, 1994. 10(4): 324 – 330.

[93] Perl E. R. Causalgia, pathological pain, and adrenergic receptors. *Proc. Natl. Acad. Sci. USA*, 1999. 96(14): 7664 – 7667.

[94] Xanthos D. N., G. J. Bennett, T. J. Coderre. Norepinephrine-induced nociception and vasoconstrictor hy-

persensitivity in rats with chronic post-ischemia pain. *Pain*,2008. 137(3):640 – 651.

[95] Ali Z., et al. Intradermal injection of norepinephrine evokes pain in patients with sympathetically maintained pain. *Pain*,2000. 88(2):161 – 168.

[96] Teasell R. W., J. M. Arnold. Alpha-1 adrenoceptor hyperresponsiveness in three neuropathic pain states:complex regional pain syndrome 1,diabetic peripheral neuropathic pain and central pain states following spinal cord injury. *Pain Res. Manag.*,2004. 9(2):89 – 97.

[97] Weber M., et al. Facilitated neurogenic inflammation in complex regional pain syndrome. *Pain*,2001. 91(3):251 – 257.

[98] Ignatowski T. A.,S. L. Kunkel, R. N. Spengler. Interactions between the alpha(2)-adrenergic and the prostaglandin response in the regulation of macrophage-derived tumor necrosis factor. *Clin. Immunol.*, 2000. 96(1):44 – 51.

[99] Muizelaar J. P., et al. Complex regional pain syndrome (reflex sympathetic dystrophy and causalgia): management with the calcium channel blocker nifedipine and/or the alpha-sympathetic blocker phenoxybenzamine in 59 patients. *Clin. Neurol. Neurosurg.*,1997. 99(1):26 – 30.

[100] Raja S. N.,et al. Systemic alpha-adrenergic blockade with phentolamine:a diagnostic test for sympathetically maintained pain. *Anesthesiology*, 1991. 74(4):691 – 698.

[101] Austin P. J., G. Moalem-Taylor. The neuro-immune balance in neuropathic pain: involvement of inflammatory immune cells, immune-like glial cells and cytokines. *J. Neuroimmunol.*,2010. 229(1 – 2): 26 – 50.

[102] Linnman C., L. Becerra, D. Borsook. Inflaming the brain: CRPS a model disease to understand neuro-immune interactions in chronic pain. *J. Neuroimmune Pharmacol.*,2013. 8(3):547 – 563.

[103] Rosas-Ballina M., K. J. Tracey. Cholinergic control of inflammation. *J. Intern. Med.*,2009. 265(6): 663 – 679.

[104] Thayer J. F., E. M. Sternberg. Neural aspects of immunomodulation: focus on the vagus nerve. *Brain Behav. Immun.*, 2010. 24(8):1223 – 1228.

[105] Tracey K. J. Understanding immunity requires more than immunology. *Nat. Immunol.*, 2010. 11(7): 561 – 564.

[106] Walker S., P. D. Drummond. Implications of a local overproduction of tumor necrosis factor-alpha in complex regional pain syndrome. *Pain Med.*,2011. 12(12):1784 – 1807.

[107] Bruehl S., O. Y. Chung. Psychological and behavioral aspects of complex regional pain syndrome management. *Clin. J. Pain*,2006. 22(5):430 – 437.

[108] Saarto T., P. J. Wiffen. Antidepressants for neuropathic pain. *Cochrane Database Syst. Rev.*,2007(4): CD005454.

[109] Sindrup S. H.,et al. Venlafaxine versus imipramine in painful polyneuropathy: a randomized, controlled trial. *Neurology*, 2003 . 60(8):1284 – 1289.

[110] Ignatowski T. A.,et al. The dissipation of neuropathic pain paradoxically involves the presence of tumor necrosis factor-alpha (TNF). *Neuropharmacology*, 2005. 48(3):448 – 460.

[111] Reynolds J. L.,et al. An antidepressant mechanism of desipramine is to decrease tumor necrosis factor-alpha production culminating in increases in noradrenergic neurotransmission. *Neuroscience*, 2005a. 133(2):519 – 531.

[112] Blackburn-Munro G., R. E. Blackburn-Munro. Chronic pain, chronic stress and depression: coincidence or consequence? *J. Neuroendocrinol.*,2001. 13(12):1009 – 1023.

[113] Spengler R. N.,et al. Antinociception mediated by alpha(2)-adrenergic activation involves increasing tumor necrosis factor alpha (TNFalpha) expression and restoring TNFalpha and alpha(2)-adrenergic inhibition of norepinephrine release. *Neuropharmacology*, 2007. 52(2):576 – 589.

[114] Rowbotham M. C. Pharmacologic management of complex regional pain syndrome. *Clin. J. Pain.*, 2006. 22(5):425 – 429.

[115] Camara C. C., et al. Oral gabapentin treatment accentuates nerve and peripheral inflammatory responses following experimental nerve constriction in Wistar rats. *Neurosci. Lett.*,2013. 556:93 – 98.

[116] Lee B. S., et al. Intrathecal gabapentin increases interleukin-10 expression and inhibits pro-inflammatory cytokine in a rat model of neuropathic pain. *J. Korean Med. Sci.*,2013. 28(2):308 – 314.

[117] Ximenes J. C., et al. Valproic acid: an anticonvulsant drug with potent antinociceptive and anti-inflammatory properties. *Naunyn Schmiedebergs Arch. Pharmacol.*,2013. 386(7):575 – 587.

[118] Renauld A. E., R. N. Spengler. Tumor necrosis factor expressed by primary hippocampal neurons and SH-SY5Y cells is regulated by alpha(2)-adrenergic receptor activation. *J. Neurosci. Res.*,2002. 67(2):264 – 274.

[119] Azari P., et al. Efficacy and safety of ketamine in patients with complex regional pain syndrome:a systematic review. *CNS Drugs*, 2012. 26(3):215 – 228.

[120] Chang Y.,et al. Suppressive effects of ketamine on macrophage functions. *Toxicol. Appl. Pharmacol.*, 2005. 204(1):27 – 35.

[121] Loix S., M. De Kock, P. Henin. The anti-inflammatory effects of ketamine:state of the art. *Acta Anaesthesiol. Belg.*,2011. 62(1):47 – 58.

[122] Sinis N.,et al. Memantine treatment of complex regional pain syndrome:a preliminary report of six cases. *Clin. J. Pain*,2007. 23(3):237 – 243.

[123] Tsartsalis S., et al. The effect of memantine on cerebral cortex tumor necrosis factor alpha exression in a rat model of acute hyperammonemia. *Annals of General Psychiatry*, 2010. 9(Suppl 1):S181 – S181.

[124] Hord E. D., et al. The effect of vagus nerve stimulation on migraines. *J. Pain*,2003. 4(9):530 – 534.

[125] Multon S., J. Schoenen. Pain control by vagus nerve stimulation: from animal to man... and back. *Acta Neurol. Belg.*,2005. 105(2):62 – 67.

[126] Napadow V.,et al. Evoked pain analgesia in chronic pelvic pain patients using respiratory-gated auricular vagal afferent nerve stimulation. *Pain Med.*,2012. 13(6): 777 – 789.

[127] Bansal V.,et al. Vagal stimulation modulates inflammation through a ghrelin mediated mechanism in traumatic brain injury. *Inflammation*,2012. 35(1):214 – 220.

[128] Hestad K. A.,et al. Raised plasma levels of tumor necrosis factor alpha in patients with depression: normalization during electroconvulsive therapy. *J. ECT*, 2003. 19(4):183 – 188.

[129] Kapoor S. The evolution and progression of complex regional pain syndrome (CRPS): recent insights into the nociceptive role of cytokines and management of CRPS with anticytokine therapy. *Curr. Sports Med. Rep.*,2010. 9(3):183;author reply 183.

[130] Huygen F. J.,et al. Successful treatment of CRPS 1 with anti-TNF. *J. Pain Symptom Manage*, 2004. 27(2):101 – 103.

[131] Bernateck M.,et al. Successful intravenous regional block with low-dose tumor necrosis factor-alpha antibody infliximab for treatment of complex regional pain syndrome 1. *Anesth. Anaig.*,2007. 105(4): 1148 – 1151.

[132] Dirckx M.,et al. Report of a preliminary discontinued double-blind, randomized, placebo-controlled trial of the anti-TNF-alpha chimeric monoclonal antibody infliximab in complex regional pain syndrome. *Pain Pract.*,2013. 13(8):633 – 640.

[133] Tobinick E.,et al. Selective TNF inhibition for chronic stroke and traumatic brain injury: an observational study involving 629 consecutive patients treated with perispinal etanercept. *CNS Drugs*, 2012. 26 (12):1051 – 1070.

[134] Ignatowski T. A.,et al. Perispinal etanercept for post-stroke neurological and cognitive dysfunction: scientific rationale and current evidence. *CNS Drugs*, 2014. 28(8):679 – 697.

[135] Batson O. V. The function of the vertebral veins and their role in the spread of metastases. *Ann. Surg.* ,1940. 112(1):138 – 149.

[136] LaBan M. M.,et al. Paravertebral muscle metastases as imaged by magnetic resonance venography: a brief report. *Am. J. Phys. Med. Rehabil.*,1998. 77(6):553 – 556.

[137] Nathoo N.,et al. History of the vertebral venous plexus and the significant contributions of Breschet and Batson. *Neurosurgery*, 2011 .69(5):1007 – 1014;discussion 1014.

[138] Rajkumar S. V.,R. Fonseca, T. E. Witzig. Complete resolution of reflex sympathetic dystrophy with thalidomide treatment. *Arch. Intern. Med.*,2001. 161(20):2502 – 2503.

[139] Manning D. C. 71 IMMUNOMODULATORY AGENTS FOR NEUROPATHIC PAIN SYNDROMES: FROM ANIMALS TO CRPS AND BEYOND. *European Journal of Pain*,2006. 10(51):S20b – S21.

[140] Wei T.,et al. Pentoxifylline attenuates nociceptive sensitization and cytokine expression in a tibia fracture rat model of complex regional pain syndrome. *Eur. J. Pain*,2009. 13(3):253 – 262.

[141] Blalock J. E., E. M. Smith. Conceptual development of the immune system as a sixth sense. *Brain Behav. Immun.*,2007. 21(1):23 – 33.

[142] Reynolds J. L.,T. A. Ignatowski, R. N. Spengler. Effect of tumor necrosis factor-alpha on the reciprocal G-protein-induced regulation of norepinephrine release by the alpha2-adrenergic receptor. *J. Neurosci. Res.*,2005b. 79(6):779 – 787.

第 **4** 章

诊断和实验室诊断策略

James Hitt

复杂性区域疼痛综合征的临床诊断

1850 年,Claude Bernard 首次提出有一种疼痛综合征与交感神经相关, 此后 Weir – Mitchell 和 Evans 提出了反射性交感神经营养不良（RSD）和灼性神经痛这两个术语[1,2]。在过去,RSD 和灼性神经痛是最常用的术语,它们用于描述现在被称之为复杂性区域疼痛综合征(CRPS)的情况。最初根据临床经验来制订该综合征的诊断标准, 但由于临床表现的多样性,导致诊断标准也不一致。最初关于 RSD 的认识也存在争议,即似乎该病并不能归咎于一个简单的神经反射环路,并且不是所有患者都有营养不良表现。

1993 年,国际疼痛研究协会召集组成一个专家共识小组,回顾了反射性交感神经营养不良和灼性神经痛的分类,并提出了术语 CRPS[3,4]。共识小组认为,之前的 RSD 和灼性神经痛的概念并不能完全描述患者表现,常见于 CRPS 的一些自主神经表现也常见于其他慢性疼痛状态,如疱疹后神经痛、幻肢痛和代谢性神经病。专家共识将 CRPS 分为两型,其中 I 型包含很多 RSD 的特征,而 II 型则类似于灼性神经痛。最初由专家共识提出的 CRPS 诊断标准建议将 CRPS 的症状和体征分为两类,即疼痛或感觉异常以及血管舒缩、汗液分泌功能或水肿。表 4.1 总结了 1993 年奥兰多会议提出的 CRPS 诊断标准。感觉症状包括慢性疼痛,如痛觉过敏或异常性疼痛,这种疼痛超过皮节或周围神经支配区域,并且与所受伤害不相称。该诊断标准还包括疾病过程中存在的体征、水肿、皮肤血流变化和异常汗液分泌。

表4.1 国际疼痛研究协会(奥兰多)CRPS 诊断标准

标准1	存在原始伤害性事件、内脏疾病或制动
标准2	持续性疼痛、痛觉过敏、异常性疼痛,疼痛与刺激不成比例
标准3	病程中疼痛区域存在水肿、皮肤血流异常改变或汗液分泌异常
标准4	排除其他能解释疼痛和功能障碍的诊断

自该共识提出的诊断标准制订后,一系列研究调查了这个诊断标准的有效性,揭示了原诊断标准的优缺点。有学者对符合原始 IASP 提出的 CRPS 诊断标准(表4.1)的123例患者使用主成分分析(PCA)的方法进行检验[5]。PCA 是一种因素分析,通常用于鉴别数据集内变量的相关亚型以最大程度获取数据的变异性。对123例患者进行主成分分析后的结果显示,对 CRPS 的症状和体征进行分组源于临床经验,并确定了 4 个亚组,包括感觉(痛觉过敏和感觉过敏)、血管舒缩(皮温不对称和颜色变化)、水肿或出汗(水肿体征、水肿症状和出汗不对称)、运动(关节活动度减少、运动功能障碍和营养变化)[5]。这项对奥兰多 CRPS 诊断标准的内部效度的评估证实了 CRPS 的感觉症状常一起出现,结果还表明血管舒缩和汗液分泌功能应该单独考虑。该分析还发现,诊断标准应考虑运动和关节活动度的变化。

一项外部效度的研究调查了 117 例 CRPS 患者,以及 43 例其他神经病理性疼痛患者,包括疼痛性糖尿病神经病变、疱疹后神经痛和神经根病[6]。应用原始奥兰多诊断标准(表4.1 的标准 2、3 中一种或更多的症状和体征),结果发现该诊断标准敏感性高但特异性低(分别为 0.98 和 0.36,见表4.3),这表明该诊断可能导致过度诊断。原始的奥兰多诊断标准仅需要感觉异常(持续疼痛、痛觉过敏或异常性疼痛),以及在任何时间点的任意一种额外体征或症状,包括水肿、血管舒缩或汗液分泌改变就能做出诊断。这种不太严格的诊断标准导致许多其他神经病理性疼痛也被诊断为 CRPS。

鉴于内部效度的研究报告将 CRPS 症状分为 4 类生理变化,修改后的诊断标准也包括这 4 类表现,包括感觉、血管舒缩、汗液分泌和运动变化(表4.2)[6]。作者研究发现,联合至少两类临床体征和所有 4 类症状标准时,可使敏感性降低到 0.70,但是特异性增加到 0.94。虽然牺牲敏感性来换取特异性有利于研究,但是敏感性低不适于临床实践。诊断标准要求满足 4 类症状中的 3 类以及至少两种体征,可以使敏感性增加到 0.85,特异性则为 0.69(表4.3)。

表4.2　CRPS 修正诊断标准[6]

	症状	体征
感觉功能	主诉为感觉过敏	有痛觉过敏或异常性疼痛证据
血管舒缩功能	主诉为皮温不对称、皮肤颜色改变或不对称	有皮温不对称或皮肤颜色改变证据
汗液分泌功能/水肿	主诉为水肿、汗液分泌改变或汗液分泌不对称	有水肿、汗液分泌改变或汗液分泌不对称证据
运动功能/营养	主诉为关节活动范围减少、运动功能障碍或营养改变	有关节活动范围减少,运动功能障碍(无力、震颤或肌张力障碍)或毛发、指甲或皮肤的营养改变证据

表 4.3　CRPS 修正诊断标准后的敏感性和特异性[6]

	敏感性	特异性
奥兰多标准	0.98	0.36
≥2 个体征 + ≥2 个症状	0.94	0.36
≥2 个体征 + ≥3 个症状	0.85	0.69
≥2 个体征 + ≥4 个症状	0.70	0.94

　　第二个共识小组在布达佩斯召开会议,重新考虑 CRPS 的诊断标准,并回顾了上述结果。原始奥兰多的 CRPS 诊断标准将血管舒缩、水肿和汗液分泌归类至同一个标准,但此后的研究认为这些症状不能反映更多信息。此外,原始诊断标准没有考虑任何运动或营养变化。原始诊断标准的这些缺点导致敏感性高而特异性低。布达佩斯共识小组建议临床诊断标准至少包含表 4.2 的 2 类体征和 3 类症状[7]。

　　该共识小组根据有无周围神经损伤仍然将 CRPS 分为 Ⅰ 型和 Ⅱ 型,但不确定这种区别有无临床意义。鉴于布达佩斯诊断标准的敏感性降低,又提出了 CRPS 的第三种分类方法(CRPS – NOS),用于那些用新的诊断标准不能诊断为 CRPS 但疼痛又无法用其他诊断解释的患者。

CRPS 分期

　　CRPS 是一种进行性疾病,按其疾病进展分为 Ⅰ 期、Ⅱ 期和 Ⅲ 期[8,9]。Ⅰ 期表现为伤害性事件后持续性疼痛,疼痛性质可为灼痛、刺痛和酸痛,疼痛范围通常超过某一皮节或周围神经支配区域。伤害性损伤不一定涉及显著的组织或神经损伤(例如关节扭伤、没有并发症的手术或轻微软组织损伤),并且 CRPS 也可发生于心肌梗死或脑血管意外后[10,11]。对于这样的 CRPS Ⅰ 期患者可能伴有血管舒缩变化(皮温和肤色改变),而此时 X 线检查通常是正常的。CRPS Ⅰ 期也可能存在血管舒缩运动障碍、水肿或汗液分泌异常。

　　CRPS Ⅱ 期(营养不良期)疼痛、感觉症状持续加剧,伴随血管舒缩运动变化、软组织水肿加重、皮温和皮肤颜色改变。Ⅱ 期患者也伴随局部营养不良体征,包括皮肤和关节软组织增厚、肌肉萎缩、硬化性水肿(真皮萎缩、坏死、瘀滞性溃疡及其周围一圈干燥伴脱屑和瘙痒的皮肤)。X 线检查可以发现斑片状骨矿物质脱失。Ⅱ 期多发生于病程 3～6 个月时。

　　CRPS Ⅲ 期(萎缩期)症状和体征最为严重,包括活动范围受限、肌肉萎缩、挛缩、皮肤和指甲营养不良加重。骨扫描可见明显骨矿物质脱失。CRPS Ⅲ 期这种严重的营养不良表现提示治疗疗效差及预后不佳,但是此期患者仍应积极进行药物及康复治疗,以期保留或恢复部分功能。

　　CRPS 的典型分期被认为是代表了疾病的进展过程,最初表现为感觉和血管舒缩症状,逐渐进展为包括明显疼痛和营养异常表现的严重综合征。既往临床经验也证实 CRPS 病程包括这些阶段,然而,也有研究人员对这个疾病进程提出质疑。CRPS 各个阶段的经典病程受到了来自 CRPS 诊断模式的验证研究的挑战。由 Harden 及其同事发表的 CRPS 诊断标准最初的主要成分分析未能显示病程和发生水肿、汗液分泌活动或营养改变之间可能的相关性[5]。这项研究质疑了 CRPS 作为进展性疾病的经典概念,即在疾病晚期,主要症状和体征为血管舒缩、运动和营养变化。

Bruehl 及其同事研究了 CRPS 进展分期的概念。作者检查了 113 例符合 Merskey 和 Bogduk 提出的 CRPS 原始标准(奥兰多)的患者[3]。对 CRPS 4 个类别的症状和体征(疼痛/感觉、血管舒缩、汗液分泌/水肿和营养)使用 K - 均值聚类分析。分析的目的是鉴定上述临床类别中的同质亚组。作者没有发现临床症状水平的增加与患者亚组的时间相关性,疾病的典型进展分期存在争议。他们发现 CRPS 患者有 3 个亚组,但不同于经典的疾病分期定义。因此,他们提出了 3 种 CRPS 亚型,包括主要表现为血管舒缩体征的亚型,具有明显疼痛和感觉改变的亚型,以及具有进展性营养改变和运动功能障碍的亚型。这项研究的主要不足之处在于,它分析了 CRPS 症状和体征的发生率,但没有量化其严重程度。

CRPS 严重程度定量分析

损伤水平评分(ISS)已被用于评估 CRPS 患者的身心损害程度,并在某些 CRPS 预后研究中使用[13]。ISS 对疼痛强度、McGill 疼痛评分、运动范围、皮温不对称和水肿程度进行量化,但是评分未包括 CRPS 诊断的某些方面,例如疼痛感觉改变(痛觉过敏或异常性疼痛)、血管舒缩功能障碍和汗液分泌改变。因此,该评分并不能真实反映 CRPS 的严重程度。

Harden 及其同事设计了一个 CRPS 严重程度评分量表,该量表包含了当前 CRPS 诊断标准的各个方面[14]。作者对 CRPS 的 17 种临床体征和症状的评分进行了量化(表 4.4)。严重程度评分的 17 项内容基于更新的 CRPS 布达佩斯临床标准,并且根据每个体征或症状的有无进行评分。对 CRPS 严重程度评分的分析显示内部一致性高,并提供疾病症状和体征谱的测定,有助于描述 CRPS 病理学上的严重程度。但严重程度量表并不包括针对个体因素严重程度的分级,并且不能评估疾病的功能影响。

CRPS 的辅助检查

CRPS 临床诊断的确定主要根据以上描述的症状和体征,研究人员也提供了其他客观检查以帮助诊断这种综合征。辅助检查如交感神经阻滞、自主神经检查和 X 线检查通常为传统临床诊断的辅助手段。

表4.4　CRPS 严重程度评分[14]

患者自诉症状	观察到的临床体征
异常性疼痛或痛觉过敏	针刺觉过敏
皮温不对称	异常性疼痛
皮肤颜色不对称	触诊皮温不对称
出汗不对称	皮肤颜色不对称
患侧水肿	出汗不对称
营养改变	患侧水肿
运动改变	营养改变
关节活动度减小	运动改变
	关节活动度减小

　　曾有人提出,对交感神经干预后出现显著但短暂的疗效(静脉内局部麻醉或星状神经节/腰椎交感神经阻滞)可以帮助明确 CRPS 的诊断,一些人认为需要此反应阳性才可以诊断 CRPS,但是交感神经失调在 CRPS 中的确切作用尚未明确,因此对交感神经阻滞反应阳性在诊断中的必要性尚存在争议。最近的 Cochrane 综述研究了 12 项使用局部麻醉性交感神经阻滞治疗 CRPS 的随机对照研究结果,囊括了 386 例患者。很多纳入的研究存在高度或不确定的偏倚风险,但有 3 项研究包括安慰剂或空白对照组(N=23)。该分析显示局部麻醉性交感神经阻滞疗效有限并且重申了先前的观念,质疑了交感神经阻滞在 CRPS 治疗中的疗效,并且质疑了是否有必要施行该阻断来明确诊断[15]。

自主神经检查

　　长期以来,人们都认为自主神经功能障碍是 CRPS 主要的病理机制,尽管这种观点也已经受到质疑。有人提议把客观的自主神经检查作为一种辅助检查用于 CRPS 的临床诊断。Chelimsky 及其同事探究了 3 种自主神经检查在 CRPS 诊断中的效用(当时称为 RSD),包括休息时排汗量(RSO)、休息时皮肤温度(RST)和定量汗液分泌轴突反射试验(QSART)[16]。作者报告了一项囊括 396 例诊断为 RSD 患者(在采用 CRPS 诊断标准前)的回顾性研究。该研究结果调查了异常自主神经测试结果与 RSD 的临床诊断或对交感神经阻滞的反应之间的关系。他们发现,RSO 增加对预测 RSD 的诊断具有高敏感性和特异性,分别为 0.94 和 0.98,但是如果应用较新的或更严格的 CRPS 临床标准,则不清楚是否仍有高敏感性和特异性。他们还发现,RST 和 QSART 的增加与交感神经阻滞的阳性反应密切相关,可能是因为这两个指标有助于筛选具有明确交感神经痛的患者。

　　Schurmann 及其同事发明了交感神经系统功能的床边检查方法,使用激光多普勒血流仪来测量交感神经兴奋刺激(气体吸入和对侧冷却)时的指尖血流量[17]。使用激光多普勒血流仪测量 50 例患者外周交感神经功能,这些患者在创伤或手术后出现上肢的 I 型 CRPS(根据奥兰多诊断标准),并将这些患者与 50 例桡骨远端骨折但不继发 CRPS 的患者以及 50 例年龄匹配的健康对照进行比较[18]。研究发现在创伤后 8 周,CRPS 患者较对照组对刺激做出的交感神经血管收缩反应显著降低。他们没有发现交感神经功能障碍与 CRPS 的任何一个功能障碍类别(感觉、血管运动、排汗或运动变化)相关,并认为它是 CRPS 的独立表现。不幸的是,我们不知道增加交感神经系统功能的检查是否有助于 CRPS 的早期诊断,也不知道在疾病过程中早期使用自主神经检查是否能改善其远期预后。

X 线平片检查

在 CRPS 患者的 X 线成像中可以观察到关节周围区域的弥漫性骨质疏松、斑块状矿物质缺失和骨膜下骨吸收,尤其是严重或晚期 CPRS 病例[19]。尽管这些发现在 CRPS 患者中很常见,但是特异性不高,因为这些改变也可见于制动性骨质疏松症或年龄相关的骨质疏松症患者。对桡骨远端骨折患者的前瞻性研究发现,CRPS 患者的放射学检查结果难以与创伤后没有发生该疾病的对照组患者区分开来,敏感性为 36%,阳性预测值为 58%,特异性和阴性预测值则较高(分别为 94% 和 86%),表明 X 线平片中没有上述表现则有助于排除 CRPS 的诊断[20]。

有研究比较了 37 例成人创伤性 CRPS(作者报道为 RSD)患者的平片成像与骨扫描发现,与 X 线平片检查相比,延迟骨扫描的敏感性阳性预测值均提高(分别为 97% 对 73% 和 95% 对 90%)[21]。当作者进行亚组分析时,发现骨扫描的优势仅在 I 期患者中明显,在 II 期患者中差异不大。

骨扫描

三相骨扫描(TPBS)是在体内注射放射性示踪剂(锝 – 99m),并在三个时间点测量其摄取量的核医学检查方法。第一相为注射示踪剂后的即时相,可见血管显影;第二相为注射示踪剂后 1~5 分钟,反映局部血池分布;第三相为注射示踪剂后 1.5~4 小时,显示骨代谢和关节周围摄取。据报道,CPRS 患肢血流量和关节周围摄取增加,但类似表现也可见于其他情况,例如肢体制动、去神经支配、卒中、蜂窝织炎和血管或淋巴阻塞[22]。最初的三相骨扫描回顾性分析显示敏感性和特异性(分别为 0.50~1.0 和 0.85~0.98)以及高阳性和阴性预测值(分别为 67%~95% 和 61%~100%)的高可变性[23]。由于这些研究早于 CRPS 诊断标准,因此根据目前的疾病定义这些数据不能说明问题。

有学者对 175 例桡骨远端骨折的患者进行了前瞻性研究,以调查 TPBS 是否有助于

CRPS 的早期诊断[20]。这项研究使用了更严格的布达佩斯研究诊断标准(所有 4 个诊断分类中有 2 个或更多的体征和症状),并在创伤后对患者进行 4 个月的随访。研究发现,未患 CRPS 的骨折患者的假阳性率较低(8 周时为 4%,16 周时为 0),但在最终诊断为 CRPS 的患者中其敏感性较低(8 周时为 19%,16 周时为 14%)。同时还发现诊断 CRPS 的假阴性率过高,在 8 周时 17 例患者中仅识别出 1 例(7%),16 周时则无 1 例,可能是由于 I 型 CRPS 患者在早期阶段并无典型骨扫描变化。

最近一篇关于 TPBS 在诊断 CRPS 中有效性的 Meta 分析包含了 21 项研究,结果发现其敏感性和特异性范围较大(分别为 14% ~ 100% 和 60% ~ 100%),并且作者使用方差分析将 TPBS 与磁共振成像(MRI)和 X 线平片成像进行了比较。研究发现,TPBS 在特异性和阴性预测值上较 MRI 和 X 线平片成像有明显提高,但敏感性和阳性预测值无统计学差异[24]。对 Cappello 及其同事进行的这项 Meta 分析的结果进行解读时必须谨慎,因为它纳入研究的文章的发表时间跨度为 1975—2010 年,而在这个时间段内 CRPS 的临床定义发生了巨大变化。分析中的大部分数据是在更严格的 CRPS 临床诊断标准出来之前就已获得的,因此如果在早期研究中存在一些虽然当时诊断为 CRPS 但又不符合更严格的布达佩斯会议制定的诊断标准的患者,那么最终的分析可能会高估了特异性。

磁共振成像

MRI 已被用于检查受累肢体的病理改变,包括腕骨的斑点状骨髓水肿、皮肤水肿、皮肤的钆摄取、关节积液和关节内钆摄取[25,26]。在一项桡骨远端骨折的前瞻性研究中,89 例骨折患者中有 20 例患者的 MRI 结果提示存在 CRPS(8 周时假阳性率为 22%),10 例 CRPS 患者中仅 3 例 MRI 检查有阳性表现(假阴性率高达 70%)[20]。随访至 16 周时敏感性较 8 周时下降,而特异性则从 78% 上升至 98%,这表明创伤或手术后早期行 MRI 检查更有利于发现 CRPS 的相关证据。有三项研究数据显示,MRI 检查用于 CRPS 诊断时特异性相对较高(91.00 ± 13.89%),但敏感性较低(35.33 ± 44.88%),阳性及阴性预测值也较低(分别为 64.33 ± 33.71% 和 51.76 ± 28.59%)[24]。

总　结

复杂性区域疼痛综合征的临床诊断基于 4 个主要类别的体征和症状。这 4 类包括感觉(疼痛、痛觉过敏和异常性疼痛)、血管舒缩(皮肤温度不对称和颜色改变)、水肿或汗液分泌(水肿体征、水肿症状和出汗不对称)和运动(关节活动度减小、运动功能障碍和营养改变)。这些症状类别已被纳入最新提出的专家共识诊断标准中,患者需要存在 4 个类别中的至少 2 类体征和至少 3 类症状才能诊断为 CRPS(除外研究标准需要 4 类症状全不存在)。

　　早期识别和治疗 CRPS 仍然是临床诊疗的关键。虽然很多 CRPS 的症状和体征可能与创伤或手术后急性改变难以区分,但临床诊断标准仍然是目前的金标准。许多发展成 CRPS 的患者在疾病早期阶段并不会到疼痛科医生那里就诊,因此,教育看护者及时发现早期临床症状和体征尤为重要。

　　因为 CRPS 的初始临床表现可能类似于创伤后的正常恢复表现,所以进行了各种辅助检查以协助诊断。但在大量关于辅助检查的研究中使用的是旧的诊断标准,按当前的临床诊断,尚不能明确这些技术在何种程度上可以帮助诊断。在各种成像技术中,延迟或三相骨扫描较其他技术如 MRI 或 X 线平片成像具有更高的特异性和阴性预测价值。没有哪项检查手段兼具理想的敏感性和特异性。这些检查的阴性结果可能有助于排除 CRPS – NOS 患者的诊断,但是这些检查并不能提高精细临床评估得出的敏感性。

参考文献

[1] Evans JA. Reflex sympathetic dystrophy. *Surg Clin North Am.* 1946;26;780 – 790.

[2] Harden RN,Oaklander AL, Burton AW, Perez RS,Richardson K, Swan M, et al. Complex regional pain syndrome:practical diagnostic and treatment guidelines, 4th edition. *Pain medicine.* 2013;14(2);180 – 229.

[3] Merskey H, Bogduk N. Classification of chronic pain: descriptions of chronic pain syndromes and definitions of pain terms,. 2nd ed. Seattle, WA: IASP Press;1994.

[4] Stanton-Hicks M, Janig W, Hassenbusch S,Haddox JD, Boas R, Wilson P. Reflex sympathetic dystrophy: changing concepts and taxonomy. *Pain.* 1995;63(1);127 – 133.

[5] Harden RN,Bruehl S,Galer BS,Saltz S,Bertram M, Backonja M, et al. Complex regional pain syndrome: are the IASP diagnostic criteria valid and sufficiently comprehensive? *Pain.* 1999;83(2);211 – 219.

[6] Bruehl S,Harden RN,Galer BS,Saltz S,Bertram M, Backonja M, et al. External validation of IASP diagnostic criteria for Complex Regional Pain Syndrome and proposed research diagnostic criteria. International Association for the Study of Pain. *Pain.* 1999;81(1 – 2);147 – 154.

[7] Harden RN,Bruehl S,Stanton-Hicks M, Wilson PR. Proposed new diagnostic criteria for complex regional pain syndrome. *Pain medicine*(Malden, Mass). 2007;8(4);326 – 331.

[8] Bonica JJ. Causalgia and other reflex sympathetic dystrophies.*Postgad. Med.* 1973;53(6);143 – 148.

[9] Veldman PH, Reynen HM, Arntz IE, Goris RJ. Signs and symptoms of reflex sympathetic dystrophy: prospective study of 829 patients. *Lancet.* 1993;342(8878) – 1012 – 1016.

[10] Pak TJ, Martin GM, Magness JL, Kavanaugh GJ. Reflex sympathetic dystrophy. Review of 140 cases. *Minn. Med.* 1970;53(5);507 – 512.

[11] van Laere M, Claessens M. The treatment of reflex sympathetic dystrophy syndrome: current concepts. *Acta orthopaedica Belgica.* 1992;58 Suppl 1;259 – 261.

[12] Bruehl S,Harden RN, Galer BS, Saltz S, Backonja M, Stanton-Hicks M. Complex regional pain syn-

drome:are there distinct subtypes and sequential stages of the syndrome? *Pain.* 2002;95(1 - 2):119 - 124.

[13] Perez RS,Oerlemans HM, Zuurmond WW, De Lange JJ. Impairment level SumScore for lower extremity Complex Regional Pain Syndrome type Ⅰ. *Disability an rehabilitation.* 2003;25(17):984 - 991.

[14] Harden RN,Bruehl S,Perez RS,Birklein F, Marinus J, Maihofner C,et al. Development of a severity score for CRPS. *Pain.* 2010;151(3):870 - 876.

[15] Stanton TR, Wand BM, Carr DB,Birklein F, Wasner GL, O'Connell NE. Local anaesthetic sympathetic blockade for complex regional pain syndrome. *The Cochrane database of systematic reviews.* 2013;8: CDO04598.

[16] Chelimsky TC,Low PA, Naessens JM, Wilson PR, Amadio PC, O'Brien PC. Value of autonomic testing in reflex sympathetic dystrophy. *Mayo Clin. Proc.* 1995;70(11):1029 - 1040.

[17] Schurmann M, Gradl G, Furst H. A standardized bedside test for assessment of peripheral sympathetic nervous function using laser Doppler flowmetry. *Microvasc. Res.* 1996;52(2):157 - 170.

[18] Schurmann M, Gradl G, Andress HJ, Furst H, Schildberg FW. Assessment of peripheral sympathetic nervous function for diagnosing early post-traumatic complex regional pain syndrome type Ⅰ. *Pain.* 1999; 80(1 - 2):149 - 159.

[19] Walker SM, Cousins MJ. Complex regional pain syndromes:including"reflex sympathetic dystrophy"and "causalgia."*Anaesth. Intensive Care.* 1997;25(2):113 - 125.

[20] Schurmann M, Zaspel J, Lohr P,Wizgall I, Tutic M, Manthey N, et al. Imaging in early posttraumatic complex regional pain syndrome:a comparison of diagnostic methods. *The Clinical journal of pain.* 2007; 23(5):449 - 457.

[21] Todorovic-Tirnanic M, Obradovic V, Han R, Goldner B,Stankovic D,Sekulic D,et al. Diagnostic approach to reflex sympathetic dystrophy after fracture:radiography or bone scintigraphy? *Eur. J. Nucl. Med.* 1995;22(10):1187 - 1193.

[22] Intenzo C, Kim S,Millin J, Park C. Scintigraphic patterns of the reflex sympathetic dystrophy syndrome of the lower extremities. *Clin. Nucl. Med.* 1989;14(9):657 - 661.

[23] Lee GW, Weeks PM. The role of bone scintigraphy in diagnosing reflex sympathetic dystrophy. *The Journal of hand surgery.* 1995;20(3):458 - 463.

[24] Cappello ZJ, Kasdan ML, Louis DS. Meta-analysis of imaging techniques for the diagnosis of complex regional pain syndrome type Ⅰ. *The Journal of hand surgery.* 2012;37(2):288 - 296.

[25] Graif M, Schweitzer ME, Marks B,Matteucci T, Mandel S. Synovial effusion in reflex sympathetic dystrophy: an additional sign for diagnosis and staging. *Skeletal Radiol.* 1998;27(5):262 - 265.

[26] Schweitzer ME, Mandel S,Schwartzman RJ, Knobler RL, Tahmoush AJ. Reflex sympathetic dystrophy revisited: MR imaging findings before and after infusion of contrast material. *Radiology.* 1995;195(1): 211 - 214.

第 5 章

医疗处理和药物治疗

Vandana Sharma

引 言

CRPS 是一种神经源性疼痛综合征,常由周围性损伤引发。一部分 CRPS 表现为交感神经兴奋,在交感神经阻滞后疼痛和临床症状可有缓解。近来的研究表明,CRPS 不仅仅是周围神经系统的疾病,还可能存在中枢神经系统的异常。单侧 CRPS 患者身上可查见双侧躯体对化学刺激、机械刺激、温度刺激的高反应性,提示中枢敏化在慢性 CRPS 发展中的作用[1-3]。各种炎症性通路中炎性因子增高,加上微循环和骨骼肌系统改变,已被证实在 CRPS 的发病机制中起到一定作用。所以,治疗该疾病需要联用多种治疗方法,旨在促进患者功能恢复。

由于研究数据较少,CRPS 发病机制和病理生理过程目前还不很清楚。因此,基于潜在、已知的病理生理机制提出的治疗方案仍在逐步发展中。根据最近的一篇 Cochrane 文献综述,其总结了 CRPS 治疗的有效性,由于发表研究数量有限,作者认为对于应该推荐哪种治疗方案给这类患者仍无法下定论[4]。

CRPS 的处理也与其他各种原因导致的且机制明确的疼痛综合征不同。目前,我们对 CRPS 及其发生发展的认识都提示它与其他周围性神经疾病不同。CRPS 的发病机制累及中枢和外周的多条神经和生化通路。因此,暂无任何一种治疗方法在科学上被证实能够治愈 CRPS 的疼痛、运动障碍和心理问题。成功控制 CRPS 的治疗方案包含一系列能够促进患者整体功能恢复的治疗方法。Stanton – Hicks 等提出了一套治疗 CRPS 方案,包括心理治疗和物理治疗,辅以药物和介入治疗,以达到"功能恢复"[5]。

根据 Stanton – Hicks 等提出的多维治疗模式,目前被广泛接受的 CRPS 治疗有三个核心内容,共同目标都是旨在促进功能康复:

1. 物理治疗。
2. 心理治疗。
3. 医疗处理,包括药物和介入治疗。

在下文中,我们将从药物治疗开始介绍这些治疗方法。

抗炎药物

大量研究表明炎症通路在急慢性 CRPS 的发病机制中发挥了重要作用。炎症因子,如白介素 -6(IL-6)和肿瘤坏死因子 -α(TNF-α),在 CRPS 患者的患肢水疱液中增多[6],同样,还见于神经肽类物质增多,如降钙素基因相关肽(CGRP)和 P 物质。这些现象提示这是一种神经性炎症反应。这些炎症因子使周围神经致敏,并导致患者出现痛觉过敏和异常性疼痛。抗炎药物,如激素、抗 TNF 制剂、非甾体消炎药(NSAIDS)和自由基清除剂能显著改善 CRPS 症状。

非甾体消炎药(NSAID)

NSAID 抑制环氧化物酶从而减少前列腺素生成。在疾病早期,可考虑与其他治疗方法联合使用,如果累及骨骼肌系统,更为适用[5]。NSAID 是 WHO 推荐的疼痛阶梯治疗的第一阶梯药物,大部分用于癌性疼痛的治疗[7]。而对于神经源性疼痛,特别是 CRPS,NSAID 的疗效研究非常少。Rico 等做了一项临床研究,比较了 2 种治疗方案对 26 例 CRPS 患者的疗效。一组使用 100IU(国际单位)的降钙素加上 500mg 钙剂,一个月内间断用 10 天;另一组连续使用 500mg 萘普生,每天两次。对所有患者在治疗前和治疗后 3 个月用骨扫描记录骨/软组织摄取指数。与萘普生组相比,降钙素 - 钙剂组治疗前后差异明显,具有显著统计学意义;而萘普生组治疗前后也有较大差异,但无统计学意义[8]。该研究结果证实了降钙素 - 钙剂方案在治疗 CRPS 中的疗效,同时阐明了该方案较萘普生更具优越性。但要注意的是,这只是一项小样本的研究,且是在 CRPS 的 IASP 诊断标准引入前开展的。同样的,一项近期的随机对照试验表明,两天短期静脉应用 COX-2 抑制剂帕瑞考昔每天 80mg 治疗 CRPS,研究使用轻压引起的痛觉过敏作为外周神经敏感化的指标,用药后并未见明显改善,其他炎性症状如水肿或疼痛,也未见明显改善[9]。

除了全身用药方案外,NSAID 还被作为 CRPS 静脉局麻药物(Bier 阻滞)的联合治疗,并显示出比单独全身用药更好的疗效。一项研究评价了局部或全身应用帕瑞考昔联合静脉局麻药物利多卡因和可乐定的止痛作用,结果显示在治疗 CRPS I 型患者 3 周后,5mg 局部静脉用帕瑞考昔加上利多卡因和可乐定局部阻滞组的疼痛评分显著优于单用利多卡因和可乐定局部阻滞组或全身用 20mg 帕瑞考昔组,其中局部阻滞每周实施一次[10]。同样的,另一项研究评价了酮咯酸联合利多卡因静脉局部阻滞的疗效,结果显示较单用局部阻滞组,联合用药组短期改善了疼痛评分[11]。

在出具 NSAIDS 类药物处方时,包括昔布类,我们都要考虑它们的副作用,这类药物易导致肾损伤,特别是对那些已有肾病或肾功能不全风险高的患者,还可导致心血管事件和血栓事件,或者胃肠道不适[12-14]。这些副作用在老年人身上更明显,因此对此年龄群患者开药要谨慎[15]。如果初次短期应用 NSAIDS 后症状未见明显缓解,应换用其他药物来控制疼痛,减少 NSAIDS 药物的并发症。

皮质类固醇

考虑到皮质类固醇的抗炎特性,短期口服皮质类固醇类药物对治疗早期的 CRPS 有效,因为此时炎症反应最突出。皮质类固醇类药物可能诱导双重的抗炎功效,不仅调节花生四烯酸通路,也调节神经肽类通路,如 P 物质和 CGRP[16]。Kingery 等对用药物治疗外周神经性疼痛和 CRPS 的一系列临床对照研究做了荟萃分析[17]。该荟萃分析总共评价了 72 项研究,其中 26 项是专门针对 CRPS 患者的。作者分析了至少 10 种不同的 CRPS 药物治疗方案。研究数据仅对皮质类固醇类药物的止痛效果给予了肯定,指出其有长期疗效。大部分的安慰剂对照研究评价了不同静脉局部阻滞剂的疗效,包括胍乙啶、利血平、氟哌利多、阿托品、溴苄胺和酮色林。这些研究仅部分支持了静脉局部阻滞剂和其他治疗方法,如外用二甲基亚砜(DMSO)和硬膜外用可乐定。该研究数据显示降钙素喷鼻剂和静脉用酚妥拉明对治疗 CRPS 无效。另一项大样本的系统综述总结了口服皮质类固醇是临床研究证实的唯一有效的治疗 CRPS 的抗炎药物(Ⅰ级证据)[18]。

一项高质量的随机对照研究比较了短期口服泼尼松和吡罗昔康治疗脑卒中后 CRPS Ⅰ型患者。他们发现泼尼松组的疼痛评分和日常生活活动能力明显改善[19]。

除了短暂的止痛效果外,短期、小剂量口服泼尼松联合物理治疗显示有持续长期的临床功能改善效果,如提高关节活动度和抓握力,持续效果甚至可以达到 1 年[20]。大部分研究采用小剂量泼尼松方案,开始剂量为 30~60mg,在 2~3 周内逐渐减量。

全身应用皮质类固醇被认为与一些潜在的不良反应有关,如高血压、糖尿病、外周水肿和心脑血管事件,但这些情况仅见于大剂量使用皮质类固醇的患者。到目前为止,未见短期、小剂量服用激素与上述事件的相关性。Da Silva 等报道了数个随机对照试验应用小剂量(相当于每天口服 <10mg 泼尼松)治疗类风湿性关节炎的安全性报道[21]。他们并没有发现心血管事件增多,包括高血压、猝死、心律失常,这些情况多见于大剂量使用类固醇时。

考虑到短期使用皮质类固醇的止痛效果的证据等级(Ⅰ级证据)以及长期使用皮质类固醇潜在的不良反应,目前不推荐持续、长期使用激素治疗 CRPS。

抗 TNF-α 药

在早期 CRPS 中发现局部 TNF-α 水平升高(参见第 3 章:分子病理生理学以及 TNF 在神经炎症反射中的作用)。早期使用抗 TNF-α 药物,如抗 TNF-α 抗体或 TNF-α 拮抗剂,其基本原理是抑制与 CRPS 相关的炎症介质的活性,因此对于延缓该综合征的进展和改善患者的总体残疾情况,这是一种很重要的治疗方法。

使用抗 TNF-α 方案治疗 CRPS 的证据仍在不断增加。2004 年,Huygen 等记录了两例使用 TNF-α 抗体(英夫利昔单抗)治愈早期 CRPS 的成功案例[22]。最近一项随机双盲对照研究评估了英夫利昔单抗在早期 CRPS 中的作用,该研究共包括 13 例患者,随机分入 5mg/kg 英夫利昔单抗组或安慰剂对照组。通过残疾总分(ISS)的评估发现患者临床炎症表现减少[23]。作者并未发现两组间 ISS 分值和血清白细胞水平有差异,但在药物治疗组发现了 TNF 水平有下降趋势。本研究最终提前终止了,因为研究组患者健康情况恶化,并且入组患者数量未达到统计学标准。

除了 CRPS,抗 TNF - α 类药物一直用于治疗各种炎症性疾病,如炎症性肠病、强直性脊柱炎、类风湿性关节炎和银屑病,已成为治疗和控制症状的优选药物。其中可能的作用机制是抑制了细胞因子的级联反应、降低了生长因子表达及诱导了 T 细胞凋亡。

一项包含 10 例 CRPS I 型患者的病例队列研究观察了 TNF - α 拮抗剂阿达利木单抗的疗效。患者每两周进行一次皮下注射阿达利木单抗,持续 3 次,治疗后 1 周、1 个月、3 个月和 6 个月分别进行疼痛评分[24]。作者发现患者对药物的反应不同,根据患者的治疗反应可分为三个亚组:无反应者、有反应者和强烈反应者。在强烈反应者中,患者所有 CRPS 的评估指标都得到了改善。由于该试验样本量较小,对结果的分析存在局限性,无法得出更为深入的结论。根据研究结果,作者认为抗 TNF - α 药阿达利木单抗可用于部分 CRPS I 型患者。

尽管抗 TNF - α 药治疗 CRPS 似乎前景广阔,特别是在病症早期炎症反应最明显的时候,但在这种治疗方法被广泛认可前,仍需要更多高质量的研究加以验证。

自由基清除剂

很多研究观察了自由基清除剂在 CRPS 发病机制中的作用[25]。越来越多的证据明确了多条炎症通路在 CRPS 发病机制中的作用,一个新的观点认为,自由基清除剂,如维生素 C,可能会抑制 CRPS 的发展,有潜在的预防作用[26-28]。维生素 C 是一种便宜的水溶性维生素和抗氧化剂,其在预防 CRPS 的研究中(每日 500mg)未见明显副作用。

美国骨科医师学会(AAOS)2009 年发布的临床指南中建议,在桡骨远端骨折后每日服用 500mg 维生素 C,持续 50 天,用于预防 CRPS。这是一条"中等"强度的证据[29]。Malay 等通过广泛检索数据库发现 4 项研究和 1 篇系统综述,证实了维生素 C 可预防 CRPS。他们认为桡骨远端骨折围术期预防性应用维生素 C 可行[30]。Zollinger 等对 40 例患有大多角骨掌骨关节炎的患者行拇指基底假肢置入术后的并发症进行了前瞻性研究。这项手术出现并发症的概率很高,术后发生 CRPS 的概率高达 8% ~ 19%[28]。所有患者术前 1~2 天开始每日预防性服用 500mg 维生素 C,并持续到术后 50 天。有趣的是,尽管这项手术术后并发 CRPS 的概率很高,但该研究中未发现一例患者术后发生 CRPS。这些患者常规随访了一年,在之后的几年里每年也有随访一次。

近期,Shibuya 等进行了另一项 Meta 分析,总结了 4 项涉及在肢体手术期间或术后预防性应用抗坏血酸(即维生素 C)的对照性研究。作者认为,每日服用维生素 C 对预防肢体手术或肢体创伤后的 CRPS 有利[27]。

　　除了维生素 C,其他自由基清除剂也被用于治疗皮肤炎症反应和异常性疼痛,例如含有二甲亚砜(DMSO 50%)和 N - 乙酰半胱氨酸的外用药膏。这类药物通过降低早期炎症反应中氧自由基的浓度来发挥作用。

抗癫痫药

　　α₂δ 配体钙通道调节剂,如加巴喷丁和普瑞巴林,已在治疗糖尿病性神经病和疱疹后神经痛等神经病症中有确切的疗效。最近的一项 Cochrane 数据库综述分析了加巴喷丁在包括 CRPS 的各种神经病症中的作用,结果显示每日 1200mg 加巴喷丁或更高剂量对部分神经源性疼痛有效,此为 2 级证据[31]。作者发现大部分研究评估了加巴喷丁在疱疹后神经痛、痛性糖尿病性神经病和混合性神经病中的作用。然而,加巴喷丁对 CRPS 的疗效仍证据不足。

　　总的来说,加巴喷丁类药物,如加巴喷丁和普瑞巴林,在治疗 CRPS 中的疗效还未被证实。文献中很少有研究评估加巴喷丁在 CRPS 治疗中的作用,也没有针对普瑞巴林的研究。只有一项 6 例 CRPS 患者的病例队列研究,首次评价了加巴喷丁的疗效和机制。6 例患者均显示出疼痛明显缓解,其中 1 例在使用加巴喷丁治疗后症状完全消失[32]。作者采用加巴喷丁起始剂量为每日 1 次 300mg,逐渐增加至每日 3 次,每次 300mg。

　　Tan 等在 2007 年进行的一项前瞻性研究观察了加巴喷丁联合运动疗法在治疗早期 CRPS 中的疗效[33]。22 例早期 CRPS 患者服用加巴喷丁,初始剂量为每日 600mg,并逐渐加大剂量直至出现疗效。平均维持剂量为每日 1145.46mg(范围是每日 900~1800mg)。应用加巴喷丁后疼痛强度明显改善,但功能评分未见改善。目前,只有一项已发表的随机对照交叉临床试验评价了加巴喷丁在治疗 CRPS 中的作用[34]。58 例 CRPS 患者服用加巴喷丁或安慰剂治疗 3 周,之后有 2 周的药物洗脱期,再交叉服用药物 3 周。加巴喷丁起始剂量为每日 1 次,每次 600mg,逐渐增加至每日 3 次,每次 600mg。研究发现加巴喷丁可减轻感觉障碍和轻度缓解疼痛,但对水肿、皮肤变色和关节活动度无改善。上述两个研究中并未发现加巴喷丁有严重不良反应。

　　到目前为止,仍缺乏足够的应用加巴喷丁治疗 CRPS 的证据。部分是因为在 IASP 诊断标准出现以前缺乏特定的 CRPS 诊断标准,此后,布达佩斯诊断标准也被提出。但是,即使缺乏发表的证据,也并不代表这些药物无效。加巴喷丁被广泛用于临床上治疗神经病理性疼痛,特别是烧灼痛或撕裂样痛,这些表现通常是 CRPS 的症状之一。因其在各类患者群体(包括老年人)中的副作用少,加之药物相互作用小,这类药物是一种非常理想的治疗 CRPS 的药物。

　　加巴喷丁结合在电压门控钙离子通道 α₂δ 亚基上,因此降低了神经细胞上钙内流的峰值。从而降低钙离子转运,抑制了感觉神经元神经递质的释放,如谷氨酰胺和 P 物质,这些都是钙依赖的过程。基于加巴喷丁在其他痛性神经病症中的使用情况,加巴喷丁常为一线药,起始剂量为每日 300mg,一周内逐渐加至每日 3 次,每次 300mg,以避免副作用。如果患者能耐受此剂量,可在 4~6 周内逐渐增加至每日 3 次,每次 1200mg。然而,给老年人用药时加药要更慢,以将跌倒风险降至最低。跌倒与该药引起的镇静和眩晕有关。加巴喷丁常见的副作用包括镇静、眩晕、共济失调、疲劳、视力模糊和眼震[35]。加巴喷丁很少引起严重的副作用。

单独使用普瑞巴林治疗 CRPS 的研究尚未见报道。到目前为止,没有对照性临床研究评估普瑞巴林治疗 CRPS 的独立作用。一项近期的病例队列研究显示,加巴喷丁或普瑞巴林联合物理治疗使 7 例 CRPS 患儿的疼痛得到了控制[36]。在其他神经病症中对普瑞巴林的研究比较广泛,其作为治疗神经病理性疼痛的首选药,前景广阔,还可与其他治疗神经病理性疼痛的药物联用,如度洛西汀和三环类抗抑郁药[37-40]。特别对于 CRPS,平均每日 316mg 的普瑞巴林联合其他药物能改善 VAS 疼痛评分 61%,显著减少焦虑和抑郁,同时改善睡眠。

此外,普瑞巴林有药代动力学的优势,每日只需服用两次,因此普瑞巴林比加巴喷丁更好用。普瑞巴林呈线性吸收,具有非剂量依赖性的 90% 的生物利用度,药代动力学预测性更佳。相比之下,加巴喷丁采用零级药代动力学,口服生物利用度与剂量相关,在口服较高剂量时生物利用度仍较低(33% ~66%)[41]。

另一种常用于神经源性疼痛的抗癫痫药物是卡马西平,常用于三叉神经痛、疱疹后神经痛和疼痛性糖尿病性神经病。暂无卡马西平和奥卡西平用于治疗 CRPS 的研究报道。奥卡西平较卡马西平更适用于治疗这类神经源性疼痛,因为疗效类似而副作用更少。奥卡西平吸收快,药代动力学呈线性,且与剂量相关[42]。在对这类药物开处方时,要记住它们都是肝酶 CYP 3A4 的诱导剂,因此联合用药时可能存在潜在的药物相互作用。卡马西平的肝酶诱导效果为奥卡西平的 46%[43]。

抗抑郁药

三环类抗抑郁药(TCA)常被用于治疗各类神经源性疼痛,用药剂量较抗抑郁症时低[44]。TCA 已被用于联合治疗 CRPS,但目前没有相关随机对照研究评估其治疗 CRPS 神经源性疼痛的疗效。TCA 通过抑制单胺类物质在突触前膜末梢的再摄取、抑制胆碱能受体和离子通道,特别是钠通道(类似局麻药),从而发挥作用[45]。

TCA 还可改善慢性神经病理性疼痛患者的情绪、睡眠,减轻焦虑。然而,这类药物也与抗胆碱能副作用有关。TCA 最常见的副作用(便秘、口干、视力模糊、认知改变、心悸、尿急)都与抗胆碱能神经元作用有关。其他常见副作用包括心脏传导阻滞、直立性低血压、跌倒、体重增加和镇静。总的来说,仲胺类 TCA 药物(如地昔帕明、去甲替林)抗胆碱能作用和镇静作用较叔胺类 TCA 药物(如阿米替林、丙咪嗪、多塞平)更少。因此,仲胺类 TCA 药物更适用于老年人群,因为老年人发生这些副作用后果会更严重。

2015 年 1 月发表的一项 Cochrane 数据库综述评价了去甲替林在各种神经病理性疼痛中的疗效,包括 CRPS[46]。作者找到 6 篇研究,纳入了 310 例患者,大部分研究都是小样本研究。他们发现去甲替林与加巴喷丁、吗啡、阿米替林的疗效相当,但去甲替林疗效没有在个体化的神经病理性疼痛中得到证实,这只能作为 3 级证据。总的来说,他们没有发现能够支持去甲替林用于治疗慢性神经病理性疼痛的依据。

其他抗抑郁药包括选择性五羟色胺再摄取抑制剂(SSRI)和五羟色胺/去甲肾上腺素再摄取双重抑制剂(SNRI)。从现有文献资料看来,SSRI 未显示出一致的、明显的止痛效果。另一方面,SNRI 如度洛西汀和文拉法辛,被用于神经病理性疼痛综合征的治疗,但仍无文献支持它们可用于治疗 CRPS。度洛西汀在治疗疼痛性糖尿病性神经病中的研究较多,是 FDA 批准的除了普瑞巴林外的另一种可用于治疗这种疾病的药物。每日 60～120mg 的度洛西汀对治疗疼痛性糖尿病性神经病明确有效[47]。一项观察性研究发现,在治疗疼痛性糖尿病性神经病时,每日 60mg 度洛西汀较每日 173mg 普瑞巴林或每日 727mg 加巴喷丁更为有效[48]。然而,需要注意的是,该研究所用的普瑞巴林和加巴喷丁的剂量均低于常规治疗神经病理性疼痛的剂量。这种剂量偏低可能可以解释所观察到的疗效降低。根据 SNRI 如度洛西汀在治疗其他神经病理性疼痛中优异的止痛效果,它们可被用于治疗 CRPS,但尚无临床研究予以支持。

二膦酸盐

基于骨质疏松的研究和在亚急性 CRPS 患者的三相骨扫描中发现活性增高,提示 CRPS 发病机制中可能涉及破骨相关的机制,包括骨代谢和骨吸收升高。但这一机制还未被完全证实。三相骨扫描已被普遍用于辅助诊断 CRPS。有趣的是,这种激活模式也会在其他多种疾病中,有时甚至在正常肢体中查见,因此,骨扫描在诊断 CRPS 中的价值仍有争议。其中一项研究发现三相骨扫描的敏感性为 40%,特异性为 76.6%[49]。

针对破骨细胞再吸收的药物,如二膦酸盐和降钙素,已被成功用于治疗 CRPS,然而其机制尚不明确。二膦酸盐药物的抗破骨细胞的作用已在佩吉特病、代谢性骨病和多发性骨髓瘤等疾病研究中被证实。有人提出,二膦酸盐不仅有抗骨吸收和治疗骨质疏松的作用,还有抗炎作用,由此提示了其治疗 CRPS 时可能存在的机制[50]。二膦酸盐可抑制局部炎症介质的合成,如 IL-6、TNF-α、PGE2,从而产生止痛作用。据推测,二膦酸盐可改善微循环,并抑制局部骨和组织的乳酸生成,从而抑制了痛觉感受器和机械感受器,如瞬态电压感受器电位香草素受体亚家族(TRPV-1)和酸敏感离子通道(ASIC),从而产生止痛作用[51]。另一项二膦酸盐止痛机制的研究认为其作用是通过抑制巨噬细胞,从而抑制骨周围神经生长因子(NGF)的表达[52]。NGF 表达会通过促进神经肽类物质产生、激活痛觉感受器,同时又进一步诱导巨噬细胞和单核细胞分化,从而产生更多的 NGF 形成炎症和疼痛的恶性循环[53]。

在所有可用于治疗 CRPS 的药物治疗中,二膦酸盐可能是研究得最详细的。到目前为止,有许多研究评估了不同制剂的二膦酸盐在治疗 CRPS 中的疗效。二膦酸盐既有口服制剂,也有静脉制剂,两种制剂对治疗 CRPS 的疗效均被报道过。口服二膦酸盐吸收率低(<1%),在与食物共同服用时,吸收率更低。另一方面,研究发现静脉制剂能迅速缓解骨痛[50]。二膦酸盐分为不含氮的老药,如氯膦酸盐和依替膦酸盐;以及含氮的新药,如帕米膦酸盐、阿仑膦酸盐、伊班膦酸盐、唑来膦酸盐。与老药相比,后两种新药对抗骨质吸收高度有效。目前认为不含氮制剂主要通过抗破骨细胞的活性起效,而含氮制剂作用于通路蛋白起效[50]。

近期一项荟萃分析比较了所有止痛药治疗 CRPS 的随机对照研究[54]。总的来说,作者发现 16 项研究符合随机对照临床试验标准。在所有用于治疗 CRPS 疼痛的药物中,作者发现二膦酸盐和降钙素最为有效。在其他药物选择中,扩血管药和 NMDA 类似物也显示出比安慰剂有较好的远期疗效。有许多随机对照研究评价了不同剂型二膦酸盐(包括静脉和口服)在治疗 CRPS 相关性疼痛中的作用[55-60]。

一项随机对照双盲研究评价了口服阿仑膦酸盐在治疗 CRPS I 型患者中的有效性,采用了每日 40mg,持续 8 周的方案。这一剂量高于用于骨质疏松治疗的剂量,与治疗佩吉特病的用量相当[56]。在治疗 12 周后,他们发现所有服用阿仑膦酸盐的患者疼痛明显减轻,活动度得到改善,皮肤对压力的耐受性增高。一项早期的开放性试验评估了静脉用阿仑膦酸盐在治疗 CRPS 中的作用。20 例患者随机分入两组,治疗组接受每日静脉注射 7.5mg 阿仑膦酸盐,持续 3 日;对照组采用盐水注射。两周后,两组均给予静滴相同剂量的阿仑膦酸盐,持续 3 日[55]。作者观察到治疗组患者初始治疗后的疼痛评分、压痛情况和肿胀就有明显改善,后来在所有接受阿仑膦酸盐治疗的患者中均发现类似的改善,这提示在 CRPS 疾病早期阶段,阿仑膦酸盐可以快速缓解病情。两次接受静脉用药的患者其疗效比只接受一次静脉用药的患者更好。多项小规模的临床研究和病例报道评价了静滴不同剂量帕米膦酸盐的疗效,结果一致显示其对减轻 CRPS 疼痛疗效较好。大多数研究纳入的患者涵盖了 CRPS 的不同阶段,并有影像学显示患者存在骨质的改变,除了 Robinson 等的研究没有考量影像学的变化。

近期的一篇 Cochrane 综述评价了各种 CRPS 的治疗方法,作者认为二膦酸盐对治疗伴有骨量减少的 CRPS 相关性疼痛的有效证据强度较低[4]。下颌骨坏死是长期大剂量使用二膦酸盐的潜在并发症,已有一例静滴二膦酸盐后发生下颌骨坏死的报道[61]。

目前,研究者们似乎对使用二膦酸盐治疗 CRPS 持乐观态度,但大部分研究都是小样本的非同质化研究,因此目前的证据对将该药推广用于所有 CRPS 患者仍不充分。

仍需要大样本、随机对照研究来支持使用二膦酸盐治疗 CRPS。然而,从目前的研究中可以得出的是,一小部分对二膦酸盐治疗较敏感的 CRPS 患者或许能从早期使用该药中获得快速有效的疗效。

NMDA 拮抗剂

如前所述,CRPS 发病机制与不同层面的多种机制有关,包括炎症反应、外周敏化和中枢敏化,这些因素都与发生严重的痛觉过敏和功能障碍相关。中枢敏化解释了 CRPS 发展为广泛性的外周反应,有证据显示对侧肢体或同侧远端部位对各种机械、温度、化学刺激产生痛觉过敏[3]。中枢敏化由神经炎性肽类物质介导,如 P 物质、CGRP 和作用于脊髓后角和脊髓水平以上核团 NMDA 受体的兴奋性氨基酸——谷氨酸。反复的伤害性刺激和激活慢传导的 C 类纤维,因释放过多的神经递质,如谷氨酸和天冬氨酸,NMDA 受体在脊髓后角被激活,导致去极化时间延长[62]。镁离子能阻滞 NMDA 受体,镁离子被释放,导致钙离子内流增加,促进了细胞内级联反应,包括酶磷酸化。细胞内钙离子浓度升高还可引发一氧化氮合成酶(NOS)增加和原癌基因转录增加。NOS 促进合成一氧化氮(NO),NO 作为第二信使通过 cGMP 通路,进一步促进离子通道磷酸化和激活。NO 也促进突触前谷氨酸释放,由此形成一个受体被不断激活的恶性循环过程。这些现象不断扩大和发展,最终导致了中枢敏化[63]。

离体研究显示,NMDA 拮抗剂可阻断脊髓后角持续的去极化过程[64]。如上所述,NMDA 受体激活在 CRPS 疼痛、中枢敏化和免疫调节中起到关键作用。这解释了抑制 NMDA 受体在控制 CRPS 引起的神经性疼痛中的重要作用[63]。

氯胺酮是临床上最有效的 NMDA 受体抑制剂,而且已经有多种方案被用于治疗 CRPS 相关性疼痛。氯胺酮最初是用于诱导和维持麻醉,同时发现其用于手术中和术后的镇静也是很安全的,因其没有心肺系统的抑制作用,且无阿片类药物的戒断反应。氯胺酮也被用于难治性抑郁症,在疼痛治疗中的应用也越来越多。氯胺酮抗抑郁的作用促进了其在治疗像 CRPS 一样的神经性疾病中的应用,因为后者很多时候都与抑郁症相关[65]。目前广泛认为,治疗 CRPS 疼痛需与积极的心理治疗同步,以取得最佳疗效[66]。氯胺酮和其他抗抑郁药联用治疗双向障碍的抑郁症有效[67]。在一项随机对照交叉试验中,抑郁症患者在已服用锂剂或丙戊酸盐的情况下,静滴氯胺酮(0.5mg/kg)或生理盐水做安慰剂对照。氯胺酮组中有 71% 的患者抑郁症状在用药 40 分钟后迅速缓解,且持续到 3 天后的第二次评估时,而对照组中仅为 6%。在治疗组中未见明显不良反应,除出现分离症状(在 40 分钟时)但后自发缓解了。氯胺酮这种快速缓解抑郁症的疗效可能与哺乳动物体内的西罗莫司(m-TOR)信号通路有关[68, 69]。

在 CRPS 治疗方面,长期静滴氯胺酮方案的应用或者是选择亚镇痛剂量,或者在重症病房用于诱导氯胺酮昏迷[70]。在一项病例系列报道中,纳入了 9 例难治性 CRPS 患者,患者住院接受氯胺酮静滴,按麻醉剂量治疗 5 天,在治疗结束时和治疗结束后 6 周均显示疼痛改善。至少 4.5 天后,患者血氯胺酮水平达 250~300mcg/dL 水平,Ramsay 镇静评分为 4 分或 5 分(中度昏迷)。此外,使用麻醉剂量的氯胺酮在治疗终点未见对神经认知方面产生不良作用。

几项随机对照试验评价了长期应用亚麻醉剂量氯胺酮不同方案的疗效。其中一项研究的方案为:给予门诊患者氯胺酮的剂量为 0.35mg/(kg·h),每日 4 小时,持续 10 天[71]。结果显示该方案有效减轻了慢性 CRPS 患者的疼痛,疗效持续 12 周。另一项类似研究给 60 例不同病程的 CRPS 住院患者应用氯胺酮,剂量范围 1.2 ~ 7.2mcg/(kg·min),持续 5 天[72]。作者报道了 CRPS 患者的疼痛明显缓解,可持续 10 周,且无论患者病程多长氯胺酮都有效。Azari 等在 2012 年发表了一项系统综述,利用当时可查及的文献资料,评价了氯胺酮在治疗 CRPS 中的疗效。作者纳入了 3 项随机对照研究、7 项观察性研究和 9 项病例报道[71-74]。根据分析结果,作者认为氯胺酮治疗 CRPS 是有效的,但因高质量的随机对照研究较少,目前该证据的强度等级为 2B 级(弱推荐,中等强度证据)。目前尚无随机对照研究支持采用氯胺酮昏迷疗法治疗 CRPS。

氯胺酮静滴的主要副作用之一是精神症状,可预先使用咪达唑仑和(或)可乐定来预防。恶心、头痛、疲劳和焦虑是其他常见不良反应,在上述研究中有见报道。

肝毒性也是使用氯胺酮需要考虑到的一点。因为在氯胺酮成瘾患者中有见到肝衰竭的报道。有报道用低剂量的氯胺酮会引起肝酶升高,但可被逆转[75]。上述各项研究中并未见肝功能异常的并发症。

除了静脉应用,也有局部应用氯胺酮治疗 CRPS 的研究,而且结果喜人。一项随机双盲交叉试验评价了局部使用 10% 氯胺酮胶在治疗 CRPS(包括 CRPS Ⅰ 型和 Ⅱ 型的患者)中的疗效[73]。这些患者疼痛持续时间短则 2 个月,长则 19.2 年。作者并未发现两组患者整体疼痛有明显改善,但氯胺酮胶减轻了患肢局部的异常疼痛和痛觉过敏。有些病例报道支持使用氯胺酮胶治疗早期 CRPS,但较长病程和进展性患者不建议应用[76,77]。

考虑到目前的证据,亚麻醉剂量氯胺酮静滴是一种前景广阔的治疗方法,有助于缓解疼痛并可维持疗效长达数周到数月,但在安全推广此项疗法治疗 CRPS 前,还需要更多的随机对照临床研究。

其他 NMDA 受体拮抗剂,如美金刚、金刚烷胺和镁剂,并没有很多用于治疗 CRPS 相关疼痛的临床研究。总体缺乏其安全性和有效性的证据,限制了其在 CRPS 中的常规应用[78]。

一项小样本(20 例患者)随机对照研究评价了口服吗啡(10 ~ 30mg)联合美金刚(从 5mg 逐渐加至 40mg)治疗上肢 CRPS 的疗效,疗程 56 天[79]。通过功能性 MRI 评价疼痛相关皮层区域的变化。作者发现该联合疗法较单用吗啡控制疼痛效果更好。

阿片类药物

阿片类药物被证实对慢性神经病理性疼痛有效,且能改善功能,是治疗该病的二线或三线药物。比起伤害感受性疼痛,神经病理性疼痛对阿片类药物的反应性差。阿片类药物剂量越大,越能减轻疼痛强度和改善功能,但代价是副作用更多[80]。像其他抗神经病性药物一样,使用阿片类药物治疗 CRPS 的想法也是起源于阿片类药物在其他神经源性疾病中的疗效,如糖尿病性神经病、周围性神经病和疱疹后神经痛[81,82]。将这样的治疗从周围性神经病理性疼痛扩展到 CRPS 上,只是一种推测有效的治疗方法,但阿片类药物已成为临床上治疗这些疾病的常用药,尽管 CRPS 并不是单纯的周围神经病变。

一项前瞻性开放性研究评价了芬太尼透皮贴治疗各种神经病理性疾病的疗效,包括周围性神经病、CRPS 和截肢后疼痛。作者发现这三类疾病中患者的疼痛强度都有明显降低,在周围性神经病患者中功能改善最为明显[83]。

在治疗神经病理性疼痛方面(包括 CRPS),曲马多可能较其他阿片类药物更为有效,因其具有抑制 5 - 羟色胺和去甲肾上腺素重吸收以及弱阿片类受体(Mu)拮抗剂的双重功效。美沙酮除了对 Mu 受体有高亲和性外,还具有 NMDA 受体拮抗剂的活性,因此它可以用于某些神经病理性疾病的治疗。他喷他多是一种新型止痛药,它可以抑制去甲肾上腺素重吸收,并具有弱阿片类受体激动剂的作用。因为它不会产生有活性的代谢产物,且与吗啡比较其更不易形成耐药性,所以更适合治疗神经病理性疼痛。它已被用于治疗糖尿病性周围神经病,但尚未用于 CRPS[84]。厂家推荐剂量为每 4~6 小时 50mg、75mg 或 100mg,根据疼痛强度而定,最大剂量不超过每日 600mg 即可。因其弱阿片类受体作用,他喷他多较其他特异的 Mu 阿片受体激动剂的药物依赖和滥用风险更低[85]。

目前暂无证据表明哪一种阿片类药物较其他阿片类药物更适用于治疗 CRPS,但在选用药物时,需根据患者情况小心分析其间利弊。比较令人担心的是阿片类药物的依赖性、耐药性、成瘾性和药物引起的痛觉过敏,这些情况需要好好关注。阿片类药物可与口服抗神经病性药物联用,逐步调整剂量直至达到缓解疼痛的效果,与此同时,改善 CRPS 患者的功能。

总 结

目前所知的用药物治疗 CRPS 的证据有限,因此,治疗多为投石问路。专家一致建议采用多学科联合治疗的方式,结合药物治疗、物理治疗和(或)行为学治疗和干预治疗,以达到减轻疼痛、恢复功能的共同目标,让 CRPS 患者恢复到基本无痛的功能状态。治疗方式的选择应根据 CRPS 患者不同的症状量身定制,以缓解他们的残疾和减轻他们的痛苦。CRPS 在多种药物治疗方案的选择上,还需要一系列前瞻性研究来建立更强有力的循证医学证据。

参考文献

[1] Reinersmann A., et al. Complex regional pain syndrome: more than a periphera disease. *Pain Management*, 2013 .3(6):495 – 502.

[2] Schlereth T., F. Birklein. Complex Generalized Instead of Complex Regional? *Anesthesiology*, 2014. 120 (5):1078 – 1079 10. 1097/ALN. 0000000000000221.

[3] Terkelsen, A. J. M. D. P. D., et al. Bilateral Hypersensitivity to Capsaicin, Thermal, and Mechanical

Stimuli in Unilateral Complex Regional Pain Syndrome. *Anesthesiology*, 2014. 120(5):1225 – 1236.

[4] O'Connell NE, W. B., McAuley J, Marston L, Moseley GL. Interventions for treating pain and disability in adults with complex regional pain syndrome-an overview of systematic reviews. *Cochrane Database of Systematic Reviews*, 2013(4).

[5] Stanton-Hicks, M. M. B. B. S., et al. Complex Regional Pain Syndromes:Guidelines for Therapy. *Clinical Journal of Pain*,1998. 14(2):155 – 166.

[6] Huygen FJPM, d. B. A.,de Bruin MT, Groeneweg JG, Klein J, Zijlstra FJ. Evidence for local inflammation in complex regional pain syndrome type 1. *Mediators Inflamm.*,2002. 11:47 – 51.

[7] Ventafridda V.,et al. WHO guidelines for the use of analgesics in cancer pain. *Int J Tissue React*, 1985. 7(1):93 – 96.

[8] Rico H, M. E.,Gomez-Castresana F, et al. Scintigraphic evaluation of reflex sympathetic dystrophy: Comparative study of the course of the disease under two therapeutic regimens. *Clin Rheumatol*, 1987. 6:233 – 237.

[9] Breuer A. J.,et al. Short-term treatment with parecoxib for complex regional pain syndrome:a randomized, placebo-controlled double-blind trial. *Pain Physician*,2014. 17(2):127 – 137.

[10] Frade, L. C., et al. The antinociceptive effect of local or systemic parecoxib combined with lidocaine/clonidine intravenous regional analgesia for complex regional pain syndrome type I in the arm. *Anesth Analg*, 2005. 101(3):807 – 811,table of contents.

[11] Eckmann, M. S. M. D.,S. M. D. Ramamurthy, J. G. P. T. Griffin. Intravenous Regional Ketorolac and Lidocaine in the Treatment of Complex Regional Pain Syndrome of the Lower Extremity: A Randomized, Double-blinded, Crossover Study. *Clinical Journal of Pain* March/April, 2011 . 27(3):203 – 206.

[12] Trelle S., et al. *Cardiovascular safety of non-steroidal anti-inflammatory drugs: network meta-analysis.* Vol. 342. 2011.

[13] Roubille C.,et al. Cardiovascular adverse effects of anti-inflammatory drugs. *Antiinflamm Antiallergy Agents Med Chem*,2013. 12(1):55 – 67.

[14] Fabule J., A. Adebajo. Comparative evaluation of cardiovascular outcomes in patients with osteoarthritis and rheumatoid arthritis on recommended doses of nonsteroidal anti-inflammatory drugs. *Ther Adv Musculoskelet Dis*, 2014. 6(4):111 – 130.

[15] Page J, Henry D. Consumption of NSAIDs and the development of congestive heart failure in elderly patients:an underrecognized public health problem. *Arch Intern Med.*,2000(160):777 – 784.

[16] Smith GD, S. J.,Sheward WJ, et al. Effects of adrenalectomy and dexamethasone on neuropeptide content of dorsal root ganglia in the rate. *Brain Res*, 1991. 564:27 – 30.

[17] Kingery W. S., A critical review of controlled clinical trials for peripheral neuropathic pain and complex regional pain syndromes. *Pain*,1997. 73(2):123 – 139.

[18] Harden, N. R. M. D., et al. Complex Regional Pain Syndrome: Practical Diagnostic and Treatment Guidelines, 4th Edition. *Pain Medicine*, 2013. 14(2):180 – 229.

[19] Kalita J., A. Vajpayee, U. K. Misra. Comparison of prednisolone with piroxicam in complex regional pain syndrome following stroke:a randomized controlled trial. *Qjm*,2006. 99(2):89 – 95.

[20] Bianchi C., et al. Long-term functional outcome measures in corticosteroid-treated complex regional pain syndrome. *Eura Medicophys*, 2006. 42(2):103 – 111.

[21] Da Silva J. A. P., et al. Safety of low dose glucocorticoid treatment in rheumatoid arthritis：published evidence and prospective trial data. *Annals of the Rheumatic Diseases*, 2006. 65(3)：285 – 293.

[22] Huygen, F. J. P. M., et al. Successful treatment of CRPS 1 with anti-TNF. *Journal of pain and symptom management*, 2004. 27(2)：101 – 103.

[23] Dirckx M., et al. Report of a preliminary discontinued double-blind, randomized, placebo-controlled trial of the anti-TNF-alpha chimeric monoclonal antibody infliximab in complex regional pain syndrome. Pain Pract, 2013. 13(8)：633 – 640.

[24] Eisenberg E., et al. Anti tumor necrosis factor-alpha adalimumab for complex regional pain syndrome type I (CRPS-I)：a case series. *Pain Pract*, 2013. 13(8)：649 – 656.

[25] van der Laan L, R. J. Goris. Reflex sympathetic dystrophy. An exaggerated regional inflammatory response? *Hand Clin*, 1997. 13(3)：373 – 385.

[26] Ekrol I., et al. The influence of vitamin C on the outcome of distal radial fractures：a double-blind, randomized controlled trial. *J Bone Joint Surg Am*, 2014. 96(17)：1451 – 1459.

[27] Shibuya N., et al. Efficacy and safety of high-dose vitamin C on complex regional pain syndrome in extremity trauma and surgery-systematic review and meta-analysis. *J Foot Ankle Surg*, 2013 . 52(1)：62 – 66.

[28] Zollinger P. E., et al. Clinical Results of 40 Consecutive Basal Thumb Prostheses and No CRPS Type I After Vitamin C Prophylaxis. *Open Orthop J*, 2010. 4：62 – 66.

[29] Lichtman D. M., et al. Treatment of distal radius fractures. *J Am Acad Orthop Surg*, 2010. 18(3)：180 – 189.

[30] Malay S., K. C. Chung. Testing the validity of preventing complex regional pain syndrome with vitamin C after distal radius fracture. *J Hand Surg Am*, 2014. 39(11)：2251 – 2257.

[31] Moore R. A., et al. Gabapentin for chronic neuropathic pain and fibromyalgia in adults. *Cochrane Database Syst Rev*, 2014. 4：Cd007938.

[32] Mellick G. A., L. B. Mellick. Reflex sympathetic dystrophy treated with gabapentin. *Archives of Physical Medicine and Rehabilitation*, 1997. 78(1)：98 – 105.

[33] Tan A., et al. The effect of gabapentin in earlier stage of reflex sympathetic dystrophy. *Clinical Rheumatology*, 2007. 26(4)：561 – 565.

[34] van de Vusse, A. C., et al. Randomised controlled trial of gabapentin in Complex Regional Pain Syndrome type 1 [ISRCTN84121379]. *BMC Neurol*, 2004. 4：13.

[35] Rosenquist, R. W. M. D., Gabapentin. *Journal of the American Academy of Orthopaedic Surgeons* May/June, 2002. 10(3)：153 – 156.

[36] Pedemonte Stalla V., et al. Complex regional pain syndrome type i. *An analysis of 7 cases in children*. Neurologia, 2014.

[37] Moulin D., et al. Pharmacological management of chronic neuropathic pain：Revised consensus statement from the Canadian Pain Society. *Pain Res Manag*, 2014. 19(6)：328 – 335.

[38] Mishra A., et al. Pregabalin in Chronic Post-thoracotomy Pain. *J Clin Diagn Res*, 2013. 7(8)：1659 – 1661.

[39] Iyer S., R. J. Tanenberg. Pharmacologic management of diabetic peripheral neuropathic pain. *Expert Opin Pharmacother*, 2013. 14(13)：1765 – 1775.

[40] de la Calle, J. -L., et al. Add-On Treatment with Pregabalin for Patients with Uncontrolled Neuropathic Pain Who Have Been Referred to Pain Clinics. *Clinical Drug Investigation*,2014. 34(12):833 – 844.

[41] Bockbrader H. N., et al. A comparison of the pharmacokinetics and pharmacodynamics of pregabalin and gabapentin. *Clin Pharmacokinet*, 2010. 49(10):661 – 669.

[42] Lloyd P., G. Flesch, W. Dieterle. Clinical pharmacology and pharmacokinetics of oxcarbazepine. *Epilepsia*, 1994. 35 Suppl 3:S10 – 13.

[43] Andreasen A. H.,K. Brosen, P. Damkier. A comparative pharmacokinetic study in healthy volunteers of the effect of carbamazepine and oxcarbazepine on cyp3a4. *Epilepsia*, 2007. 48(3):490 – 496.

[44] Billings J. A. Neuropathic pain. *Journal of Palliative Care*, 1994. 10(4):40 – 43.

[45] Troels S. Jensen, C. S. M. a. N. B. F. Pharmacology and treatment of neuropathic pains. *Current Opinion in Neurology*, 2009. 22:467 – 474.

[46] Derry S., et al. Nortriptyline for neuropathic pain in adults. *Cochrane Database Syst Rev*, 2015. 1: Cd011209.

[47] Tesfaye S., et al. Painful diabetic peripheral neuropathy: consensus recommendations on diagnosis, assessment and management. *Diabetes/Metabolism Research and Reviews*, 2011. 27(7):629 – 638.

[48] Happich M., et al. Effectiveness of duloxetine compared with pregabalin and gabapentin in diabetic peripheral neuropathic pain: results from a German observational study. *Clin J Pain*,2014. 30(10):875 – 885.

[49] Moon J. Y., et al. Analysis of patterns of three-phase bone scintigraphy for patients with complex regional pain syndrome diagnosed using the proposed research criteria(the 'Budapest Criteria'). *British journal of anaesthesia*, 2012:aer500.

[50] Jennifer Yanow, MP., Letha Pillai. Complex Regional Pain Syndrome (CRPS/RSD) and Neuropathic Pain: Role of Intravenous Bisphosphonates as Analgesics. *The scientific world journal*, 2008. 8:229 – 236.

[51] Iannitti T. P., et al. Bisphosphonates:Focus on Inflammation and Bone Loss. *American Journal of Therapeutics*, 2012. 19(3):228 – 246.

[52] Radak Z., et al. Oxygen consumption and usage during physical exercise:the balance between oxidative stress and ROS-dependent adaptive signaling. Antioxid Redox Signal, 2013. 18(10):1208 – 1246.

[53] M. Varenna, S. A., L. Sinigaglia. Bisphosphonates in Complex Regional Pain syndrome type I : how do they work? *Clin Exp Rheumatol*, 2014. 32:451 – 454.

[54] Werth M. M.,et al. Rational pain management in complex regional pain syndrome 1(CRPS 1)—a network meta-analysis.*Pain Med*, 2014. 15(9):1575 – 1589.

[55] Adami S., et al. Bisphosphonate therapy of reflex sympathetic dystrophy syndrome. *Annals of the Rheumatic Diseases*, 1997. 56(3):201 – 204.

[56] Manicourt D. -H.,et al. Role of alendronate in therapy for posttraumatic complex regional pain syndrome type I of the lower extremity. *Arthritis & Rheumatism*,2004. 50(11):3690 – 3697.

[57] Robinson J. N.,J. Sandom, P. T. Chapman. Efficacy of Pamidronate in Complex Regional Pain Syndrome Type I . *Pain Medicine*, 2004. 5(3):276 – 280.

[58] Varenna M.,et al. Treatment of complex regional pain syndrome type I with neridronate:a randomized, double-blind, placebo-controlled study. *Rheumatology*, 2013. 52(3):534 – 542.

［59］ Littlejohn G. THERAPY：Bisphosphonates for early complex regional pain syndrome. *Nature Reviews Rheumatology*, 2013. 9(4)：199 − 200.

［60］ Breuer B. P. M. P. H., et al. An Open-label Pilot Trial of Ibandronate for Complex Regional Pain Syndrome. *Clinical Journal of Pain*, 2008. 24(8)：685 − 689.

［61］ Thomas Bittner M., Natascha Lorbeer, Tobias Reuther, Hartmut Böhm, Alexander C. Kübler, M. Urs D. A. Müller-Richter. Hemimandibulectomy after bisphosphonate treatment for complex regional pain syndrome：A case report and review on the prevention and treatment of bisphosphonate-related osteonecrosis of the jaw. *Oral And Maxillofacial Surgery*, 2012. 113(1)：41 − 47.

［62］ Hewitt D. J. The use of NMDA-receptor antagonists in the treatment of chronic pain. *Clin J Pain*, 2000. 16(2 Suppl)：S73 − 79.

［63］ Oliveira, C. M. B. d., et al. Cetamina e analgesia preemptiva. *Revista Brasileira de Anestesiologia*, 2004. 54：739 − 752.

［64］ Woolf CJ, T. S. The induction and maintenance of central sensitization is dependent on N-methyl-D-aspartic acid receptor activation：implications for the treatment of post-injury pain hypersensitivity states. *Pain*, 1991. 44：293 − 299.

［65］ Rommel O., et al. ［Psychological abnormalities in patients with complex regional pain syndrome (CRPS)］. *Schmerz*, 2005. 19(4)：272 − 284.

［66］ Tajerian M., et al. Brain neuroplastic changes accompany anxiety and memory deficits in a model of complex regional pain syndrome. *Anesthesiology*, 2014. 121(4)：852 − 865.

［67］ Diazgranados N., et al. A randomized add-on trial of an N-methyl-D-aspartate antagonist in treatment-resistant bipolar depression. *Arch Gen Psychiatry*, 2010. 67(8)：793 − 802.

［68］ Li N., et al. mTOR-dependent synapse formation underlies the rapid antidepressant effects of NMDA antagonists. *Science*, 2010. 329(5994)：959 − 964.

［69］ Paul R. K., et al. (R,S)-Ketamine metabolites (R,S)-norketamine and (2S,6S)-hydroxynorketamine increase the mammalian target of rapamycin function. *Anesthesiology*, 2014. 121(1)：149 − 159.

［70］ Koffler S. P., et al. The neurocognitive effects of 5 day anesthetic ketamine for the treatment of refractory complex regional pain syndrome. *Arch Clin Neuropsychol*, 2007. 22(6)：719 − 729.

［71］ Schwartzman R. J., et al. Outpatient intravenous ketamine for the treatment of complex regional pain syndrome：a double-blind placebo controlled study. *Pain*, 2009. 147(1 − 3)：107 − 115.

［72］ Sigtermans M. J., et al. Ketamine produces effective and long-term pain relief in patients with Complex Regional Pain Syndrome Type 1. *PAIN*, 2009. 145(3)：304 − 311.

［73］ Finch P. M., L. Knudsen, P. D. Drummond. Reduction of allodynia in patients with complex regional pain syndrome：A double-blind placebo-controlled trial of topical ketamine. *PAIN*, 2009. 146(1 − 2)：18 − 25.

［74］ Azari P., et al. Efficacy and Safety of Ketamine in Patients with Complex Regional Pain Syndrome：A Systematic Review. *CNS Drugs*, 2012. 26(3)：215 − 228.

［75］ Noppers I. M., et al. Drug-induced liver injury following a repeated course of ketamine treatment for chronic pain in CRPS type 1 patients：a report of 3 cases. *Pain*, 2011. 152(9)：2173 − 2178.

［76］ Takahiro Ushida, Toshikazu Tani, Tetsuya Kanbara, Vadim S. Zinchuk, Motohiro Kawasaki, Hiroshi Yamamoto. Analgesic Effects of Ketamine Ointment in Patients With Complex Regional Pain Syndrome

Type 1. *Regional Anesthesia and Pain Management*, 2002. 27(5): 524 – 528.

[77] Sawynok J. P. Topical and Peripheral Ketamine as an Analgesic. *Anesthesia & Analgesia*, 2014. 119(1):170 – 178.

[78] Fischer, S. G. L. M. D., et al. Intravenous Magnesium for Chronic Complex Regional Pain Syndrome Type 1 (CRPS-1). *Pain Medicine*, 2013. 14(9):1388 – 1399.

[79] Gustin S. M., et al. NMDA-receptor antagonist and morphine decrease CRPS-pain and cerebral pain representation. *PAIN*, 2010. 151(1):69 – 76.

[80] Rowbotham M. C., et al. Oral Opioid Therapy for Chronic Peripheral and Central Neuropathic Pain. *New England Journal of Medicine*, 2003. 348(13):1223 – 1232.

[81] Watson, C. P. N. M. D. F., N. P. Babul. Efficacy of oxycodone in neuropathic pain:A randomized trial in postherpetic neuralgia. *Neurology*, 1998. 50(6):1837 – 1841.

[82] Gimbel, J. S. M. D., P. M. D. P. Richards, R. K. M. D. Portenoy. Controlled-release oxycodone for pain in diabetic neuropathy:A randomized controlled trial. *Neurology*, 2003 . 60(6):927 – 934.

[83] Agarwal S., et al. Transdermal Fentanyl Reduces Pain and Improves Functional Activity in Neuropathic Pain States. *Pain Medicine*, 2007. 8(7): 554 – 562.

[84] Vadivelu, N., et al., Tapentadol extended release in the management of peripheral diabetic neuropathic pain. *Ther Clin Risk Manag*, 2015. 11:p. 95 – 105.

[85] Cepeda M. S., et al. Comparison of the risks of opioid abuse or dependence between tapentadol and oxycodone:results from a cohort study. *J Pain*, 2013. 14(10):1227 – 1241.

第 6 章

介入技术与神经调节

Poupak Rahimzadeh，*Seyed Hamid Reza Faiz*

引 言

到目前为止，尚没有一种被循证医学广泛接受的治疗 CRPS 的方案[1,2]。CRPS 是一种在病理生理学上具有多面性的疾病，应该综合运用多种方法进行治疗。建立有效的或循证医学的治疗方法存在困难，部分原因是临床医生和研究人员未坚持国际疼痛研究协会（IASP）的 CRPS 的诊断标准[3,4]。有研究报道 95% 以上的 CRPS I 型患者会出现自发性缓解，然而也有研究者报道尽管患者接受了积极的治疗，但其仍然存在持续性、致残性和降低功能的症状[5]。目前，尚没有护理和治疗 CRPS 的国际标准。部分原因是缺乏足够的证据来证实各种不同程度侵入性治疗的有效性、费用和对患者的长期影响[6,7]。

已有多种治疗方案被提出用于 CRPS 的治疗，但是尽管有多种治疗选择，仍然有部分患者属于难治性 CRPS，所有心理、药物和物理治疗都无效。对于这类患者，治疗失败后，疾病范围会发生进一步扩大，继而导致更严重的功能丧失。无法控制的异常性疼痛和痛觉过敏会导致严重病残并对患者生活质量产生负面影响，而且非介入性治疗形式的失败会使医生采取更侵入性的治疗策略。

介入性治疗是指采用"侵入性治疗过程包括将药物运送至治疗靶区"或者采用"切除或调整靶神经"的方法治疗疼痛[8]。这类方法常被考虑用于治疗难治性 CRPS 的患者，但它们的治疗有效性仍存在争议。

在 CRPS 的治疗中，介入性治疗的角色也在不断变化[9]。本章将会讨论下述可选择的介入性治疗以及它们的技术操作和临床证据：交感神经阻滞和交感神经切除术、静脉局部阻滞、外周和神经轴突阻滞术、脊髓和外周神经电刺激、鞘内泵植入术、脑深部电刺激和运动皮层刺激、经皮直流电刺激和背根传入区毁损。

历史发展

过去的介入方法

尽管本书的第1章(历史与流行病学)对CRPS的治疗历史进行了更翔实的描述,但本章仍然要强调某些介入性治疗技术。星状神经节阻滞术、交感神经切除术以及静脉局部阻滞曾是CRPS治疗的一线介入方法[10]。静脉阻滞药物制剂包括局部麻醉药、非甾体消炎药、交感神经阻滞剂和皮质类固醇已经被试验用于这些治疗过程中。不幸的是,当前结果证据并不能支持这些治疗技术的有效性,而且随着时间的推移,这些技术的使用率也慢慢下降并被更新的治疗方法所取代。神经溶解术包括使用化学性神经溶解药物在过去也常常使用,但由于存在多种不良反应而渐渐失宠[11]。

当前的介入方法

本章将会详细地讨论当前的介入方法。尽管本文所描述的证据具有一定的含义,但是疼痛科医生需意识到区域和国际准则是不同的,包括治疗CRPS的系统方法以及需要考虑经济效益、侵入性治疗过程和保险覆盖范围。尤其在考虑地区、政府或私人健康保险政策时,值得注意的是,尽管越来越多的证据证明更复杂的介入方法有效,但是很多此类政策并不能覆盖这些治疗方法的治疗费用。

未来的介入方法

潜在的介入方法和当前研究中的方法将在第9章(治疗技术的未来研究与进展)做更详尽的讨论,但本章仍会呈现某些概念和亮点。技术的提高和对刺激目标的更好理解将会改良对脑、脊髓或周围神经系统电刺激的方法并提高这些技术对CRPS疼痛的治疗效果。

对神经调节靶点的新的病理生理认识正引发新一波新型神经调节方法用于患者的治疗中。这也激发了学者们对脊髓和脊髓上调节治疗CRPS疼痛的研究热情。通过设计新型经皮电极和其他新的神经调节技术, 些使用脊髓和中枢刺激的潜在治疗方法已经被引入[12,13]。

经颅刺激技术和功能性神经成像工具已得以发展和优化,而涉及介入技术的多模式治疗法则已经纳入研究。射频消融技术正在CRPS治疗中立稳脚跟,与传统化学性神经溶解术相比,它有更好的风险获益。

经皮交感神经阻滞术

交感神经系统在CRPS中的作用

第2章(病理生理学及相关机制)对此做了更详实的讨论,在CRPS病理生理过程中,交感神经系统的作用可广泛地涉及血管和循环病理、营养改变和交感神经系统维持性疼痛(SMP)[11,14,15]。因此,从逻辑上讲,可以考虑尝试性使用交感神经阻滞术(SB)治疗 CRPS[16,17]。事实上,SMP 可指用 SB 能缓解的疼痛。基于这种考虑,SB 已被用于诊断和治疗,并且应在 CRPS 发病后及早进行,SB 可以缓解疼痛并恢复功能——这也是 CRPS治疗的主要目标[18]。

此外,由于 CRPS 症候群多种多样,因此学者们已识别出大量的作用靶点和介入技术以诱导 SB。可以通过阻滞交感神经节或经静脉区域性阻滞术(IVRB)来进行 SB,IVRB是指在受累肢体局部静脉注射交感神经阻滞剂[19]。

交感神经节阻滞

一篇 2002 年的系统综述报道了对 CRPS 患者使用局部麻醉药物进行 SB 可以使约1/3 患者的疼痛得以缓解[20]。然而最近的 CRPS 治疗指南却限制 SB 的使用,没有推荐这一方法作为一线的治疗方法,主要是考虑到这种治疗只适合特定人群,即常规药物治疗和物理康复治疗无效的患者[1,21]。交感神经阻滞的成功已经使许多医生采取以交感神经系统为目标的毁损性治疗以达到对 SMP 实现永久性的干预。已有多种技术用于实现这一目标,包括射频消融(RFA)、手术切除术(交感神经切除术),以及化学性神经溶解术,即通过注射溶解剂如苯酚或酒精以毁损交感神经节及其通路。SB 技术中交感神经化学溶解有效性的证据较弱,不如 RFA 技术[9,18,22]。

交感神经阻滞效果预测

当单次使用局部麻醉药物(诊断性阻滞)进行交感神经节阻滞被证明有效时,那么表明可以进行重复性或更明确的 SB 操作(RFA、交感神经切断术),治疗有效的定义为在局部麻醉药物起效时限内至少可以使疼痛程度缓解 50%[9,21]。正如预期的一样,许多研究观察发现存在交感神经介导的体征,例如受累侧与非受累侧肢体温度和皮肤颜色不一致,可预测患者对交感神经阻滞能产生阳性反应[9,23]。另一方面,由于各个研究之间的证据相互矛盾,机械性的异常性疼痛似乎不能很好地进行预测[24,25]。值得注意的是,已有文献报道疼痛缓解反应可以不伴有足够的皮肤温度改变,研究者提出假设,解释这一现象的原因可能是局部麻醉药物对躯体神经的麻痹、局部麻醉药物吸收后对全身的作用,甚至可能是安慰剂效应[25]。

上肢的交感神经阻滞:星状神经节阻滞(SGB)

治疗上肢的 CRPS 时通常选择星状神经节阻滞(SGB)。颈胸神经节是由最后一个颈神经节和第一胸神经节融合而成,并将交感神经传入信号传递到臂丛神经颈干,通常位于第一肋骨头前外侧,恰好位于颈长肌外侧以及椎动脉的后内侧[26]。这个神经节接收所有传递到更高级神经节的节前神经,涵盖上肢、头部和低至 C7 ~ T1 神经根的颈部区域的交感神经支配。某些起自于 T2 和 T3 水平但并不经过星状神经节的交感神经纤维被命名为"Kuntz 神经"。如果 Kuntz 神经在患者上肢持续疼痛中充当传递媒介的作用,那么

SGB 将无法缓解疼痛症状。

技术

为了使这项技术性操作更可靠,辅助技术如 X 线透视检查、CT、超声已被纳入研究,而且这些辅助技术能够可靠定位神经节[27-29]。SGB 可以通过仅注射局部麻醉药物或 RFA 的方法实现神经节去神经支配。

患者取仰卧位,头部轻度后仰。作为抢救措施,需准备好复苏药物、吸痰管、氧气和除颤仪以便即时就位。建议所有的介入过程中都备有这种抢救措施。双手安置温度监测仪和常规的血流动力学检测仪。温度改变被认为是评价 SB 有效的一项指标。前后位的 X 线透视检查可以确定 C6～C7 水平。局部消毒后,用局部麻醉药物麻醉皮肤,将 5～6cm 长的注射针刺入 C6 或 C7 的椎体与横突连接处。接触到骨头后,向后撤针至颈前筋膜的前方。为了确定针的位置位于椎间孔的前方,可以使用斜位的 X 线透视检查。一旦注射针处于正确的位置,可以注射小剂量的造影剂以确定针尖位置并避免血管内注射。在前后位 X 线透视检查下,造影剂必须沿头尾方向扩散(图 6.1)。

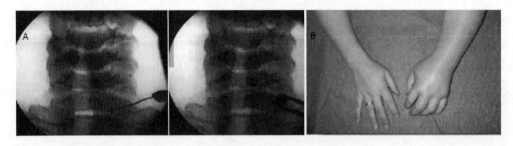

图 6.1　对 CRPS 患者进行 SGB 操作。(A)前后位 X 线透视检查显示注射针碰到 C7 椎体与左侧横突的结合部位。(B)患者仰卧位时观察左侧(CRPS 受累)与右侧上肢。

对于诊断性阻滞操作,注射时局部麻醉药物内可以加入或不加入皮质类固醇。使用 RFA 进行烧灼性阻滞时需要使用长度为 50～60mm 尖端活动的 RF 针。电刺激通常在 50Hz(感觉刺激)和 2Hz(运动刺激),电流介于 1～2mA,然后注射局部麻醉药物,在此之后进行由医生设定温度以及持续时间的热毁损。还可以使用脉冲式射频以及重复进行 RFA。

证据

一项来自 Cepeda 等的 Cochrane 综述指出缺乏支持使用局部麻醉性 SB 作为 CRPS 一线治疗的公开发表证据。他们试图用治疗结束后即刻和治疗后 48 小时有 50% 以上的疼痛缓解作为 CRPS 患者接受局部麻醉药物进行 SB 有效的评价指标。这项 Cochrane 综述发现只有 2 项小型随机双盲研究,总共纳入 23 例患者,显示刚接受 SB 治疗后,患者可以获得短时间的(30 分钟到 2 小时)50% 以上的疼痛缓解,其相对风险度(RR)为 1.17[95% 的置信区间(CI)0.80～1.72]。尽管作者想要评估治疗后 48 小时

SB 缓解疼痛的效果,但是由于两个研究在方法学上的差异性使得作者不能进行这种比较[16]。

在 Yucel 等进行的一项研究中,他们对 22 例单手受累的 CRPS I 型患者进行了每周 1 次,总共 3 次的 SGB 治疗。根据发病时间与首次治疗之间间隔时间的长短将患者分成 2 组。在基线和治疗后 2 周使用视觉模拟量表(VAS)和测量腕关节活动度(ROM)评估疼痛程度。他们得出的结论为,SGB 能够成功降低 CRPS I 型患者的 VAS 得分,且可增加腕关节 ROM。而且,他们发现发病时间与首次治疗之间的间隔时间是预测 SB 成功率的主要因素[30]。类似的,一项对 25 例患者进行每周 1 次,总共 3 次 SGB 治疗上肢 CRPS 的系列报道也提出,在长达 6 个月的观察期内,40% 患者的疼痛得到完全缓解,36% 患者的疼痛得到部分缓解,24% 患者的疼痛没有缓解。尽管在实验设计上存在一定的局限性,但是这些研究结果预示着 SGB 治疗的有效性[31]。

在一项儿科病例报道中,一名存在持续 6 个月严重的右手静息疼痛的男孩被安排用 RFA 进行 SG。研究团队在诊断性阻滞成功后进行了 SG 的 RFA。在 C7 水平确定注射针的位置后进行了 4 次毁损(每次温度 80℃,持续 60 秒)。几乎在操作结束后即刻,患者自述疼痛明显缓解并观察到主客观功能提高。患者在为期 12 个月的随访中仍保持疼痛完全缓解且功能正常[32]。

如果考虑用 CT 或超声替代 X 线透视检查,需要考虑到有效性和运营成本。不幸的是,证据罕见。尽管 CT 会导致摄入更大剂量的放射线,但是这项技术能够提高 SGB 的有效性。

一项使用 CT 作为 SGB 引导的研究发现,有 67% 患者的疼痛程度缓解超过 50% 以上的状态可以维持 2 年,因此得出结论:该项技术有助于医生获得更精准的 RFA 注射针位置[33]。另一方面,Yoo 等纳入 42 例患者的研究也报道超声引导下行 SGB 操作可以缓解脑卒中后 CRPS 患者的疼痛。他们报道阻滞后所有患者的 VAS 得分均明显下降[34]。

上肢交感神经阻滞:胸交感神经阻滞

胸交感神经阻滞(TSB)是除 SGB 以外治疗上肢 CRPS 的另一选择。供养上肢的胸交感神经节细胞体平行于 T2 至 T8 脊髓水平。每一个神经节通过白质和灰质交通支与相应的脊神经发生联系。合并有上肢、胸廓或胸壁 SMP 的 CRPS 患者可以考虑 T2 和 T3 交感神经阻滞。这个操作可以在单侧或双侧进行。然而,考虑到上肢交感神经覆盖范围的解剖变异性,必须意识到 Kuntz 神经对 SMP 的变异作用,这会在某些病例中限制胸交感神经阻滞的治疗效果。当前,TSB 通常是作为备选方案用于 SGB 不能达到预期临床效果的 CRPS 患者。

技术

进行这项操作时,患者必须采用俯卧位。在这一操作前需用 C 臂机引导,必须在前后位成像中暴露 C7 至 T3 的椎骨。双手需连接温度监测仪以及其他血流动力学监测仪,用于探查和测量操作后的温度上升。温度上升表明阻滞成功[35]。胸部和腹部下方应放置合适的枕头。

使用 C 臂机进行前后位和单侧斜位成像可以确定 T2 至 T3 椎体。在头尾方向上旋转 C 臂机,椎间隙会显示得更宽,这也可以更好地显示预计进针路径。然后进针并向前推进直到非常接近 T2 和 T3 椎体的外侧缘。侧方成像确定针的位置,最终针尖位置不应深于 T2 椎体后 1/2 的前方,同时碰到 T2 和 T3 椎体的外侧缘。紧密接触很重要,因为它有助于预防胸膜穿孔。在该点注射造影剂以确定针尖位置,使用侧方成像检查药物的头尾方向弥散(图 6.2)。

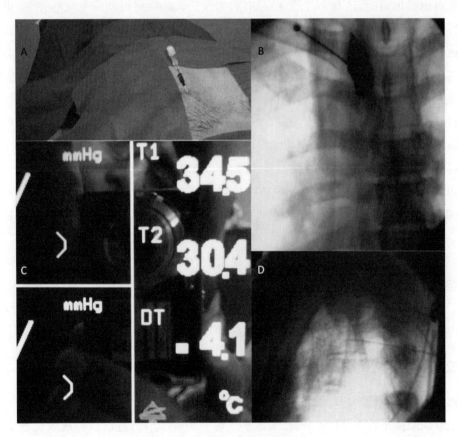

图 6.2　(A)对 CRPS 患者的左手进行 TSB。斜位(B)和侧位(C)成像显示造影剂注射过程,同时显示造影剂在椎体外侧方沿头尾向弥散。(D)局部麻醉药物注射后双手的温度差异。

进行诊断性阻滞时,可注射局部麻醉药物和(或)类固醇溶液。治疗有效性的评价指标为患者对症状改变的主观陈述和受累肢体温度改变的客观测量结果。如果诊断性阻滞有效,可以安排患者进行 T2 和 T3 交感神经节的 RFA[36,37]。最近几十年里,常规或脉冲模式的 RFA 技术已得到长足的发展,并已观察到良好的长期治疗效果。

证据

已有数个文献评价了 TSB 在 CPRS 管理中的治疗效果。有 1 项研究报道了 4 例由于臂丛神经损伤导致 CRPS 的患者接受 T2 和 T3 水平的 RF 交感神经切除术。RF 损伤参数设定为 80℃维持 60 秒。在 T2 和 T3 水平都以这种方式进行了 RF 操作。在 TSB 治疗前对患者进行评估,并随访了 9 个月。4 例患者均实现了 6 个月的可接受的疼痛缓解,而此研究中可接受的疼痛缓解的定义为疼痛评分比基线下降 50%。这 4 名患者均减少了口服止痛药的剂量[38]。

在另外一项研究中,36 例累及上肢的 CRPS 患者被随机分至 TSB 组和对照组,每组均给予标准的物理治疗和药物管理。TSB 治疗后 1 个月随访时,两组平均疼痛程度没有明显差异。然而在第 12 个月随访时,TSB 组患者的平均疼痛得分较对照组明显降低而且生活质量也得到改善[39]。

下肢的交感神经阻滞:腰交感神经阻滞(LSB)

腰部交感神经节前纤维起自脊髓背外侧并与位于 L2～L4 椎体前外侧的交感神经节形成突触连接。大部分的交感神经纤维会经过 L2 和 L3 交感神经节。用于治疗下肢 CRPS 的腰交感神经阻滞通常在 L2～L4 水平进行操作。这些神经节位于腰椎的前外侧。已有文献对 X 线透视检查、CT 和超声引导技术进行描述并报道了他们的成功案例[40-42]。

技术

患者取俯卧位,胸部和腹部下方需放置合适的枕头。双腿连接温度监测仪以及常规的血流动力学检测仪用于测量阻滞后受累侧肢体温度的上升。

为了确定 L2～L4 水平,沿头尾方向旋转 C 臂机,直到能够显示椎体终板。然后在同侧调整 C 臂机方向直到能够显示横突远端与相应椎体外侧边缘呈一直线。通常刺入长度为 150mm 的注射针,并在外侧方成像下使用通道成像引导技术进针直至椎体前外侧缘。通过注射造影剂以确定针尖位置正确,然后注射加入或不加入皮质类固醇的局部麻醉药物(图 6.3)。这也可以在 CT 或超声引导下进行。

进行 RFA 操作时,选择长度为 150mm 带有 5～10mm 活动针尖的注射针比较合适。经过恰当的定位,使用允许范围内的标准频率(2～50Hz)和电流强度(1～2mA)进行感觉和运动电刺激。在消融开始前,为了确定没有接触到脊髓节段神经根,医生必须与患者进行实时交流,而患者应仅能在腹部有模糊的感觉而没有任何运动刺激。常规的烧灼性 RF 是在每个腰椎水平注射局部麻醉药物,然后由医生设定温度和时间进行高温毁损。如果有必要可以重复该循环。也可以使用脉冲式 RF,而且冷却式 RF 也正在成为潜在的治疗选择。

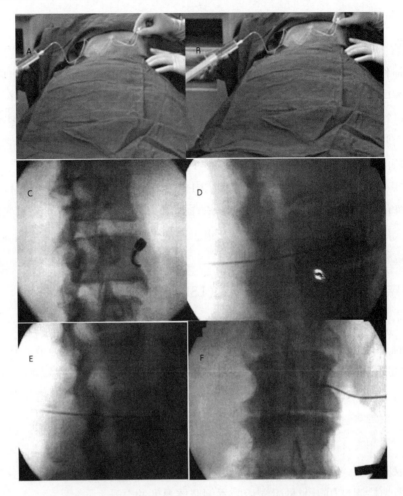

图6.3 （A，B）对右下肢CRPS患者进行LSB。斜位（C）、侧位（D）和前后位（E）成像显示造影剂注射过程。（F）显示造影剂在椎体前侧向头尾方向弥散。

证据

LSB的证据较少，而且缺乏大规模、高质量的随机前瞻性试验。有一项研究报道了不同神经溶解药物（RFA和苯酚比较）的效果。20例下肢CRPS Ⅰ型的患者被随机分至经皮RF腰交感神经切除术组或使用7%苯酚的腰交感神经溶解术组。经过感觉和运动RF刺激确定接近目标交感神经节，然后进行温度为80℃持续时间为90秒的RF毁损。接着继续向前进针5mm，重复感觉–运动刺激后在新的针尖位置进行第二次毁损。上述操作在L2～L4水平进行。被随机分至接受苯酚组的患者也像第一组一样给予引导射频注射针并且也采取跟第一组一样的方法确定针尖位置，给予同样的50Hz和2Hz的感觉和运动刺激以保证两组患者不知分组情况。然后，第二组患者在每个椎体水平注射3mL 7%的苯酚代替RFA。

研究的实际目标是评估疼痛得分，然而他们发现经过两种治疗后，每组患者的疼痛评分均较基线明显减少。RF 组和苯酚组间平均疼痛得分没有统计学差异。并且,研究结论是腰交感神经 RF 毁损与苯酚交感神经溶解的效果相当。值得注意的是,RFA 组并发症发生率低于苯酚组,暗示 RFA 有更好的风险获益比[43]。

有零星的病例报道描述了腰交感神经链的 RFA 对 CRPS 的治疗效果。例如,一例 T12~L1 椎间盘突出症手术后出现下肢神经源性疼痛的 55 岁老年女性患者接受了腰交感神经节 RF 毁损术。先使用丁哌卡因对患者进行诊断性 LSB,发现患者患肢疼痛明显减轻且水肿消失。后来,对患者进行的经皮 RF 腰交感神经溶解术成功地使患者足部疼痛缓解、水肿消退和皮温改变[44]。类似地,还有一个 CT 引导下进行 LSB 操作的病例报道。该病例报道显示,一名患儿经过 3 次 CT 引导下的 LSB 后疼痛明显缓解。作者得出结论,儿童和下腹壁脂肪较少的成人使用 CT 可能比常规 X 线透视更安全[45]。

交感神经阻滞相关证据概述

发病时间越短与交感神经阻滞治疗效果越好之间可能存在相关性,但是仍然需要有加强这一观察结果的进一步研究。诸如存在双侧肢体温度不一致和皮肤颜色改变这些因素也是对 SB 有反应的阳性指征,然而其他症状诸如异常性疼痛、感觉减退或感觉过敏以及累及不止一个肢体则为对 SB 有反应的阴性指征[25]。

尽管当前证据质量较低,但这些证据仍支持一个非结论性建议,即对其他治疗措施无效的难治性 CRPS 的替代性治疗非常有限。考虑到交感神经阻滞给药简便、相对安全和临床使用时间较长,它已经被提议为一项合理的治疗选择并考虑用于那些对药物、心理干预和物理治疗顽固抵抗的患者。在考虑其他更具侵入性的治疗形式(如 SCS)之前可以考虑在治疗过程的前期使用这种治疗形式并作为一线干预,因为它有相当好的风险获益比,但是也必须考虑到一件事情,即这项技术缺乏循证医学效力[2]。一篇包含 29 项研究纳入 1144 例 CRPS I 型患者的系统综述显示有不到 1/3 的患者经过一次 SB 后疼痛症状得到短暂性的缓解[16]。但是作者也指出,在这种情况下也应该考虑安慰剂的作用,并质疑 SB 显而易见的较差的治疗效果。其他研究也强调在疼痛研究中需要考虑安慰剂的作用[46,47]。因此,对 CRPS I 型的患者常规使用经皮 SB 并不像之前预测的那样有用,但是这种治疗方法仍然是一种可用于治疗 CRPS 的可行的介入选择,而且已证明可以有效缓解某些患者的疼痛。

静脉局部阻滞

静脉局部阻滞(IVRB),也称为"Bier 阻滞",是一项经典的技术,但由于患者的耐受性较差(在疼痛的 CRPS 受累肢体使用双重止血带和手动驱血)而失宠,而且现存证据表明 IVRB 的预后较差[48,49]。最初,用于 CRPS 治疗的 IVRB 是指使用胍乙啶,这是一种交感神经阻滞剂,它通过减少神经末梢去甲肾上腺素的储存量而发挥作用。

证据

不幸的是,一项纳入57例CRPS I型患者的随机安慰剂对照试验显示患者接受了积极的胍乙啶IVRB 6个月后,他们的疼痛和血管舒缩症状反而较对照组加重[48]。Ramamurthy等在另一项随机双盲试验中比较了胍乙啶的效果。被招募的患者接受了每隔4天1次总共4次的胍乙啶或0.5%利多卡因不同组合的静脉局部阻滞[50]。患者被随机分至1次胍乙啶和3次利多卡因组、2次胍乙啶和2次利多卡因组或4次胍乙啶而没有利多卡因组。不同干预组之间并没有表现出明显的差异。经过长期的随访,接受1次、2次或4次胍乙啶的组间疼痛得分没有区别。总体而言,尽管所有的患者都在CRPS发病后早期开始治疗,但仅有35%的患者得到了临床上明显的长期疼痛缓解。这与以上给出的交感神经节阻滞相关的结果数据相似,之前的数据也显示大约1/3的患者SB后出现症状缓解[16]。

Rocco等的一项随机交叉性研究调查了胍乙啶或利血平与对照药物(利多卡因)对12例CRPS患者的治疗效果[51]。在第2~14个月的随访中发现,疼痛明显缓解的情况在利血平组有2例患者,胍乙啶组有1例,利多卡因组没有,组间没有统计学差异。Hord等的另一项交叉研究则通过使用溴苄胺1.5mg/kg和0.5%利多卡因(实验组)或0.5%利多卡因不含溴苄胺(对照组)的方案调查了溴苄胺IVRB效果[52]。像胍乙啶一样,溴苄胺也是阻断神经末梢释放去甲肾上腺素,从而限制交感活性。在这项研究中,与对照组相比,实验组表现出具有统计学意义上的疼痛改善和皮温改变。

另外一项研究则是将SGB与IVRB两者进行比较。SGB的方案为每天使用0.5%丁哌卡因15mL,总共8次。IVRB的方案为每4天使用1次20mg的胍乙啶,总共4次[53]。结果也类似,两组间没有统计学差异。数据分析包括疼痛得分和临床体征(感觉过敏、异常性疼痛、血管舒缩障碍、营养改变、水肿和活动受限)。

考虑到已获得的关于IVRB的不同结果,许多研究都在寻找能够预测IVRB成功与否的明确因素。不幸的是,最初使用局部麻醉药物进行SB有效也不能预测长时间疼痛缓解效果[54]。其他因素如自然病程、自限情况、个体差异以及病例间的变异性和心理健康基础都会导致积极治疗后明显的高成功率[55]。

然而,一篇2010年的综述发现,IVRB与安慰剂相比对CRPS I型患者的疼痛缓解并没有任何额外价值[1]。这个结果表明大约1/3的CRPS患者能够获得疼痛缓解。这个成功率能被多数患者接受,但这个比例与安慰剂反应一致[16]。事实上,安慰剂效应以及其他因素包括康复项目、心理变化都显示出能够极大地影响到疼痛的结果,因此需要更加注意[56-59]。

在最近的指南中,SGB已作为一线推荐方案用于上肢CRPS治疗。尽管临床医生更倾向使用SGB,但也有研究在持续比较SB和IVRB的效果。有一项纳入43例患者的研究评估了IVRB和SGB的效果,其中IVRB的方案为70mg利多卡因联合30μg可乐定,而SGB的方案为在星状神经节处注射70mg利多卡因或70mg利多卡因联合30μg可乐定。每种方案都是每隔7天进行1次,总共5次。

　　结果显示所有组在前三次阻滞后都出现明显的疼痛得分下降和无痛持续时间改善，而之后两次阻滞则没有进一步的变化。不良反应仅见于一例使用利多卡因加可乐定进行 SGB 的患者，表现为困倦和口干。因此，作者认为 IVRB 优于 SGB，原因是它操作更容易并且不良事件的风险性更低[52]。康复医师和其他临床医生必须考虑到病例的特征和个人偏好，因为这些都可能成为预测和左右治疗结果的最重要的因素。

交感神经手术切除术

　　尽管现在 SB 或 IVRB 是在交感神经手术切除术之前优先选择的，但是从历史观点上说，交感神经切除术是 CRPS 的一线治疗方案，而神经节阻滞仅是作为交感神经切除术成功与否的预测工具而存在。在现代，这一技术的新老方法都可以使用。开放性交感神经手术切除术是经典的方案，就类似于其他任何一个开放性手术过程。胸腔镜下交感神经切除术因侵入性较小而受到某些青睐。动静脉旁交感神经切除术尽管是一项老技术，但是在某些情况下仍在使用。

　　一些观察性研究已经报道了颈、胸或腰交感神经切除术对 CRPS 的治疗效果。在一项研究中，研究人员对 29 例 CRPS I 型患者进行了经胸的（下三个星状神经节至 T3）或腰部的（L2 - L4）交感神经切除术，术后随访了 24～108 个月。有意思的是，这一操作让 CRPS 病程不满 12 个月的患者得到了持续性的疼痛缓解[60]。另外一篇更大样本量的系列病例报道了 73 例有明确 SMP 记录的 CRPS 患者接受了颈或腰部交感神经切除术，仅有 25% 患者在手术后 1 年内有明显的疼痛缓解[61]。此外，作者描述他们的并发症如下：有 33% 的颈交感神经切除术患者和 20% 的腰交感神经切除术患者出现不足 3 个月的短暂性术后交感神经痛；10% 的患者没有疼痛缓解或残疾程度的降低；7% 的患者出现新的区域性疼痛和排汗障碍。

　　有一项研究比较了胸腔镜和开放性交感神经切除术对 CRPS 的治疗效果。尽管这项研究不是随机试验并且患者都被优先提供胸腔镜的方案，但是所有的患者都报告症状得到改善。另外，作者还报道胸腔镜交感神经切除术的患者住院时间更短，长期症状缓解的效果更好[62]。考虑到该治疗的侵入性和上述相对常见的不良事件的发生率，交感神经切除术很少作为一线治疗来应用。

　　在一项关于局部皮下静脉交感神经切除术的报道中，有 16 例上肢或下肢 CRPS II 型的患者被纳入研究，这些患者都对其他治疗无效[63]。确定疼痛的中心区域后，注射利多卡因局部麻醉皮下组织，然后手术切除皮下静脉。16 例患者中有 12 例（75%）表现出明显的镇痛效果和肢体功能的提高。

躯体和中枢轴索阻滞

臂丛神经阻滞

　　臂丛的躯体神经阻滞也可以阻断周围的传出性交感神经。躯体神经阻滞，尤其是涉及肩部时,也能够提高机体耐受物理治疗的能力,但关于这项介入方式用于治疗 CRPS 的现存研究很少。

例如,有一篇回顾性系列病例研究报道了对 CRPS 患者进行系列肌间沟阻滞的疗效。他们给患者每隔 1 天注射 1 次 0.125% 的丁哌卡因,总共注射 10 次。作者在随访中发现患者肢体的疼痛得到改善且肢体活动范围扩大。最后他们建议如果交感神经阻滞无效可以考虑这种方案[64]。一项评估持续丁哌卡因 SGB 和持续锁骨下阻滞治疗效果的随机对照试验也证实了这个建议。这项纳入了 33 例患者并随访 4 周的研究显示出每组都有类似的阳性结果(水肿和关节活动度)[65]。

硬膜外阻滞

持续硬膜外注射可以作为区域阻滞或靶向 SB 的替代方案。这项技术也具有药物选择多样化的优点,可应用多种靶向药物治疗,包括阿片制剂、氯胺酮、可乐定或其他佐剂,加入局部麻醉药物。CRPS 患者可以在门诊进行硬膜外阻滞,试验成功后在硬膜外置管以延长躯体或交感神经阻滞效果。已有文献报道这项技术能够有效控制 CRPS 患者的疼痛[66-73]。

有一项研究纳入了 37 例 CRPS 患者以确定该项技术成败的影响因素[72]。患者接受治疗团队提供的硬膜外置管后出院并由家庭护士密切监测。所有患者都参与了康复运动训练。如果有需要也提供针对个体化的心理干预。每 2~3 周康复医师随访 1 次。年龄和性别似乎并不影响结果,然而 CRPS 受累肢体的数目与硬膜外阻滞成功率呈反比。尽管作者认为大于一个肢体受累时产生的这种差异可以用更强烈的"上发条现象"(注:又称中枢敏化)来解释,但是中枢疼痛敏感性的抵抗、药物在硬膜外弥散的不一致性都在硬膜外治疗失败中扮演了重要的角色。而且,研究发现,治疗时间越长(8 周对 4 周),成功率越高,这表明剂量 - 时间依赖性对治疗的成功也起到了重要作用。最后,作者发现较早拔除硬膜外导管的原因要么是难以控制的副反应(顽固性恶心和瘙痒),要么是出现并发症(感染或导管移位),这使他们提出积极治疗副反应的建议以最大限度延长积极治疗的可能时间,希望这样能够提高这项治疗技术的成功率。

另一项研究评估了硬膜外注射可乐定的潜在治疗价值,并对 19 例应用其他治疗方案无效的 CRPS 患者平均注入 43 天。尽管发现硬膜外注入可乐定有明显的镇痛效果,但是研究证明它仅能够使慢性 CRPS 疼痛得到短时间的缓解,并且基于 VAS 轻微的降低,有可能产生长期的疗效。值得重视的是,较小剂量的可乐定(300mg)与较大剂量(700mg)相比,其在疼痛缓解和血流动力学改变方面效果类似,但是其镇静后遗症更轻[69]。

零星的几篇病例报道也支持硬膜外置管用于 CRPS 患者,但是值得注意的是,这些报道都是关于特殊情况(如围术期镇痛)或特定人群(如儿科患者)的。有一篇文献报道的是一位接受右侧根治性乳房切除术后出现上肢 CRPS 的 47 岁女性[71]。为了实现术后镇痛和对受累肢体进行康复治疗,研究者给患者安置了一个颈椎硬膜外导管,连续 5 天持续输注 0.125% 的丁哌卡因和 2.5mg/mL 的可乐定溶液。术后 24 小时内开始进行物理治疗,患者出院时疼痛缓解效果不错(>90% 的减轻)。患者术后没有任何并发症。而且,在随访时,患者对治疗效果很满意,报告了在受累肢体仅有轻微的不适并继续常规的康复治疗。另外一篇文献则是报道了一位有严重右上肢 CRPS 的 15 岁女孩,且其对药物治疗和星状神经节阻滞无效。她接受了 5 天的持续硬膜外止痛治疗,治疗后疼痛完全缓解。最后作者认为,在儿童时期,这种介入治疗的早期应用可能是治疗 CRPS 的合理选择[73]。

脊髓电刺激(SCS)

神经调节的作用

专家小组推荐用于 CRPS 的治疗性措施包括:药物治疗、心理治疗、康复疗法和介入性疼痛管理技术。治疗性介入术应该尽可能早地实施应用,否则会导致严重的后遗症[18]。在疼痛科医生可用的众多介入技术中,脊髓电刺激(SCS) 通常被认为是一种更具侵入性且价格昂贵的治疗,只有在其他简单治疗无效时才会被考虑,但也有文献支持它的早期应用[74-76]。

SCS 作用的主要机制被认为是应用了 Melzack 和 Wall 提出的经典疼痛门控理论。该理论认为较大的有髓鞘的快速感觉神经纤维可以激活抑制性中间神经元系统而产生外周竞争性抑制,从而限制小的较慢速度的痛觉伤害纤维将外周传入信号上传至中枢。根据这个理论,外周振动觉会比同时存在的痛觉刺激传导速度更快,抑制这些较小的痛觉纤维的信号传导,从而减少疼痛传入信号上传至脊髓上神经核[77,78]。而且,刺激大鼠的脊髓后角可以导致抑制性神经递质[如 γ - 氨基丁酸(GABA)]的释放增加和兴奋性神经递质(如谷氨酸)的释放减少[79,80]。也有学者提出了其他的理论来解释 SCS 的抗伤害效应,包括直接阻断神经元电流、抑制宽动力范围(WDR)或神经元过度兴奋的"趋同化"、激活脊髓 - 脑干 - 脊髓环路、激活与脊髓上行和下行的抑制痛觉通路有关的脊髓上神经元以及抑制脊髓上的和节段性交感性溢出[81-87]。考虑到所有这些 SCS 可能的机制都有证据支持,最有可能的机制为 SCS 是通过外周与中枢神经系统在多个水平进行复杂的相互作用而发挥作用的。

神经性疼痛与其他慢性疼痛状态一样,常常被认为通过 SCS 作用的神经环路和通道介导疼痛。例如,创伤性损伤发生的第 1 个小时,由伤害感受器引起的中枢敏化开始起作用,在其他传导通路中,这是由谷氨酸激活的 N - 甲基 - D - 天冬氨酸(NMDA)受体所介导,接着导致下游的 CNS 重构进而形成一种慢性疼痛状态[88]。这种神经性疼痛的发病机制通常被认为依赖于中枢敏化,而这种中枢敏化则涉及不同类型的神经核因与神经传导通路。比如,脊髓后角的躯体感觉神经元被敏化后会呈现出一种更频繁和自发性突触性活动[89]。最初(损伤后几个小时到几天),这一过程被认为是由继发于外周损伤的更频繁的脊髓后角谷氨酸释放所介导的[90]。已经有学者在大鼠神经性疼痛模型中研究 SCS 对疼痛感受的抑制效果;他们的研究结果认为这一过程大部分是由脊髓后角谷氨酸的局部高浓度释放所致[91]。

由于创伤后神经性疼痛的发病机理存在一过性成分,因此有人提出早期的 SCS 干预可以改善预后,包括预防中枢敏化过程发生或产生可逆性改变。在 Seltzer 损伤的大鼠动物模型中,与损伤后 16 天进行 SCS 相比,损伤后 24 小时内进行 SCS,神经性疼痛的发病率更低[74]。然而临床实践中,在损伤最初发生的几天内诊断出 CRPS 并用 SCS 对患者进行治疗是很难甚至是不可能的事情。这是由于 CRPS 症状出现较晚而且较晚才能做出诊断,通常延长至 CRPS 发生后的几个月或几年[92]。然而也有病例报道了在 CRPS 发生的第 1 年里植入 SCS 可以取得良好的效果[92-94]。

技术

SCS 植入分两步。第一步,患者先进行为期几天的临时电极 SCS,有时会持续一周的时间。如果试验成功,患者将成为永久性 SCS 植入的候选人。尽管根据试验目的和研究设计,试验成功常定义为疼痛得分降低至少 50%,然而患者的满意度和个人倾向可能会发挥更重要的作用。当然,患者的选择最为重要,而且患者个体化的期望值也在 SCS 治疗成功与否中起重要作用[95,96]。

手术操作过程中,患者取俯卧位,可预防性给予抗生素。进行皮肤准备和铺单,然后使用局部麻醉药物进行大量麻醉。接着在直接透视下,将一个 Tuohy 针直接刺入硬膜外。通过这个 Tuohy 针将 SCS 电极向前送,直至针尖到达相应水平,即上肢 CRPS 的患者为 C4,累及胸腹的患者为 T3~T8,下肢 CRPS 的患者为 T12。电极放置在期望的脊髓水平后,开始刺激并在患者实时反馈下调节刺激强度,通常目标为患者自诉在疼痛区域重叠有感觉异常(图 6.4)。

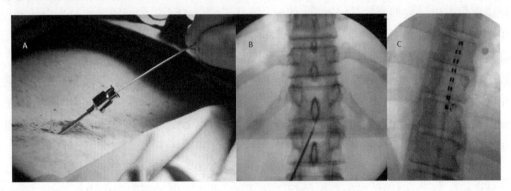

图 6.4 为 CRPS 患者植入 SCS 过程。(A)患者取俯卧位,电极片通过一个 Tuohy 针导入。(B)C 臂机前后位成像显示电极尖端凸出穿过 Tuohy 针。(C)确定针尖位置到达 T7 水平后退出 Tuohy 针。

通常会在对侧硬膜外相应位置重复该操作,即放置第二根 Tuohy 针和电极。成功放置好电极后,调整刺激参数直到达到满意强度为止,将针退出,然后把电极与外部刺激器相连(试验阶段),鼓励患者进行日常活动。

将成功的试验电极转变成永久刺激器是一个非常简单的过程,但是却需要额外手术制造两个囊袋:一个用于固定和盘绕电极头;另一个用于放置可植入式脉冲发生器。通常在中线切开皮肤并做个小囊袋将电极线头盘绕在内,这可为硬膜外电极有效刺激部分提供松弛的空间,去除张力。线头延伸部分通过皮下隧道到达另一个囊袋,即内置脉冲发生器,电极与之连接并固定。这个内置发生器可能被安置在下腹部或上臀部——上臀部常用于特殊患者。然后缝合皮肤,让患者出院回家并适当随访。

证据

在大多数情况下,用于 CRPS 治疗的 SCS 技术通常在治疗过程后期才被考虑。传统上,是否应用这项技术与它介入过程的侵入性和操作费用昂贵有关,但是也有学者开始支持在 CRPS 治疗早期使用 SCS[97-101]。最近一篇关于 SCS 用于慢性神经性疼痛或缺血性疼痛的临床和成本效益研究的综述指出这项治疗可以有效减轻 CRPS Ⅰ 型患者的慢性神经性疼痛[102]。另一篇系统综述报道 SCS 对于 CRPS Ⅰ 型患者是一项兼具临床有效性和经济节约性的治疗(A 级证据),而对于 CRPS Ⅱ 型患者也具有临床有效性(D 级证据)[103]。

到目前为止,只有一项随机对照试验评估了 SCS 对 CRPS 患者的治疗有效性,最初涵盖了为期 2 年的随访结果,这项研究是 SCS 用于 CRPS 患者的可获得的最高级证据。这项试验比较了 SCS 联合物理治疗(SCS - PT) 与单纯物理治疗对难治性 CRPS Ⅰ 型患者的治疗效果[104]。有 36 例患者被随机分配至 SCS - PT 组,其中有 12 例患者试验性 SCS 失败,剩余的 24 例患者被置入了永久性的 SCS。在 6 个月时,SCS - PT 组患者的 VAS 疼痛评分和健康相关性生活质量都明显提高,随访 2 年的结果也类似。值得注意的是,24 例置入永久性 SCS 的患者中有 9 例(38%)在 2 年内出现了需要手术处理的并发症[95,101]。随后 5 年的随访结果揭示了之前两组的明显差异不复存在,但是 SCS - PT 组患者都对治疗结果满意并表示为了产生类似的结果他们愿意再经历一次该操作[105]。在此试验之后,有学者调查了 SCS 成功与否的预测因素,发现轻触即可诱发的异常性疼痛为 SCS 后 1 年成功与否的负面预测指征[106]。

尽管存在关于 SCS 用于 CRPS 治疗的其他数据,但是证据质量常常受限于较差的研究设计和较小的样本量。从非随机的前瞻性观察研究或开放标记设计试验到回顾性跟踪综述和病例报道,这些证据通常都支持 SCS 能有效用于 CRPS,指出这项技术在未来存在巨大研究潜力和临床应用价值[25,76,92,99,100,107,108]。

值得注意的是,这些研究报道也有许多独特的发现。一篇回顾性综述报道,10 名 CRPS 病程有 5 ~ 12 个月的军人接受了 SCS 治疗,研究发现患者们不仅减少了口服吗啡的剂量,而且其中有 6 名军人返回了积极的军队工作状态(需要高于常人体力活动强度的功能状态)[100]。在另外一项研究中,Forouzanfar 等研究了 36 例 CRPS Ⅰ 型患者接受颈部或腰部 SCS 治疗后的长期效果,研究发现颈部和腰部 SCS 组患者的止痛效果无明显统计学差异,而且两组患者在随访 6 个月、1 年和 2 年时疼痛强度都明显降低[99]。Kumar 等在比较上肢和下肢 CRPS 患者使用 SCS 治疗效果的随访研究中发现了类似的现象[76]。在一项研究中,SCS 能够诱发病程超过 1 年且合并 SMP 的 CRPS 患者的血管舒缩,增加患肢的血流[109]。但当 SCS 用于与交感神经无关性疼痛的 CRPS 患者时,则未发现这种血管效应[110]。

尽管传统的 SCS 在使用范围、技术、功能性方面快速进步，并通过研究和多样性的临床实践而应用广泛，但是背根神经节（DRG）刺激最近已经出现并成为治疗 CRPS 的一个潜在治疗选择。Deer 等的一项关于 DRG 刺激用于 CRPS 患者的探索性研究结果显示，9例患者中有 8 例出现疼痛减轻，7 例患者减少了药物用量[111]。尽管随后的病例报道和观察性研究支持这些阳性结果，但是仍然需要很多研究来阐明 DRG 刺激用于 CRPS 治疗的安全性和有效性[112,113]。值得注意的是，Van Buyten 报道下肢疼痛 - 感觉异常程度得到非常好的改善，并与使用改良的 DRG 神经调节系统有关，其刺激位置很难用传统的 SCS来定位[113]。类似地，Liem 等报道了 DRG 刺激具有良好的安全性和有效性，这项多中心的研究纳入了更广泛的慢性疼痛患者[114]。

2007 年的欧洲神经学会联盟报告指出，中等证据支持 SCS 能有效用于 CRPS Ⅰ 型患者，但是缺乏用于 CRPS Ⅱ 型患者的证据，所以冠以"非结论性"推荐[115]。最近，2014 年的神经调节适当共识委员会指南推荐，如果 CRPS 患者对更保守的措施无反应，可以对 3个月或者更长病程的 CRPS 患者进行 SCS 的植入[116]。尽管有学者主张保守治疗，提倡对非侵入性治疗或交感神经阻滞疗效不佳的患者以及神经阻滞治疗无效的患者应用 SCS需保持谨慎，但是另外有学者指出，已有证据证明 SCS 治疗有效得益于早期植入[75,76,116]。

外周神经电刺激（pNS）

文献中报道的像外周神经电刺激（pNS）这样的侵入性治疗主要是病例报道或系列病例研究，而 pNS 包括植入程序可控制的发生器和外周神经电极。一项系列病例研究显示6 例 CRPS 患者对 pNS 和 SCS 反应良好[97]。在另外一项系列研究中，32 例疼痛症状完全或主要分布于一根主要的外周神经支配区的患者进行了板式电极试验，之后有 30 例患者在受累神经上安装了永久性 pNS。其中 63% 的患者报道有"良好"或"较好"的疼痛缓解，有 20% 的患者出现功能改善并能够重返工作岗位进行部分或全部工作[98]。第三个系列病例研究报道了研究人员在 38 例患者的外周神经疼痛分布区域植入了 41 个 pNS。pNS 植入后，超过 60% 的患者出现 50% 以上的明显疼痛缓解[117]。

然而，这种介入技术仅能用于疼痛位于外周神经支配区的患者，意识到这一点很重要，因此 pNS 治疗不太适合大部分的 CRPS Ⅰ 型患者。欧洲神经学会联盟建立的工作小组评价了所有神经调节技术的证据并制定了相关推荐，经评价，植入式外周电刺激作为确定性治疗措施的证据不足[115]。

植入式鞘内泵

使用植入式用药系统的鞘内（IT）疗法是一种侵入性疼痛管理技术，因此它是一些CRPS 患者的最后治疗手段，这些患者的情况包括对其他治疗方案顽固抵抗或不能耐受全身治疗的副反应。它也适用于存在痉挛状态、挛缩、肌张力障碍或其他需要姑息疗法的患者。

导管安放在合适的位置尤为重要,因为这种方法依赖于靶向药物运送,直接进入脑脊液。毋庸置疑,一旦到达合适位置,那么仔细稳固导管的位置以使移动程度最小化并使长期疗效最大化几乎同等重要。FDA 已提出有少量药物可用于 IT 泵。这些药物包括治疗疼痛的吗啡和齐考诺肽,以及治疗痉挛的巴氯芬。药物如氢化吗啡酮、可乐定、丁哌卡因、芬太尼、舒芬太尼、氯胺酮和咪达唑仑已经用于超适应证的临床和研究中。

技术

在许多方面,IT 导管 - 泵的安置与 SCS 植入类似,但是需要比 SCS 植入更深度的麻醉。患者常常取俯卧位或侧卧位,然后进行手术准备和铺巾,接着在透视下通过引导针放入鞘内导管,过程类似于 SCS 电极的安放。一旦透视下确定了位置,导管通过皮下隧道连至手术制作的囊袋,该囊袋用于容纳鞘内泵和储药盒,通常位于下腹部或上臀部。这也类似于 SCS 的安置过程(图 6.5)。

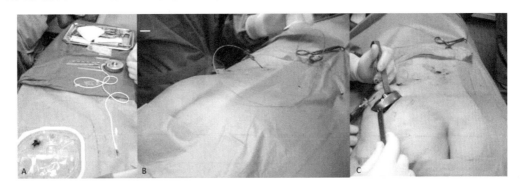

图 6.5 IT 泵安置过程。(A) IT 导管 - 泵设备盒。(B) 通过引导针安放导管。(C) 手术制作用于容纳 IT 泵和储药盒的囊袋。

证据

目前仍缺乏关于应用 IT 治疗 CRPS 患者的高质量数据。最高级证据来自一些发表于 1994—2013 年间的系列病例研究,然而这些研究在药物选择、实验设计和报告的并发症方面有所不同[118-123]。Kanoff 描述了在 2 ~ 44 个月的随访过程中,15 例接受 IT 吗啡治疗的慢性疼痛患者(5 例为 CRPS 患者)中有 11 例治疗成功,值得注意的是,随着时间的推移,吗啡的剂量会增加[118]。CRPS 相关性肌张力障碍患者经 IT 巴氯芬治疗后(剂量为每天 25 ~ 450mg)的结果虽然混杂,但总体有效[121-123]。Goto 等描述了一个关于 IT 巴氯芬治疗联合 SCS 疗法用于合并有肌张力障碍的难治性 CRPS 患者的系列病例,发现 SCS 联合 IT 巴氯芬能在一定程度上减少难治性 CRPS 患者的运动障碍和疼痛强度[116]。另外一篇系列病例报道了 2 例之前应用 IT 吗啡治疗无效的患者接受 IT 巴氯芬治疗后,效果良好。值得注意的是,1 例患者需要额外的 IT 可乐定治疗,因为他不能很好地耐受单独的 IT 巴氯芬治疗[124]。类似地,van Rijn 等的研究报道了 89 个不良事件,其中 19 个为巴氯芬相关的并发症,52 个为继发于导管泵系统的障碍,而剩余 18 个原因不明[122]。

　　Lundborg 等描述了 3 例 CRPS 患者的系列病例。这些患者接受了 IT 丁哌卡因联合或不联合 IT 丁苯诺啡治疗,值得注意的是,尽管患者的顽固性疼痛得到了一定程度的缓解,但是这种治疗方式并不能阻止 CRPS 的进程,也没有明显改变 CRPS 相关的症状和体征[123]。因此,Lundborg 等强调 IT 丁哌卡因疗法不能代替任何已确立的 CRPS 的治疗,尤其是存在这些治疗有效的证据时。

　　最后,在治疗 CRPS 上,IT 齐考诺肽已表现出一定的应用前景。作为一种选择性 N 型电压门控钙离子通道阻断剂,它可以减少兴奋性神经递质的释放,如 P 物质、降钙素基因相关多肽和谷氨酸,从而对脊髓和大脑的疼痛传导通路产生抑制,继而导致疼痛消失。Kapural 等描述了一个使用 IT 齐考诺肽治疗 7 例 CRPS 患者的系列病例,患者的疗程平均为 3.1 年,有 5 例患者临床症状得到很大改善,其中有 2 例患者 CRPS 相关性疼痛消失后能够停止使用 IT 齐考诺肽[119]。一项儿科 CRPS 的病例报告描述了 IT 齐考诺肽缓慢加量至 24mg/d 的剂量后能产生有效治疗作用,这也支持了上述系列病例的研究结果[125]。

背根传入区域(DREZ)

　　毁损性治疗如背根传入区域(DREZ)毁损可作为棘手的严重疼痛患者的一项治疗选择,但是不能作为 CRPS 的一线治疗选择[126]。这个手术在背根传入区域进行毁损性损伤,也称之为选择性背根神经切除术[127]。这项技术也有报道采用 RF 技术作用于神经核的尾部[128]。这是严重的难治性 CRPS 患者的一种治疗选择,但这种技术可能产生不可逆的损伤,而且会导致严重的并发症,如肢体共济失调和无力[129]。

　　尽管没有大样本的随机试验可以用来确定 DREZ 治疗的有效性,但是多项病例报道概述了 DREZ 毁损术后的成功结果。一项报道描述了两例钝性损伤导致右手难治性 CRPS 的病例:一例是 12 岁男孩,另一例是 35 岁女性患者[129]。在进行 DREZ 毁损术之前,他们尝试过各种介入治疗,包括 SGB、经皮神经电刺激、IT 吗啡泵联合口服阿片类药物和 pNS,但是效果不佳。在 60 个月的随访时间内,12 岁男孩的疼痛完全缓解而且没有复发。35 岁女性患者的疼痛缓解持续到第 6 个月,之后她要求心理支持,随后通过使用普瑞巴林和利哌酮,又获得部分满意的疼痛控制(VAS=4)。2 例病例都发生了短暂性的同侧下肢共济失调,但是大约 3 个月内均恢复。

脑深部电刺激(DBS)

　　脑深部电刺激(DBS)已经开展用于各种脑部作用靶点,脑部刺激靶点包括导水管周围灰质、脑室旁灰质、腹后外侧核、腹后内侧核和内囊,在特定人群中每个部位的脑刺激都能有效缓解疼痛。然而,需要记住的是,这项神经手术操作需要辨别作用靶区,通常在手术室里,在操作开始前使用立体定向方式进行电生理监测以确定最佳靶点。一旦手术植入者对正确的靶点满意,接着就会进行试验性刺激并放置永久电极。

总的来说,已有综述文献证明 DBS 可以考虑用于包括顽固的伤害感受性疼痛和(或)神经病理性疼痛的情况,研究显示有 30%~40% 患者的顽固性神经病理性疼痛得到了足够的控制[130]。暂时还没有足够的研究评价 DBS 对疼痛的治疗效果,并且到目前为止,也没有 DBS 用于 CRPS 患者的报道。而且如果考虑这个治疗方案(更细节的讨论见第 9 章:治疗技术的未来研究与进展),那么有一件事情必须考虑在内,即这项技术已经导致了包括死亡在内的一些严重并发症的发生[130,131]。

运动皮层刺激(MCS)

运动皮层刺激为 CRPS 疼痛治疗提供了早期有前景的结果。硬膜外运动皮层刺激,也被用于治疗中枢性疼痛,它比 DBS 更安全、侵入性更小、操作技术更简单[132]。尽管中枢性疼痛症状是经典的 MCS 治疗指征,但是 CRPS 患者也可以用这种方法进行治疗。虽然尚不清楚 MCS 产生镇痛效果的确切机制,但是通常认为初级运动区和初级感觉区间的交互联系发挥了重要作用。一般认为,MCS 是通过修复在正常情况下初级感觉神经元周围的抑制区域发挥作用的,而病理情况下这个区域会由于传入减少而丢失。

技术

为了进行这项治疗,在植入前和试验进行过程中让患者坚持记录良好的疼痛日记尤为重要。因为患者在试验中不能觉察到感觉的变化,因此坚持正确的记录对确定试验成功与否至关重要。

运动皮层刺激的手术方法在很多方面都与脑深部电刺激不同。首先,要想进入颅内到达运动皮层需要开颅手术而非头颅钻孔[133,134]。这通常是在局麻或全麻下进行的[135-138]。手术过程通常需要使用神经导航和薄层 MRI 成像,但是这两个方法的作用并不相同。使用功能 MRI 成像是为了确定狭窄的与疼痛相关的运动区域,而术中神经导航使用电生理方法用于无框式定位中央前回和中央沟[136,139,140]。

神经导航是指用硬膜外网格电极记录大脑皮层表面电活动。刺激后,可以看到负向偏转波形,在中央沟波形由负向波翻转成正向波,这个现象被称为位相反转。一旦确定目标脑区,无论有无预试验,关闭颅骨,电极线向外与脉冲发生器相连。过去电极的安放位置多种多样,目前对于电极的安放位置仍无绝对建议。

脑深部电刺激几乎每次都需要进行试验性刺激,但运动皮层刺激却与之不同,它并不需要每次都进行试验性刺激。尽管试验性刺激的益处在于可以预测植入是否成功,但是理想的试验性刺激周期尚不清楚,并存在争议,因为这种方法的镇痛效果开始出现和达到巅峰的时间常常会延迟到术后 2 周以上。这个时间超过了大部分 MCS 试验的周期[130,131]。Raslan 等曾建议试验性刺激应该延长至 6 个月以优化永久性植入的结果,但意识到延长试验时间将会增加感染风险[141]。而且,还需要注意的是,各个文献中的刺激参数变化极大,脉宽范围为 60~450ms,频率范围为 5~130Hz,电压范围为 0.5~10V[142]。

在首次用于疼痛治疗的报道中,运动皮层刺激使用的是脊髓电刺激器的板式电极[143,144]。最近开始试验一种八极电极,但是电极设计和优化仍然是一个广阔的研究和开发领域[145]。不管是什么类型的电极,大部分的电极都是缝合在目标区域的硬膜外[130,131]。然而,有学者把电极固定在硬膜下的大脑纵裂或中央沟的位置,试图对特定微小的目标区域达到皮层刺激最大化[146-148]。

证据

不幸的是,现在仍缺乏关于这项技术用于 CRPS 治疗的强力证据。到目前为止,有 10 例 CRPS 患者接受了 MCS 治疗,除了 1 例患者试验性刺激失败以外,其余患者都证明治疗有效[149-152]。早在 2003 年就有文献描述了 MCS 用于治疗偏身异常性疼痛的 CRPS Ⅱ 型患者的成功案例,在 2008 年和 2009 年有 2 项随机盲法交叉性研究描述了 MCS 在神经性疼痛、CRPS Ⅰ 型和 CRPS Ⅱ 型患者中的应用。这两项研究总共纳入了 7 例 CRPS 患者。到目前为止,这 2 项随机试验提供了 MCS 治疗 CRPS 的最高级证据。在其中一项试验中,2 例患者全部成功实现了持续的镇痛效果;而在另外一项试验中,5 例患者中有 4 例 MCS 试验成功并接受了永久性的植入以持续缓解疼痛[149,151]。在此之后,2011 年的另一项研究报道 MCS 成功治疗了 2 例 CRPS Ⅰ 型患者。在植入后的第 27 个月和第 36 个月,患者仍然保留持续性的疼痛缓解,而且运动功能、异常性疼痛、感觉过敏和交感神经体征都得到了改善[152]。

Velasco 等报道了一些其他重要的发现[151]。首先,如果撕裂性损伤是 CRPS 的原因(如,臂丛撕裂),那么 MCS 成功与否似乎与撕裂性损伤和运动障碍程度相关。患者的运动功能部分或全部保留且无痛性麻木或瘫痪时,MCS 可以产生有效的镇痛作用并缓解感觉和交感神经体征。对于那些有肢体瘫痪和(或)麻木的患者,MCS 在去神经支配区域对镇痛和改善交感神经体征方面无效。这个现象可见于一个病例报告,这名患者由于臂丛撕裂性损伤而出现拇指和食指的瘫痪,同时发现上肢的其他区域表现出 CRPS 病理改变。在这个病例中,MCS 对保留运动功能的区域治疗有效,而对该患者失去神经支配的拇指和食指无效。

鉴于 MCS 的侵入性和试验性刺激时间的难度,以及选择合适患者纳入标准的欠缺,我们应更多应关注怎样预测 MCS 对患者是否有效。其中一个可能的工具是重复性经颅磁刺激(rTMS)。

一项前瞻性随机试验比较了活性 rTMS 和假性 rTMS(不排除 CRPS 患者)的效果,33 例对活性 rTMS 有反应的患者中有 79% 的患者对 MCS 也反应良好。尽管 rTMS 有效可以预测 MCS 的阳性结果,但是 rTMS 无效却不能有力预测 MCS 失败,因此,在排除不适合 MCS 治疗的患者方面其价值不大[153]。

重复性经颅磁刺激(rTMS)

重复性经颅磁刺激(rTMS)是指用电磁诱发或诱导特定部位神经元运动的亚阈值。

这项相对较新的技术已经用于治疗 CRPS 病理情况中的疼痛和心理成分,更详细的讨论参见第9章(治疗技术的未来研究与进展)。rTMS 治疗有效的证据逐渐增加,包括 2 项总共纳入 33 例 CRPS 患者的随机对照试验,这两项研究在逻辑学和刺激参数上的差别反映了整个医学界对这项技术的逐步理解并暗示这项有待优化的镇痛技术具有巨大潜力[22,154-159]。值得注意的是,rTMS 已经被研究作为 MCS 手术植入成功与否的一个非侵入性预测工具,不仅可用于 CRPS,也可用于其他疼痛的治疗[153,160]。

直流电刺激(DCS)

这项神经调节技术是以非侵入性的方式通过单向或双向直流电穿过皮肤刺激,这两个方向为:经颅或经脊髓。经颅的方式被称为 tDCS,经脊髓的被称为 sDCS。这个方法使用弱电流对上行或下行的脊髓疼痛传导通路产生抑制作用。尽管其极具潜在使用价值,但是它是一种用于治疗 CRPS 的新方法,未来研究需要评估治疗结果,以及对各型 CRPS 患者的治疗效果,以明确该治疗对哪类 CRPS 有最好的治疗效果。

介入治疗并发症

无论是用于 CRPS 还是用于其他适应证,没有哪个措施可以避免发生并发症。尽管有许多可用于 CRPS 治疗的介入措施,或许最常见的还是 SB。对丁交感神经节毁损术,Stanton-Hicks 等在其综述中指出,SB 的并发症会因作用位置、治疗方法和所用药物的不同而明显不同[161]。

尽管某些 SB 操作具有侵入性,但是这篇综述中却没有严重并发症的报道。这说明今后有必要更全面地报道副反应。比起报道副反应,关于各种镇痛介入方法的文献趋向于更细致地定义和评估疼痛缓解程度和相关结果。以下部分将会描述各种介入治疗可能出现的并发症。

SGB 并发症

已有文献报道了 SGB 后可能出现的严重并发症,其中最重要的是由于疏忽将药物注入蛛网膜下腔或椎动脉、颈动脉,所有这些并发症都可能危及生命。这就需要进行血流动力学和 ECG 监测,并在手术操作前强制性开放静脉通路[162]。

较常见的副反应是 Horner 征,这是由于局部麻醉药物弥散至颈交感干导致的。药物弥散至喉返神经可发生声音嘶哑。肺部塌陷或刺入邻近组织(如食管)是 SGB 其他并发症之一[29]。

LSB 并发症

直立性低血压是 LSB 后可能发生的一个不良反应,通常是由于腰交感神经节阻滞后下肢血管扩张所致。其他可能发生的并发症是损伤生殖股神经(最常见)、股外侧皮神经或髂腹股沟神经,尤其是在计划进行神经溶解或永久性损毁的操作时应当考虑到这个并发症[163,164]。

毁损手术并发症

尽管毁损手术总体上是安全的,但患者也可发生损毁后疼痛的情况,有时这种疼痛会比原来的疼痛还剧烈。由于治疗有效的证据较弱以及可能出现严重的并发症,需谨慎选择这种自主神经结构毁损性手术用于 CRPS 的治疗。

硬膜外注药并发症

硬膜外置管后其中一个最常见的问题就是硬膜穿刺后头痛,但是这个问题可以通过口服止痛药、休息、饮用含咖啡因的饮品、硬膜外血补片得以解决。其他已报道的并发症有导管插入位置感染、导管或泵失效以及硬膜外脓肿(较罕见)[98]。

IT 注药并发症

尽管 IT 泵注药的并发症不常发生,但是仍然有文献报道,如感染、导管或泵系统失效、硬膜穿刺后头痛、药物过量以及鞘内肉芽肿形成(鞘内肉芽肿可能会压迫脊髓)[165]。

SCS 并发症

电极移位或植入脉冲发生器囊袋处疼痛是 SCS 常见的并发症,通常这种情况需要再次手术[101]。脑膜炎是可能危及生命的并发症,但是很少发生。其他的不良反应见于34% 的 SCS 患者,包括感染、硬膜刺破、刺激器所处区域的疼痛、设备失效,以及除了更换电池或移除设备以外的修复性操作[166]。一项来自美国的多中心回顾性研究报道了 SCS 的集中经验,发现由于不能持续缓解疼痛,有 15% 的设备系统被移除[96]。

在一项回顾性研究中,有 160 例患者接受了 SCS 植入手术并随访 10 年,文章记录了明显较低的并发症发生率,感染的发生率为 4.4%、皮下积液为 3.1%,然而没有神经损伤和死亡发生的报道[104]。另外一篇文章对过去 20 年间 SCS 的安全性和有效性做了深入全面的总结分析[167]。在这项研究中,作者评估了 2972 个病例,所观察到的生物性并发症及发生率如下:(3.4%),皮肤破溃(0.03%)、血肿(0.3%)、脑脊液(CSF)漏(0.3%)、过敏反应(0.1%)和瘫痪(0.03%)。在另外一篇关于椎板切开术后板式电极植入相关并发症的综述中,并发症的发生率为:大部分运动障碍(0.25%)、小部分运动障碍(0.14%)、感觉缺陷(0.10%)、CSF 漏(0.047%)和自主神经改变(0.013%)[168]。作者认为,这种较小的并发症发生率在未来可以进一步降低,可考虑的方案包括提高手术操作的安全性(如合适的术前成像以排除椎管狭窄)、仔细随访患者和处理并发症。

pNS 并发症

一些与 pNS 设备设计相关的并发症通常需要再手术处理,主要包括电极移位(33%),以及需要更换电极位置(11%)。还有一些与手术技术相关的并发症,如感染,其发生率高达 15%[169]。

臂丛神经阻滞的并发症

尽管很罕见,臂丛神经阻滞后最常见的并发症是导管在皮肤切口处感染、一过性瘫痪、同侧部分运动或感觉障碍。有意思的是,有一篇病例报告报道了在肌间沟阻滞的围术期后发生了 CRPS[170]。

MCS 并发症

尽管大部分研究报道该治疗没有或很少有并发症,但其实还是有严重的并发症发生。癫痫(12%)、颅内出血(2.5%)、感染(5.7%)以及一过性和永久性的神经功能缺陷都有报道[132,134,140,171-174]。癫痫是最常见的不良反应(0%~41%),可发生于治疗的任何时间,包括植入手术过程中、刺激器程序设定和再调整过程中或慢性刺激后[130]。

一篇病例报告报道了下调脉冲发生器的刺激强度后,一过性的面瘫和言语障碍得以改善[175]。值得注意的是,与其他植入式设备一样,运动皮层电刺激的作用效果会随时间推移而减弱,或因激发事件如创伤性电极移位而停止,这也可被认为是这种治疗的后续并发症。

总 结

—大部分的 CRPS 介入治疗结果都缺乏高质量证据,包括短期和长期的有效性以及并发症。

—尽管以前这些介入性治疗对于有严重疼痛且对药物和物理治疗无效的 CRPS 患者来说属于保留方案,但是也有些证据建议早期介入治疗可能会改善结果。

—对于 SMP 症状效果预测,可以进行星状神经节或腰交感神经系统阻滞。

—对于经诊断性阻滞后疼痛缓解至少 50% 的患者,星状神经节或腰交感神经节射频消融可能是合适的选择。

—对患者进行多学科评估后可以使用 SCS。

—躯体臂丛神经阻滞、硬膜外镇痛法、pNS 可考虑用于特定患者,但一般不推荐作为一线治疗方案。

—对于一些顽固抵抗其他所有治疗的 CRPS 患者,可以考虑使用 IT 治疗、脑深部电刺激或运动皮层刺激以及 DREZ 毁损术,但是有发生严重并发症的可能,因此每位医生在选择这些治疗方案时需要谨慎考虑。

参考文献

[1] Perez R. S., et al. Evidence based guidelines for complex regional pain syndrome type 1. *BMC Neurol*, 2010. 10:20.

[2] O' Connell N. E.,et al. Interventions for treating pain and disability in adults with complex regional pain syndrome. *Cochrane Database Syst Rev*, 2013. 4:CDO09416.

[3] Merskey H., N. Bogduk. International Association for the Study of Pain. Task Force on Taxonomy. *Classification of chronic pain: descriptions of chronic pain syndromes and definitions of pain terms*. 2nd ed. 1994, Seattle:IASP Press. xvi, 222.

[4] Harden R. N.,et al. Complex regional pain syndrome:are the IASP diagnostic criteria valid and sufficiently comprehensive? *Pain*,1999. 83(2):211 − 219.

[5] Inhofe P. D., C. A. Garcia-Moral. Reflex sympathetic dystrophy. A review of the literature and a long-term outcome study. *Orthop Rev*, 1994. 23(8):655 − 661.

[6] Krames E. Spinal Cord Stimulation: Indications, Mechanism of Action, and Efficacy. *Curr Rev Pain*, 1999. 3(6):419 − 426.

[7] Krames E., et al. Rethinking algorithms of pain care:the use of the S. A. F. E. principles. *Pain Med*, 2009. 10(1):1 − 5.

[8] Dworkin R. H.,et al. Interventional management of neuropathic pain: NeuPSIG recommendations. *Pain*, 2013. 154(11):2249 − 2261.

[9] Nelson D. V., B. R. Stacey. Interventional therapies in the management of complex regional pain syndrome. *Clin J Pain*,2006. 22(5):438 − 442.

[10] Dunningham T. H. The treatment of Sudeck's atrophy in the upper limb by sympathetic blockade. *Injury*, 1980. 12(2):139 − 144.

[11] Stanton-Hicks M.,et al. Reflex sympathetic dystrophy: changing concepts and taxonomy. *Pain*, 1995. 63(1):127 − 133.

[12] Krames E.,et al. Implementing the SAFE Principles for the Development of Pain Medicine Therapeutic Algorithms That Include Neuromodulation Techniques. *Neuromodulation*, 2009. 12(2):104 − 113.

[13] Poree L.,et al. Spinal cord stimulation as treatment for complex regional pain syndrome should be considered earlier than last resort therapy. *Neuromodulation*,2013. 16(2):125 − 141.

[14] Jorum E., et al. Catecholamine-induced excitation of nociceptors in sympathetically maintained pain. *Pain*, 2007. 127(3):296 − 301.

[15] Raja S. N.,et al. Systemic alpha-adrenergic blockade with phentolamine:a diagnostic test for sympathetically maintained pain. *Anesthesiology*, 1991.74(4):691 − 698.

[16] Cepeda M. S., D. B. Carr, J. Lau. Local anesthetic sympathetic blockade for complex regional pain syndrome. *Cochrane Database Syst Rev*, 2005(4):CDO04598.

[17] Perez R. S., et al. Treatment of reflex sympathetic dystrophy (CRPS type 1):a research synthesis of 21 randomized clinical trials. *J Pain Symptom Manage*, 2001. 21(6):511 − 526.

[18] Stanton-Hicks M. D., et al. An updated interdisciplinary clinical pathway for CRPS: report of an expert

panel. *Pain Pract*, 2002. 2(1) :1 – 16.

[19] Forouzanfar T. ,et al. Treatment of complex regional pain syndrome type 1. *Eur J Pain*,2002. 6(2) :105 – 122.

[20] Cepeda M. S. , J. Lau, D. B. Carr. Defining the therapeutic role of local anesthetic sympathetic blockade in complex regional pain syndrome:a narrative and systematic review. *Clin J Pain*,2002. 18(4) :216 – 233.

[21] van Eijs F. ,et al. Evidence-based interventional pain medicine according to clinical diagnoses. 16. Complex regional pain syndrome. *Pain Pract*, 2011 . 11(1) :70 – 87.

[22] Schwenkreis P. , et al. Bilateral motor cortex disinhibition in complex regional pain syndrome (CRPS) type Ⅰ of the hand. *Neurology*, 2003 . 61(4) :515 – 519.

[23] Hartrick C. T. ,J. P. Kovan, P. Naismith. Outcome prediction following sympathetic block for complex regional pain syndrome. *Pain Pract*, 2004. 4(3) :222 – 228.

[24] Dellemijn P. L. ,et al. The interpretation of pain relief and sensory changes following sympathetic blockade. *Brain*, 1994. 117(Pt 6) :1475 – 1487.

[25] van Eij s F. , et al. Predictors of pain relieving response to sympathetic blockade in complex regional pain syndrome type 1. *Anesthesiology*, 2012. 116(1) :113 – 121.

[26] Hogan Q. H. ,et al. Success rates in producing sympathetic blockade by paratracheal injection. *Clin J Pain*,1994. 10(2) :139 – 145.

[27] Abdi S. , et al. A new and easy technique to block the stellate ganglion. *Pain Physician*,2004. 7(3) :327 – 331.

[28] Erickson S. J. , Q. H. Hogan. CT-guided injection of the stellate ganglion: description of technique and efficacy of sympathetic blockade. *Radiology*, 1993. 188(3) :707 – 709.

[29] Narouze S. , A. Vydyanathan, N. Patel. Ultrasound-guided stellate ganglion block successfully prevented esophageal puncture. *Pain Physician*, 2007. 10(6) :747 – 752.

[30] Yucel I. ,et al. Complex regional pain syndrome type Ⅰ :efficacy of stellate ganglion blockade. *J Orthop Traumatol*, 2009. 10(4) :179 – 183.

[31] Ackerman W. E. , J. M. Zhang. Efficacy of stellate ganglion blockade for the management of type 1 complex regional pain syndrome. *South Med J*, 2006. 99(10) :1084 – 1088.

[32] Roy C. , N. Chatterjee. Radiofrequency ablation of stellate ganglion in a patient with complex regional pain syndrome. *Saudi J Anaesth*, 2014. 8(3) :408 – 411.

[33] Kastler A. ,et al. CT-guided stellate ganglion blockade vs. radiofrequency neurolysis in the management of refractory type Ⅰ complex regional pain syndrome of the upper limb. *Eur Radiol*, 2013 . 23(5) :1316 – 1322.

[34] Yoo S. D. , et al. Efficacy of ultrasonography guided stellate ganglion blockade in the stroke patients with complex regional pain syndrome. *Ann Rehabil Med*, 2012. 36(5) :633 – 639.

[35] Skaebuland C. , G. Racz. Indications and Technique of Thoracic(2) and Thoracic(3) Neurolysis. *Curr Rev Pain*,1999. 3(5) :400 – 405.

[36] Wilkinson H. A. Percutaneous radiofrequency upper thoracic sympathectomy. *Neurosurgery*, 1996. 38 (4) :715 – 725.

[37] Wilkinson H. A. Radiofrequency percutaneous upper-thoracic sympathectomy. Technique and review of

indications. *N Engl J Med*, 1984. 311(1):34 – 36.

[38] Chen C. K.,et al. Percutaneous t2 and t3 radiofrequency sympathectomy for complex regional pain syndrome secondary to brachial plexus injury: a case series. *Korean J Pain*,2013.26(4):401 – 405.

[39] de Oliveira Rocha R.,et al. Thoracic sympathetic block for the treatment of complex regional pain syndrome type I :A double-blind randomized controlled study. *Pain*, 2014. 155(11):2274 – 2281.

[40] Redman D. R.,P. N. Robinson, M. A. Al-Kutoubi. Computerised tomography guided lumbar sympathectomy. *Anaesthesia*, 1986.41(1):39 – 41.

[41] Konig C. W.,et al. MR-guided lumbar sympathicolysis. *Eur Radiol*, 2002. 12(6):1388 – 93.

[42] Kirvela O., E. Svedstrom, N. Lundbom. Ultrasonic guidance of lumbar sympathetic and celiac plexus block: a new technique. *Reg Anesth*, 1992. 17(1):43 – 46.

[43] Manjunath P. S., et al. Management of lower limb complex regional pain syndrome type 1:an evaluation of percutaneous radiofrequency thermal lumbar sympathectomy versus phenol lumbar sympathetic neurolysis-a pilot study. *Anesth Analg*, 2008. 106(2):647 – 649,table of contents.

[44] Akkoc Y.,et al. Complex regional pain syndrome in a patient with spinal cord injury: management with pulsed radiofrequency lumbar sympatholysis. *Spinal Cord*, 2008. 46(1):82 – 84.

[45] Nordmann G. R.,G. R. Lauder, D. J. Grier. Computed tomography guided lumbar sympathetic block for complex regional pain syndrome in a child: a case report and review. *Eur J Pain*,2006. 10(5):409 – 412.

[46] Turner J. A.,et al. The importance of placebo effects in pain treatment and research. *JAMA*,1994. 271(20):1609 – 1614.

[47] Hrobjartsson A., P. C. Gotzsche, Placebo interventions for all clinical conditions. *Cochrane Database Syst Rev*, 2010(1):CD003974.

[48] Livingstone J. A., R. M. Atkins. Intravenous regional guanethidine blockade in the treatment of post-traumatic complex regional pain syndrome type 1 (algodystrophy) o the hand. *J Bone Joint Surg Br*, 2002.84(3):380 – 386.

[49] Lake A. P. Intravenous regional sympathetic block: past, present and future? *Pain Res Manag*, 2004. 9(1):35 – 37.

[50] Ramamurthy S., J. Hoffman. Intravenous regional guanethidine in the treatment o reflex sympathetic dystrophy/causalgia: a randomized, double-blind study. Guanethidine Study Group. *Anesth Analg*, 1995. 81(4):718 – 723.

[51] Rocco A. G.,et al. A comparison of regional intravenous guanethidine and reserpine in reflex sympathetic dystrophy. A controlled, randomized, double-blind crossover study. *Clin J Pain*, 1989. 5(3):205 – 209.

[52] Hord A. H., et al. Intravenous regional bretylium and lidocaine for treatment of reflex sympathetic dystrophy: a randomized, double-blind study. *Anesth Analg*, 1992.74(6): 818 – 821.

[53] Bonelli S., et al. Regional intravenous guanethidine vs. stellate ganglion block in reflex sympathetic dystrophies:a randomized trial. *Pain*, 1983. 16(3):297 – 307.

[54] Perez R. S., et al. Evidence based guidelines for complex regional pain syndrome type 1. *BMC Neurol*, 2010. 10(1):20.

[55] Margalit D., et al. Complex regional pain syndrome, alexithymia, and psychological distress. *J Psycho-*

som Res, 2014.77(4):273 – 277.

[56] Marx C., et al. Preventing recurrence of reflex sympathetic dystrophy in patients requiring an operative intervention at the site of dystrophy after surgery. *Clin Rheumatol*, 2001.20(2):114 – 118.

[57] Moseley G. L. Is successful rehabilitation of complex regional pain syndrome due to sustained attention to the affected limb? A randomised clinical trial. *Pain*, 2005.114(1 – 2):54 – 61.

[58] Benson H., R. Friedman. Harnessing the power of the placebo effect and renaming it "remembered wellness." *Annu Rev Med*, 1996.47:193 – 199.

[59] Gotzsche P. C., Is there logic in the placebo? *Lancet*, 1994.344(8927):925 – 926.

[60] Schwartzman R. J., et al. Long-term outcome following sympathectomy for complex regional pain syndrome type 1 (RSD). *J Neurol Sci*, 1997.150(2):149 – 152.

[61] Bandyk D. F., et al. Surgical sympathectomy for reflex sympathetic dystrophy syndromes. *J Vasc Surg*, 2002.35(2):269 – 277.

[62] Singh B., et al. Sympathectomy for complex regional pain syndrome. *J Tlasc Surg*, 2003 .37(3):508 – 511.

[63] Happak W., S. Sator-Katzenschlager, L. K. Kriechbaumer. Surgical treatment o complex regional pain syndrome type II with regional subcutaneous venous sympathectomy. *J Trauma Acute Care Surg*, 2012.72 (6):1647 – 1653.

[64] Gibbons J. J., et al. Interscalene blocks for chronic upper extremity pain. *Clin J Pain*, 1992.8(3):264 – 269.

[65] Toshniwal G., et al. Management of complex regional pain syndrome type I in upper extremity-evaluation of continuous stellate ganglion block and continuous infraclavicular brachial plexus block: a pilot study. *Pain Med*, 2012.13(1):96 – 106.

[66] Borg P. A., H. J. Krijnen. Long-term intrathecal administration of midazolam and clonidine. *Clin J Pain*, 1996.12(1):63 – 68.

[67] Glynn C., K. O'Sullivan. A double-blind randomised comparison of the effects of epidural clonidine, lignocaine and the combination of clonidine and lignocaine in patients with chronic pain. *Pain*, 1996.64 (2):337 – 343.

[68] Lin T. C., et al. Long-term epidural ketamine, morphine and bupivacaine attenuate reflex sympathetic dystrophy neuralgia. *Can J Anaesth*, 1998.45(2):175 – 177.

[69] Rauck R. L., et al. Epidural clonidine treatment for refractory reflex sympathetic dystrophy. *Anesthesiology*, 1993.79(6):1163 – 1169;discussion 27A.

[70] Takahashi H., et al. The NMDA-receptor antagonist ketamine abolishes neuropathic pain after epidural administration in a clinical case. *Pain*, 1998.75(2 – 3):391 – 394.

[71] Jadon A., P. S. Agarwal. Cervical Epidural Anaesthesia for Radical Mastectomy and Chronic Regional Pain Syndrome of upper limb—A Case Report. *Indian J Anaesth*, 2009.53(6):696 – 699.

[72] Moufawad. S., O. Malak, N. A. Mekhail, Epidural infusion of opiates and local anesthetics for Complex Regional Pain Syndrome. *Pain Pract*, 2002.2(2):81 – 86.

[73] Saito Y., et al. Complex regional pain syndrome in a 15-year-old girl successfully treated with continuous epidural anesthesia. *Brain Dev*, 2015.37(1):175 – 178.

[74] Truin M., et al. Increased efficacy of early spinal cord stimulation in an animal model of neuropathic

pain. *Eur J Pain*,2011.15(2):111 –117.

[75] Stanton-Hicks M. Complex regional pain syndrome:manifestations and the role of neurostimulation in its management. *J Pain Symptom Manage*, 2006.31(4 Suppl):S20 –24.

[76] Kumar K.,S. Rizvi, S. B. Bnurs. Spinal cord stimulation is effective in management of complex regional pain syndrome I :fact or fiction. *Neurosurgery*, 2011.69(3):566 –578; discussion 5578 –5580.

[77] Melzack R., P. D. Wall. Pain mechanisms:a new theory. *Science*, 1965.150(3699):971 –979.

[78] Kunnumpurath S., R. Srinivasagopalan, N. Vadivelu. Spinal cord stimulation: principles of past, present and future practice:a review. *J Clin Monit Comput*, 2009.23(5):333 –339.

[79] Cui J. G.,et al. Effect of spinal cord stimulation on tactile hypersensitivity in mononeuropathic rats is potentiated by simultaneous GABA(B) and adenosine receptor activation. *Neurosci Lett*, 1998.247(2 – 3):183 –186.

[80] Meyerson B. A.,et al. Modulation of spinal pain mechanisms by spinal cord stimulation and the potential role of adjuvant pharmacotherapy. *Stereotact Funct Neurosurg*, 1997. 68(1 –4 Pt 1): 129 –140.

[81] Larson S. J.,et al. Neurophysiological effects of dorsal column stimulation in man and monkey. *J Neurosurg*, 1974. 41(2):217 –223.

[82] Saade N. E.,et al. Supraspinal modulation of nociception in awake rats by stimulation of the dorsal column nuclei. *Brain Res*, 1986.369(1 –2):307 –310.

[83] Linderoth B., I. Fedorcsak, B. A. Meyerson, Is vasodilatation following dorsal column stimulation mediated by antidromic activation of small diameter afferents? *Acta Neurochir Suppl* (Wien), 1989.46:99 – 101.

[84] Oakley J. C., J. P. Prager, Spinal cord stimulation:mechanisms of action. *Spine* (Phila Pa 1976), 2002. 27(22):2574 –2583.

[85] Barchini J.,et al. Spinal segmental and supraspinal mechanisms underlying the pain-relieving effects of spinal cord stimulation: an experimental study in a rat model of neuropathy. *Neuroscience*, 2012.215: 196 –208.

[86] Linderoth B., B . A. Meyerson. Spinal cord stimulation:exploration of the physiological basis of a widely used therapy. *Anesthesiology*, 2010.113(6):1265 –1267.

[87] Guan Y.,et al. Spinal cord stimulation-induced analgesia: electrical stimulation of dorsal column and dorsal roots attenuates dorsal horn neuronal excitability in neuropathic rats. *Anesthesiology*, 2010. 113 (6):1392 –1405.

[88] Wilder-Smith, O. H., L. Arendt-Nielsen. Postoperative hyperalgesia: its clinical importance and relevance. *Anesthesiology*, 2006.104(3):601 –607.

[89] Cook A. J., et al. Dynamic receptive field plasticity in rat spinal cord dorsal horn following C-primary afferent input. *Nature*, 1987.325(7000):151 –153.

[90] Ji R. R.,et al. Central sensitization and LTP:do pain and memory share similar mechanisms? *Trends Neurosci*, 2003 .26(12):696 –705.

[91] Cui J. G., et al. Spinal cord stimulation attenuates augmented dorsal horn release of excitatory amino acids in mononeuropathy via a GABAergic mechanism. *Pain*,1997.73(1):87 –95.

[92] van Eijs F., et al. Spinal cord stimulation in complex regional pain syndrome type I of less than 12-month duration. *Neuromodulation*, 2012.15(2):144 –150;discussion 150.

[93] Harney D., J. J. Magner, D. O' Keeffe, Early intervention with spinal cord stimulation in the management of a chronic regional pain syndrome. *Ir Med J*, 2005. 98(3):89 – 90.

[94] Saranita J., D. Childs, A. D. Saranita. Spinal cord stimulation in the treatment of complex regional pain syndrome (CRPS) of the lower extremity: a case report. *J Foot Ankle Surg*, 2009. 48(1):52 – 55.

[95] Kemler M. A., et al. Spinal cord stimulation in patients with chronic reflex sympathetic dystrophy. *N Engl J Med*, 2000. 343(9):618 – 624.

[96] Oakley J. C. Spinal cord stimulation: patient selection, technique, and outcomes. *Neurosurg Clin N Am*, 2003. 14(3):365 – 380, vi.

[97] Ebel H., et al. Augmentative treatment of chronic deafferentation pain syndromes after peripheral nerve lesions. *Minim Invasive Neurosurg*, 2000. 43(1):44 – 50.

[98] Hassenbusch S. J., et al. Long-term results of peripheral nerve stimulation for reflex sympathetic dystrophy. *J Neurosurg*, 1996. 84(3):415 – 523.

[99] Forouzanfar T., et al. Spinal cord stimulation in complex regional pain syndrome: cervical and lumbar devices are comparably effective. *Br J Anaesth*, 2004. 92(3):348 – 353.

[100] Verdolin M. H., E. T. Stedje-Larsen, A. H. Hickey, Ten consecutive cases of complex regional pain syndrome of less than 12 months duration in active duty United States military personnel treated with spinal cord stimulation. *Anesth Analg*, 2007. 104(6):1557 – 1560, table of contents.

[101] Kemler M. A., et al. The effect of spinal cord stimulation in patients with chronic reflex sympathetic dystrophy: Two years' follow-up of the randomized controlled trial. *Ann Neurol*, 2004. 55(1):13 – 18.

[102] Simpson E. L., et al. Spinal cord stimulation for chronic pain of neuropathic or ischaemic origin: systematic review and economic evaluation. *Health Technol Assess*, 2009. 13(17): iii, ix – x, 1 – 154.

[103] Taylor R. S., J. P. Van Buyten, E. Buchser, Spinal cord stimulation for complex regional pain syndrome: a systematic review of the clinical and cost-effectiveness literature and assessment of prognostic factors. *Eur J Pain*, 2006. 10(2):91 – 101.

[104] Kumar K., et al. Complications of spinal cord stimulation, suggestions to improve outcome, and financial impact. *J Neurosurg Spine*, 2006. 5(3):191 – 203.

[105] Kemler M. A., et al. Effect of spinal cord stimulation for chronic complex regional pain syndrome Type 1: five-year final follow-up of patients in a randomized controlled trial. *J Neurosurg*, 2008. 108(2):292 – 298.

[106] van Eijs F., et al. Brush-evoked allodynia predicts outcome of spinal cord stimulation in complex regional pain syndrome type 1. *Eur J Pain*, 2010. 14(2):164 – 169.

[107] Calvillo O., et al. Neuroaugmentation in the treatment of complex regional pain syndrome of the upper extremity. *Acta Orthop Belg*, 1998. 64(1):57 – 63.

[108] Kemler M. A., et al. Electrical spinal cord stimulation in reflex sympathetic dystrophy: retrospective analysis of 23 patients. *J Neurosurg*, 1999. 90(1 Suppl):79 – 83.

[109] Harke H., et al. Spinal cord stimulation in sympathetically maintained complex regional pain syndrome type I with severe disability. A prospective clinical study. *Eur J Pain*, 2005. 9(4):363 – 373.

[110] Kemler M. A., et al. Pain relief in complex regional pain syndrome due to spinal cord stimulation does not depend on vasodilation. *Anesthesiology*, 2000. 92(6):1653 – 1660.

[111] Deer T. R., et al. A prospective study of dorsal root ganglion stimulation for the relief of chronic pain.

Neuromodulation, 2013. 16(1):67 – 71;discussion 71 – 72.

[112] van Bussel C. M., D. L. Stronks, F. J. Huygen Successful Treatment of Intractable Complex Regional Pain Syndrome Type I of the Knee With Dorsal Root Ganglion Stimulation: A Case Report. *Neuromodulation*, 2014.

[113] Van Buyten J. P., et al. Stimulation of dorsal root Ganglia for the management of complex regional pain syndrome: a prospective case series. *Pain Pract*, 2015. 15(3):208 – 216.

[114] Liem L., et al. A multicenter, prospective trial to assess the safety and performance of the spinal modulation dorsal root ganglion neurostimulator system in the treatment of chronic pain. *Neuromodulation*, 2013. 16(5):471 – 482;discussion 482.

[115] Cruccu G., et al. EFNS guidelines on neurostimulation therapy for neuropathic pain. *Eur J Neurol*, 2007. 14(9):952 – 970.

[116] Deer T. R., et al. The appropriate use of neurostimulation of the spinal cord and peripheral nervous system for the treatment of chronic pain and ischemic diseases: the Neuromodulation Appropriateness Consensus Committee. *Neuromodulation*, 2014. 17(6):515 – 550;discussion 550.

[117] Mobbs R. J., S. Nair, P. Blum. Peripheral nerve stimulation for the treatment of chronic pain. *J Clin Neurosci*, 2007. 14(3):216 – 221;discussion 222 – 223.

[118] Kanoff R. B., Intraspinal delivery of opiates by an implantable, programmable pump in patients with chronic, intractable pain of nonmalignant origin. *J Ann Osteopath Assoc*, 1994. 94(6):487 – 493.

[119] Kapural L., et al. Intrathecal ziconotide for complex regional pain syndrome: seven case reports. *Pain Pract*, 2009. 9(4):296 – 303.

[120] Goto S., et al. Spinal cord stimulation and intrathecal baclofen therapy: combined neuromodulation for treatment of advanced complex regional pain syndrome. *Stereotact Funct Neurosurg*, 2013. 91(6):386 – 391.

[121] van Hilten B. J., et al. Intrathecal baclofen for the treatment of dystonia in patients with reflex sympathetic dystrophy. *N Engl J Med*, 2000. 343(9):625 – 630.

[122] van Rijn M. A., et al. Intrathecal baclofen for dystonia of complex regional pain syndrome. *Pain*, 2009. 143(1 – 2):41 – 47.

[123] Lundborg C., et al. Clinical experience using intrathecal (IT) bupivacaine infusion in three patients with complex regional pain syndrome type I (CRPS- I). *Acta Anaesthesiol Scand*, 1999. 43(6):667 – 678.

[124] Zuniga R. E., S. Perera, S. E. Abram, Intrathecal baclofen: a useful agent in the treatment of well-established complex regional pain syndrome. *Reg Anesth Pain Med*, 2002. 27(1):90 – 93.

[125] Stanton-Hicks M., L. Kapural. An effective treatment of severe complex regional pain syndrome type 1 in a child using high doses of intrathecal ziconotide. *J Pain Symptom Manage*, 2006. 32(6):509 – 511.

[126] Kanpolat Y., et al. Spinal and nucleus caudalis dorsal root entry zone operations for chronic pain. *Neurosurgery*, 2008. 62(3 Suppl 1):235 – 242;discussion 242 – 244.

[127] Sindou M., et al. Selective posterior rhizotomy in the dorsal root entry zone for treatment of hyperspasticity and pain in the hemiplegic upper limb. *Neurosurgery*, 1986. 18(5):587 – 595.

[128] Nashold B. S., Jr., et al. A new design of radiofrequency lesion electrodes for use in the caudalis nu-

cleus DREZ operation. Technical note. *J Neurosurg*, 1994. 80(6):1116 – 1120.

[129] Kanpolat Y., et al. A curative treatment option for Complex Regional Pain Syndrome (CRPS) Type Ⅰ: dorsal root entry zone operation(report of two cases). *Turk Neurosurg*, 2014. 24(1):127 – 130.

[130] Parmar V. K., et al. Supraspinal stimulation for treatment of refractory pain. *Clin Neurol Neurosurg*, 2014. 123:155 – 163.

[131] Levy R., T. R. Deer, J. Henderson. Intracranial neurostimulation for pain control: a review. *Pain Physician*, 2010. 13(2):157 – 165.

[132] Nguyen J. P., et al. Chronic motor cortex stimulation in the treatment of central and neuropathic pain. Correlations between clinical, electrophysiological and anatomical data. *Pain*, 1999. 82(3):245 – 251.

[133] Meyerson B. A., et al. Motor cortex stimulation as treatment of trigeminal neuropathic pain. *Acta Neurochir Suppl* (Wien), 1993. 58:150 – 153.

[134] Nguyen J. P., et al. Treatment of deafferentation pain by chronic stimulation of the motor cortex: report of a series of 20 cases. *Acta Neurochir Suppl*, 1997. 68:54 – 60.

[135] Katayama Y., C. Fukaya, T. Yamamoto. Poststroke pain control by chronic motor cortex stimulation: neurological characteristics predicting a favorable response. *J Neurosurg*, 1998. 89(4):585 – 591.

[136] Pirotte B., et al. Combination of functional magnetic resonance imaging-guided neuronavigation and intraoperative cortical brain mapping improves targeting of motor cortex stimulation in neuropathic pain. *Neurosurgery*, 2005. 56(2 Suppl):344 – 359; discussion 344 – 359.

[137] Rainov N. G., et al. Epidural electrical stimulation of the motor cortex in patients with facial neuralgia. *Clin Neurol Neurosurg*, 1997. 99(3):205 – 209.

[138] Roux F. E., et al. Chronic motor cortex stimulation for phantom limb pain: a functional magnetic resonance imaging study: technical case report. *Neurosurgery*, 2001. 48(3): 681 – 687; discussion 687 – 688.

[139] Gharabaghi A., et al. Volumetric image guidance for motor cortex stimulation: integration of three-dimensional cortical anatomy and functional imaging. *Neurosurgery*, 2005. 57(1 Suppl):114 – 120; discussion 114 – 120.

[140] Nuti C., et al. Motor cortex stimulation for refractory neuropathic pain: four year outcome and predictors of efficacy. *Pain*, 2005. 118(1 – 2):43 – 52.

[141] Raslan A. M., et al. Motor cortex stimulation for trigeminal neuropathic or deafferentation pain: an institutional case series experience. *Stereotact Funct Neurosurg*, 2011. 89(2):83 – 88.

[142] Bonicalzi V., S. Canavero. Motor cortex stimulation for central and neuropathic pain (Letter regarding Topical Review by Brown and Barbaro). *Pain*, 2004. 108(1 – 2):199 – 200; author reply 200.

[143] Tsubokawa T., et al. Chronic motor cortex stimulation for the treatment of central pain. *Acta Neurochir Suppl* (Wien), 1991. 52:137 139.

[144] Tsubokawa T., et al. Treatment of thalamic pain by chronic motor cortex stimulation. *Pacing Clin Electrophysiol*, 1991. 14(1):131 – 134.

[145] Lefaucheur J. P., Y. Keravel, J. P. Nguyen. Treatment of poststroke pain by epidural motor cortex stimulation with a new octopolar lead. *Neurosurgery*, 2011. 68(1 Suppl Operative):180 – 187; discussion 187.

[146] Saitoh Y., et al. Motor cortex stimulation for deafferentation pain. *Neurosurg Focus*, 2001. 11(3):E1.

[147] Saitoh Y., et al. Primary motor cortex stimulation within the central sulcus for treating deafferentation pain. *Acta Neurochir Suppl*, 2003. 87:149 – 152.

[148] Tani N., et al. Bilateral cortical stimulation for deafferentation pain after spinal cord injury. Case report. *J Neurosurg*, 2004. 101(4):687 – 689.

[149] Nguyen J. P., et al. Treatment of chronic neuropathic pain by motor cortex stimulation: results of a bicentric controlled crossover trial. *Brain Stimul*, 2008. 1(2):89 – 96.

[150] Son U. C., et al. Motor cortex stimulation in a patient with intractable complex regional pain syndrome type II with hemibody involvement. Case report. *J Neurosurg*, 2003. 98(1):175 – 179.

[151] Velasco F., et al. Motor cortex electrical stimulation applied to patients with complex regional pain syndrome. *Pain*, 2009. 147(1 – 3):91 – 98.

[152] Fonoff E. T., et al. Pain relief and functional recovery in patients with complex regional pain syndrome after motor cortex stimulation. *Stereotact Funct Neurosurg*, 2011. 89(3):167 – 172.

[153] Lefaucheur J. P., et al. Predictive value of rTMS in the identification of responders to epidural motor cortex stimulation therapy for pain. *J Pain*, 2011. 12(10):1102 – 1111.

[154] Eisenberg E., et al. Evidence for cortical hyperexcitability of the affected limb representation area in CRPS: a psychophysical and transcranial magnetic stimulation study. *Pain*, 2005 . 113(1 – 2):99 – 105.

[155] Picarelli H., et al. Repetitive transcranial magnetic stimulation is efficacious as an add-on to pharmacological therapy in complex regional pain syndrome (CRPS) type I . *Pain*, 2010. 11(11):1203 – 1210.

[156] Turton A. J., et al. Sensorimotor integration in Complex Regional Pain Syndrome: a transcranial magnetic stimulation study. *Pain*, 2007. 127(3):270 – 275.

[157] Krause P., S. Forderreuther, A. Straube. TMS motor cortical brain mapping in patients with complex regional pain syndrome type I . *Clin Neurophysiol*, 2006. 117(1):169 – 176.

[158] Krause P., S. Forderreuther, A. Straube. [Motor cortical representation in patients with complex regional pain syndrome: a TMS study]. *Schmerz*, 2006. 20(3):181 – 184, 186 – 188.

[159] Pleger B., et al. Repetitive transcranial magnetic stimulation of the motor cortex attenuates pain perception in complex regional pain syndrome type I . *Neurosci Lett*, 2004. 356(2):87 – 90.

[160] Andre-Obadia, N., et al. Is Life better after motor cortex stimulation for pain control? Results at long-term and their prediction by preoperative rTMS. *Pain Physician*, 2014. 17(1):53 – 62.

[161] Stanton-Hicks M. Complications of sympathetic blocks for extremity pain. *Tech Reg Anesth Pain Manag*, 2007. 11(3):148 – 151.

[162] Wulf H., C. Maier. [Complications and side effects of stellate ganglion blockade. Results of a questionnaire survey]. *Anaesthesist*, 1992. 41(3):146 – 151.

[163] Haynsworth R. F., Jr., C. E. Noe. Percutaneous lumbar sympathectomy: a comparison of radiofrequency denervation versus phenol neurolysis. *Anesthesiology*, 1991. 74(3):459 – 463.

[164] Feigl G. C., et al. Susceptibility of the genitofemoral and lateral femoral cutaneous nerves to complications from lumbar sympathetic blocks: is there a morphological reason? *Br J Anaesth*, 2014. 112(6):1098 – 1104.

[165] Engle M. P., et al. Infectious complications related to intrathecal drug delivery system and spinal cord stimulator system implantations at a comprehensive cancer pain center. *Pain Physician*, 2013. 16(3):

251 – 257.

[166] Turner J. A., et al. Spinal cord stimulation for patients with failed back surgery syndrome or complex regional pain syndrome: a systematic review of effectiveness and complications. *Pain*, 2004. 108(1 – 2): 137 – 147.

[167] Cameron T. Safety and efficacy of spinal cord stimulation for the treatment of chronic pain: a 20-year literature review. *J Neurosurg*, 2004. 100(3 Suppl Spine): 254 – 267.

[168] Levy R., et al. Incidence and avoidance of neurologic complications with paddle type spinal cord stimulation leads. *Neuromodulation*, 2011. 14(5): 412 – 422; discussion 422.

[169] Ishizuka K., A. L. Oaklander, E. A. Chiocca. A retrospective analysis of reasons for reoperation following initially successful peripheral nerve stimulation. *J Neurosurg*, 2007. 106(3): 388 – 390.

[170] Gillespie J. H., E. J. Menk, R. E. Middaugh. Reflex sympathetic dystrophy: a complication of interscalene block. *Anesth Analg*, 1987. 66(12): 1316 – 1317.

[171] Fontaine D., C. Hamani, A. Lozano. Efficacy and safety of motor cortex stimulation for chronic neuropathic pain: critical review of the literature. *J Neurosurg*, 2009. 110(2): 251 – 256.

[172] Carroll D., et al. Motor cortex stimulation for chronic neuropathic pain: a preliminary study of 10 cases. *Pain*, 2000. 84(2 – 3): 431 – 437.

[173] Adams J. E. Naloxone reversal of analgesia produced by brain stimulation in the human. *Pain*, 1976. 2(2): 161 – 166.

[174] Brown J. A., J. G. Pilitsis. Motor cortex stimulation for central and neuropathic facial pain: a prospective study of 10 patients and observations of enhanced sensory and motor function during stimulation. *Neurosurgery*, 2005. 56(2): 290 – 297; discussio 290 – 297.

[175] Esfahani D. R., et al. Motor cortex stimulation: functional magnetic resonance imaging-localized treatment for three sources of intractable facial pain. *J Neurosurg*, 2011. 114(1): 189 – 195.

第 7 章

物理治疗和功能康复

Kellie Jaremko, *Bernard Hsu*

引　言

　　无论是在过去还是未来,康复治疗的主要目标一直是重建功能,另一个很重要的目标是减轻疼痛。其中的挑战在于选择何种治疗方法可以最大限度地促进功能恢复而不引起患者不必要的不适。多年以来,随着我们对复杂性区域疼痛综合征(CRPS)病理生理机制的理解逐步加深,对现有非药物和非手术的康复治疗方法的认识也持续增加。相反,早期缺乏可靠的科学依据或临床研究支持的物理治疗方法在临床上已被淘汰。本章不仅阐述了物理治疗与康复医学治疗 CRPS 的历史基础,还介绍了新的治疗技术和应用前景,并探究了支持或否定这些治疗方法的临床依据。

标准物理治疗和作业治疗:运动的作用

　　毫无疑问,手法治疗是治疗 CRPS 最早的方法之一。结缔组织按摩(CTM)由于其操作的简便且能增加局部血流,是以前的物理治疗师治疗慢性疼痛常用的手段。CTM 能产生局部镇痛,此外在按摩胸部时可以对自主神经系统产生一些难以明确的影响。这一情况被 Frazer 最早报道且被一些临床专家所认同[1-3]。最近评估了对脊髓损伤患者进行广泛压迫按摩从而减轻疼痛的有效性和可行性。Chase 等发现按摩的效果不亚于对照组的轻触手法,尽管后者安全性和耐受性极佳[4]。然而,按摩应用于 CRPS 的有效性和危害性并未进一步提及,与对照组进行长期随访比较时疗效也不一致[5]。

　　早在20世纪80年代就发现经皮神经电刺激(TENS)能提高疼痛阈值,并有病例报道提示能减轻 CRPS 患者的疼痛[6-8]。其缓解 CRPS 疼痛可能的机制是降低了交感神经的兴奋性,从而可能使患肢血管舒张、皮温恢复正常。然而,Thacker 和 Gilford 敏锐地认识到这可能的疗效是出于假设该病是一种纯外周的、可逆的交感神经功能障碍[9,10]。可是最终,由于使用 TENS 伴随间歇性进展的异常性疼痛,又缺乏明确的临床研究支持,导致其在临床上使用越来越少。类似的治疗方法,如血管舒缩功能训练和夹板治疗,虽然在当时觉得有效,也缺乏明确的临床证据[9,10]。实际上,这些干预方法目前认为是相对禁忌的,因为有研究显示缺氧和制动与 CRPS 的发病机制相关[11-16]。

在 20 世纪 90 年代后期及 21 世纪初,随着循证医学(EBM)的发展,CRPS 的治疗从夹板、CTM 和 TENS 转向以脱敏疗法为首的治疗方案。物理治疗逐渐由被动柔韧性训练、等长收缩训练转向主动关节活动度(ROM)训练、有氧训练,以及特定的作业治疗和职业治疗[10,17,18]。脱敏治疗的过程是逐渐增加触觉刺激输入的强度,包括组织质感、压力和感觉激活。例如,在进行触觉脱敏时,可以先使用丝质材料来触碰异常性疼痛的区域,接着用棉质布料触碰,最后用砂纸触碰。冷热水交替浸润患肢也是另外一种脱敏的方式。被动活动和振动的联合使用亦是脱敏治疗的可选方法[9,18]。总而言之,脱敏治疗的目的是逐步将感觉输入正常化,从而"重置中枢神经系统"[19]。该理念近来在治疗与运动相关的疼痛恐惧中被采用[20]。应考虑到由于激烈的、急速的主动或被动(局部麻醉后)关节活动导致二次损伤,所以强调要轻柔地过渡到主动活动。虽然该理念陈旧但符合逻辑,单独关注该理念的研究较少,但安全地过渡到患肢主动活动范围仍然是公认的能改善 CRPS 长期预后的方法。持续的异常性疼痛使得脱敏治疗无效是预后不良的指征,强调了需要纠正异常感觉的重要性[21]。本节后续部分会关注运动和活动有益于 CRPS 治疗的生理学基础、有效性、局限性,以及临床研究和应用指征。

生理基础

对于 CRPS,保持正常关节活动度是非常重要的,相反,制动则会导致病理生理改变。Terkelson 等的队列研究揭示了上述过程,用手舟骨石膏限制健康人的关节活动 28 天[14],石膏固定移除时,没有患者存在自发疼痛,但是 90% 的受试者有关节活动相关性疼痛,疼痛位于石膏固定近端,平均持续 6.3 天;在石膏固定远端如肘关节活动所致的疼痛可以长达 2.1~14 天。另外,皮肤皱褶的疼痛阈值也降低了,冷痛觉过敏增加,石膏固定侧和对照侧皮温不同,持续至石膏移除后 3 天。未进行石膏固定的健康对照没有出现以上任何体征或症状。虽然该研究并没有罗列布达佩斯 CRPS 诊断标准所涉及的所有临床表现(第 4 章已讨论过),但这提示了肢体制动时的生理变化很有可能导致 CRPS 的发生。虽然缺乏对照组,Pepper 等在选择性腕关节手术后的患者中发现了类似的病理变化。根据现有的美国、荷兰和中国台湾进行的三项基于人群的研究,Pepper 研究了 CRPS 最常见的发病部位——上肢[16,22-24]。该研究观察到了患侧手在手术后出现血管和营养相关性改变,并伴有中重度疼痛,可持续 1 个月。同时 23% 的患者在发病时还显示出神经病变性表现,而 35% 的患者则出现于发病后一个月(评估使用 LANSS 疼痛量表)。皮肤活检显示了与对侧手相比,患手的促炎症因子如白介素 6(IL-6)和组织坏死因子-α(TNF-α)浓度都有所增加。骨折和神经损伤的动物实验也发现损伤后立即制动会出现异常性疼痛和痛觉过敏,损伤肢体促炎症因子表达上调,包括 IL-6、TNF-α 和 P 物质[15,25]。

在制动和神经损伤后产生一系列的促炎症因子,推测为 CRPS 的病理生理学基础(详细内容见第2章和第3章)。来自动物和人体的运动训练实验结果显示,运动训练可能使这一病理过程逆转。在膝骨关节炎(OA)患者中进行的一项研究比较了为期12周的肌力训练和牵伸训练与未行运动训练的差异。该研究显示了经过长时间运动训练后,患者通过视觉模拟量表(VAS)测试发现疼痛有所改善,而且患者的骨关节炎问卷式量表评分也有所改善[26]。Aguia等还发现血清IL-6水平在运动训练后显著下降,然而TNF-α水平没有明显变化,根据作者的讨论,这有可能是因为TNF-α在血液里的半衰期只有2小时,与在炎症区域采样不同,全身血液内浓度会被稀释,或者有可能是运动的模式和强度影响的结果[26]。另外,运动训练对疼痛感知和一些全身炎症标志物有改善作用。同样针对膝OA,Helmark等通过急性抗阻练习后在关节腔内和滑囊腔内置入微透析管评估了局部炎性标志物的变化[27]。运动后3小时通过放射性标记的血糖渗透导管抽取关节液,与运动恢复期指标进行比较,发现抗炎因子白介素10(IL-10)仅在运动组显著增加,但是白介素6(IL-6)反而在两组都有增加,提示了运动对抗炎可能有效,但是也提示在这样的OA模型中制动并不是炎症发生唯一的因素[27]。

动物实验的结果与上述临床研究结果类似,特别是有氧跑台训练,提示运动对手术后的疼痛和全身炎性反应有保护作用。在慢性心衰大鼠模型上,相比不运动的大鼠来说,每天50分钟,1周5次,共计2月的跑台训练可以使运动组大鼠的促炎症因子IL-6、TNF-α水平降低,而抗炎因子IL-10有所增加[28]。另外一个实验在手术后大鼠模型中进行相似运动强度的运动训练,发现手术部位机械损伤引起的超敏反应相比对照组恢复快,且28天后在背根神经节传入神经元中检测出IL-6、P物质和IL-1β水平有所下调[29]。局部损伤的加剧和随后引起的炎性浸润或许可以部分地被活性氧(ROS)所改善。ROS在肌肉收缩、抗氧化保护和氧化损伤修复的启动和调控中都是必需的,但是过量ROS亦会造成肌肉损伤。在CRPS患者截肢的活检样本中发现线粒体功能破坏,从而导致ATP产生下降,底物氧化率下降,ROS增加[30,31]。这与之前的研究是一致的,即ROS引起CRPS患者血清中脂质过氧化反应增加。常规的运动训练会产生ROS,但是被认为是一种预处理手段以提高机体在功能和生物学范围内的适应阈,这样当ROS再次产生时就有了保护作用。相反地,制动会降低适应阈,从而易于造成ROS介导的损伤。因此在CRPS患者中进行常规的非力竭性的运动训练可以减缓或避免ROS对肌肉的损伤[32]。

运动疗法改善CRPS的可能的病理生理学机制还包括血管舒缩控制、肾上腺素能神经兴奋性及大脑皮层的可塑性。意料中的是,8~10周的大鼠跑台训练可以增加肢体小动脉舒张功能(20%),毛细血管/肌肉纤维比值增加15%[33]。即使对老化的血管,运动也能通过维持肠系膜动脉中大电导钙激活钾通道(MaxiK)蛋白水平来改善血管舒张功能,而在老年大鼠,正常情况下该蛋白水平会随着年龄下调[34]。血管中的肾上腺素能神经兴奋性是已知的调节小动脉舒张功能的因素,在CRPS部位循环儿茶酚胺类物质首先减少,可能是α_1肾上腺素能受体上调的外周因素。通过外周交感神经系统失神经性功能障碍代偿机制,引起了肾上腺素敏感性增高[35]。运动可以通过减少外周抑制性α_2肾上腺素能受体(α_2-AR)表达来阻止上述过程。已有的动物实验可以支持该理论,与

α_2 - AR 基因敲除小鼠或是外周使用特异性 α_2 - AR 受体拮抗剂的大鼠相比,接受有氧和抗阻运动训练的野生型大鼠和小鼠有着更高的疼痛耐受阈值[36]。运动还能促进 ATP 分解,从而使血清及细胞外腺苷增加,腺苷可调节血流量、肾上腺素释放以及疼痛传递[37]。高强度游泳可以改善 CRPS 模型大鼠异常性疼痛,但仅见于未行腺苷受体 - 1 拮抗剂处理的大鼠[38]。其他动物实验也可证实上述理论,运动可以增加内源性阿片类受体的释放以及损伤周围神经的轴突再生[39-41]。

最后,大脑影像学发现运动还能促进大脑皮层的可塑性。在后文将讨论 CRPS 患者的躯体感觉皮层改变。制动可导致与运动训练和指导动作训练相反的另一个极端状态。在一个小样本量的人体研究中发现,8 周的踝关节制动能减慢经颅磁刺激(TMS)诱导的皮质脊髓间接运动通路的传导,而不影响脊髓反射[42]。在脑卒中后运用强制性运动疗法进行高强度康复训练的患者在患侧手运动功能方面的进步与功能性核磁共振(fMRI)观察到感觉运动皮层的兴奋性变化和 TMS 检测的皮质脊髓束兴奋性相反[43]。另外一个实验也证实了中枢神经系统的可塑性,在脑卒中上肢瘫痪患者进行为期 6 周的康复训练,fMRI 发现了与功能改变相关的功能重塑[44]。Taubert 等发现运动最先改善额顶叶网络之间的功能联系,且在一项 6 周的运动训练中,远期效果可见大脑结构性的改变和大脑白质纤维联系的变化。这些结果提示运动在神经网络水平的长远益处[45]。对运动皮层的刺激,不管是植入电极或是运动训练都能改善运动功能并产生相应的镇痛效果[46,47]。

治疗逻辑

尽管有许多证据支持运动和积极活动对 CRPS 的好处,但是个体差异性、病程、针对疼痛和并发症的治疗、不统一的诊断评估和治疗使得对临床疗效的评价远比动物实验和对照人体试验要复杂得多。在主动参与治疗的研究中,最易混杂的干扰因素是不管是否愿意,疼痛常使患者无法充分参与治疗。比如说,对温度刺激产生异常性疼痛或痛觉超敏的患者行脱敏治疗时,可能需同时使用止痛药物使其能耐受整个痛苦的治疗过程。Kemler 的随机临床对照研究发现单纯 PT 组有超过 20% 的受试者转至脊髓电刺激(SCS)联合 PT 组[48]。这可能是因为在没有足够的疼痛控制的情况下,患者无法耐受长期的 PT 治疗——这项研究的结果支持这个设想,1 年后,SCS 联合 PT 组患者的疼痛明显改善了,而单纯 PT 组的疼痛甚至加重了(疼痛评分的变化:SCS 联合 PT 组 - 2.7,PT 组 0.4,$P <$ 0.001)。基于不伤害原则和帮助患者的愿望,药物或介入辅助治疗方法联合物理治疗被广泛地使用。在理想状况下,综合性治疗方案能使患者充分参与活动,并能从中获得最大收益[49,50]。

同时采用其他治疗,虽然这常常是必要的,但会使解释活动和运动的纯粹的疗效变得复杂。在目前的 CRPS 治疗推荐中,强烈支持物理治疗作为其中一种治疗方案联合其他治疗同时进行。因此单纯的物理治疗在 CRPS 的研究中较少见(儿童除外),对儿童患者来说,侵入性治疗或其他令人不适的治疗方法临床运用就更为保守了,无法代替自然的活动方式,比如即便不鼓励,也要让孩子去积极玩耍。

有效性

虽然在第9章将详细讨论CRPS儿童患者的治疗，但是Sherry等所写的单独运动和物理治疗效果会在此回顾一下。该研究是重复之前Ruggeri等进行过的一个小样本研究(6例)，并扩大了样本量（103例）。两项研究均发现活动后对疼痛有非常大的改善(初始恢复率达92%)[51,52]。对平均年龄为13岁的严重残疾儿童逐步减少药物治疗并给予1周5天，每天4～6小时的运动训练，形式包括PT、作业治疗(OT)和水疗，同时要求患儿周末和晚上在家里也同样进行45分钟到3小时的"家庭锻炼"。具体方法有跳跃、跑步上下楼梯、体育器械、负重训练、在蹦床或泳池里进行的双侧协调训练，以及对异常性疼痛患儿行脱敏治疗。在2年多的时间一共随访了49例患儿，88%的患儿症状消失，但其中15例患儿(31%)有至少一次的复发，通常发生于治疗开始的6个月内，但在运动疗法干预后症状又再度好转。5例患儿(10%)始终有轻度的疼痛，但并不影响功能；有1例患儿疼痛持续没有缓解，并影响功能。这项研究似乎支持了先前研究的结论，即运动治疗对CRPS儿童患者有效，优于其他侵入性的综合治疗方法，后者有报道超过半数参与者遗留有疼痛和功能障碍[53]。不过需要注意的是这项研究有局限性，不能将结论推广至成人CRPS治疗中。该研究的脱落率高达50%以上，中途退出的患者有可能疗效不佳，只在完成者中记录成功的案例可能误导读者。此外，成人CRPS患者的自然病程相对儿童来说有所不同，多为创伤所致，症状持续，且更难治疗，这可能是因为随着年龄增加，大脑皮层的可塑性降低了。尽管有这些局限性，仍然应让患者参与舒适的活动，且这些活动可以在家中和门诊进行，使患者成为治疗的主导者（在家庭支持下）。这样的理念可让患者自己根据病情好转、恶化、反复的情况上调或下调活动量，远期随访时可看出这些患者持续受益。对于所有的慢性疼痛患者来说，制定治疗计划时应考虑这样的理念。

早期的物理因子治疗成人CRPS源于Watson对上肢的运动负荷训练设计[54]。这一训练需要持续对患肢施加一定的牵引和挤压，提供负重和压力性刺激，但不引起患肢关节活动，直到疼痛和肿胀有所减轻。在对压力负荷活动耐受后，功能逐渐有所恢复时开始进行主动关节活动训练。在疼痛阻碍更大范围的活动期间，这一方法可以预防肢体挛缩和纤维化，尤其是手部。这一训练模式包括2个独特的活动：分别是"擦拭"和"提携"，"擦拭"是指假装做擦地板或桌子的动作，同时对患肢施加一定的负重刺激并重复向前向后的动作。一开始，推荐每天3次，每次3分钟的稳定"擦拭"，以后每周增加5～7分钟直到患者能耐受。接下来就是通过增加提包重量让患者全天缓慢增加患肢负荷的重量，这就是后续在门诊进行的个体化压力负荷活动训练的第二部分。将这种方法用于治疗52例平均病程在3.3个月、确诊CRPS1周到3年的患者，88%的患者疼痛缓解，95%的患者关节活动有所增加，所有患者的握力都增加，84%的患者在治疗完成时重返以前的工作岗位[54]。该研究中患者恢复的原因可能是快速重建了正常的神经血管关系，并在该研究的三个病例报道中阐明。这篇研究的局限性在于缺乏或无意中忽略了一些信息，包括在整个治疗过程中的药物使用情况、治疗以外日常生活活动的影响、临床随访次数、整体依从性、既往的治疗情况以及缺少随机的或选择性的对照组。

第一个以社会支持为对照,比较 PT 或 OT 治疗急性上肢 CRPS(研究入组前一年内诊断)疗效的前瞻性临床随机对照研究是由 Oerlemans 等完成的。研究共入组了 135 例急性上肢 CRPS 患者,都接受了药物治疗,包括自由基清除药物、外周血管舒张剂(在"冷CRPS"中)以及选择性扳机点治疗。尽管研究者知道这些治疗可能带来的影响,且研究者承认难以对患者的治疗做到真正"盲法",但是由于该实验对照设计精良,两组临床干预和随访相仿,相对于一个真正的空白对照,减少了任何系统性支持治疗可能产生的治疗作用影响。PT 和 OT 组的疼痛评分(用 VAS 评定)相比对照组都有显著的好转,1 年后随访发现 PT 组较 OT 组需要更多止痛药物。腕关节、拇指、手指各关节的主动关节活动度在 PT 组大部分时间点改善明显,而在一年时改善不明显[55]。该研究还进行了功能缺损分级和成本效益分析,发现 PT 组比 OT 组更经济,两组都优于对照组。在第一次运用美国医学会对永久性功能缺损评估量表后发现平均整体功能缺损评分在两组治疗组间没有明显差异[56]。

作者认为该功能缺损评估量表缺乏对疼痛感知、营养或血管舒缩功能改变以及患者对恢复的主观感觉的评估,该量表着眼于整个机体而不仅仅是患肢。为了更好地评估缺损程度,作者收集和整理了包括 VAS 疼痛评分、McGill 疼痛量表、手部皮温变化、手部血管舒缩改变和 5 个关节的主动关节活动度在内的数据,按功能缺损水平评分,以便重新分析[57]。通过分析,PT 组改善了 6 分,明显优于对照组。OT 组同样改善了 4 分,同时也明显好于社会支持对照组。在随访时,没有患者发展成残疾或残障水平,分层分析没有发现各组的残疾程度有差别。PT 组在功能改善方面的成本效益比相对较人[58]。

几乎没有只针对 PT 的研究评估物理治疗在慢性 CRPS 患者中(确诊后病程超过 6 个月)的疗效,一般都是研究某种治疗,而单独 PT 治疗作为对照组。Kemler 等研究了永久性(36 例)或非永久性(24 例)脊髓电刺激 SCS 联合 6 个月的 PT 训练在 CRPS 中的疗效,对照组(18 例)仅做 PT 训练,随访 5 年。6 个月、1 年、2 年时的随访发现 SCS 治疗组的疼痛和整体感觉的控制效果相比对照组明显改善,但是单独 PT 组在整体功能状态、长期疼痛控制、皮温、压痛阈方面不亚于 SCS 治疗组[59-61]。5 年随访时发现两组疼痛情况并没有差别。

虽然不是该研究的本意,但是研究发现两组患者的疼痛感随时间进展都有减轻趋势,尽管这种趋势在两种治疗联用组更明显,仍提示了 PT 的益处,特别是在联合其他减轻疼痛的治疗时[48]。在 SCS 治疗前,该课题组进行的一项非随机对照研究发现单纯 PT治疗不能改善整体功能和患者满意度。分层分析发现整体功能较好、疼痛较轻、没有异常性疼痛、病程较短的 CRPS 患者疗效最好,这也可以解释只有在有效的疼痛控制状态下,PT 可以改善严重和持续的疼痛[60]。病例报道发现神经阻滞后进行 PT 手法治疗可以预防关节挛缩,并进行改善关节活动度的理疗,但尚缺乏有说服力的临床证据,因此无法正式推荐采用这种依次进行疼痛控制和理疗结合的治疗方案[62,63]。

治疗的并发症及应用指征

本段将阐述 PT 治疗 CRPS 的量效关系和治疗频率对结果的影响,通过循证医学的研究,分成高质量或中样本量的 RCT、非对照研究和专家意见这些不同的证据等级。Perez 等发现物理治疗对上肢 CRPS 的功能改善为 2 级证据(有大于等于 2 个中等质量的 RCT)[64]。而 PT 对于慢性 CRPS 的疗效不那么确切,PT 作为慢性 CRPS 标准治疗的一部分仅仅是专家意见(证据等级最弱)。Daly 和 Bialocerkowski 认为目前尚缺乏单独的、对照良好或设计良好的研究来评价 PT 的真实疗效,但是"CRPS I 型本质上还是需要多种治疗干预来处理疼痛、残疾和痛苦的情况。因此单独评价 PT 的疗效可能不能带来助益"[65]。然而,越来越多的以心 - 身为目标的康复手段如分级式运动想象、镜像疗法和分级式暴露治疗方法崭露头角,接下来会进一步讨论。这些治疗方法建立的理论基础在于活动提高到一定程度能改善 CRPS 患者的远期预后。

分级运动想象、镜像疗法和功能成像:从神经行为水平打破躯体异常感觉循环

一个人感到外形不完美或不能完全执行躯体功能是一种不愉快的、令人不愿意承认的感觉,这种感觉是确实存在的,虽然大部分时候只是一种短暂的主观体验。如果长期持续地被这种解剖不对称、不一致的想法所困扰,则应考虑为体象障碍。一般非优势侧的顶叶、颞叶和额叶的皮层损伤会导致偏侧空间不注意和忽略,偏侧肢体或部分肢体的视觉忽略。已在慢性疼痛患者中观察到,在认知水平的各个方面,患者都存在病态的躯体感觉。愤怒是慢性疼痛中普遍的情感反应,在选择发泄的对象上,74% 以上的患者承认至少把一部分情绪指向自身[66]。对慢性腰痛(CBP)患者进行调查发现直到疼痛出现,患者才开始注意到自身感觉,之后该区域就会从原先理想化的自身感知觉中独立出来,并被加以充分的关注[67]。Lewis 也进行了相似的研究,在 CRPS 患者中收集了 6 种反复出现的思维模式,分别是:对患侧肢体的厌恶;对患侧肢体不同程度的隔离感;对刺激的实际感觉和疼痛侧肢体的感觉有明显的可重复的差异;对患侧肢体心理意象的扭曲和空间位置觉减弱;最终对 CRPS 部位的有意识注意改变[68]。这类现象在各种文献中被反复提及,并将之称为"躯体感知觉紊乱"(BPD),在 CRPS 发生率高达 54.4%~84%。讨论这点的重要性在于 BPD 会导致患侧肢体不能很好地参与、加入康复治疗[69,70]。研究还关注 BPD 的分离感觉、空间位置觉异常、躯体感觉功能障碍,并明确了 BPD 存在解剖学上和感知觉上大小不一致的临床表现。

CRPS 患者的忽略行为最先由 Galer 等报道,并把忽略分为两种,"认知"忽略和"运动"忽略:前者是一种对患侧肢体感知障碍,觉得"患肢不是身体的组成部分",后者定义为"在自主活动肢体时需要集中注意力和视觉关注才能进行随意活动"[71,72]。一项纳入 242 例患者的研究发现,84% 的患者符合至少一条与忽略有关的行为,47% 的患者既有认知忽略又有运动忽略。有许多患者抱怨这些忽略症状有时令人尴尬,会影响他们的日常生活[72]。相比对照组,CRPS 患者的忽略症状会随临床症状加重而加重。有一项对照研究纳入了 CRPS 和非 CRPS 单侧肢体疼痛的两组患者,他们都有忽略症状,但是 CRPS 组特定忽略症状的比率高出三倍,而且症状程度和疼痛更严重[73]。所有 5 个临床表现(觉得患肢不是自己的;患肢需要全身协同才能活动;患肢不用意念努力就不能动;患肢有不

自主活动;患肢像是死了一样)对于诊断 CRPS 有 90% 的特异性,但是对于鉴别不同种类的单侧疼痛敏感性很低,只有 21%。CRPS 这种忽略与右侧顶叶脑卒中所致的偏侧忽略还是有显著的不同。卒中后早期出现的左侧视觉、空间、注意力的缺损,是偏侧躯体性缺损,而 CRPS 的忽略区域是参考系特异性的[74]。这种差异可以用评估肢体交叉后对肢体的感知觉的影响来证实。在正常健康对照组中发现同一只手在交叉至身体对侧后,对伤害性刺激或无痛刺激的感觉比在同侧时减弱了,这与多模式处理脑电图(EEG)信号减少相一致[75]。在 CRPS 患者中给予双手短暂的刺激,一开始健侧手辨识能力比患侧手强,但是一旦双上肢交叉后则相反[76]。通过对"运动忽略"的数据回顾分析显示随着 CRPS 病程进展,会出现运动频率减少、幅度降低或自发活动,也称为运动减少,可能是一种习得性废用发展而来的保护性活动减少[77]。活动减少会导致肌肉张力下降,加重肢体的功能障碍并伴疼痛加重,从而进一步导致废用。在 36% 的膝关节置换术后患者中,忽略评分与手术后更严重的疼痛和肌无力相关[78,79]。随着健侧肢体的代偿功能加强、使用增多,相应大脑皮层代表区发生改变,可导致损伤区域准确位置感知觉缺失,从而进一步加重不良适应的恶性循环。

一般来说,CRPS 患者会感觉患肢在一个位置,但实际上它在另一个位置[80]。Lewis 等发现 60% 的患者有单侧肢体感知能力下降,而双侧肢体位置觉的紊乱可以用视觉反馈来改善[69]。空间处理的混乱可以通过让患者在光亮和黑暗两种情况下主观和客观地判断中线的位置来证实,这在缺乏视觉反馈时更加明显。相比对照组,在黑暗情况下,CRPS 患者对中线的判断向患侧偏移,但是其他疼痛综合征如疱疹后神经痛的患者不会出现这样的现象[81,82]。对疼痛区域进行神经阻滞后会导致主观中线位置向相反方向偏移,接近中线,但是在对照组中进行躯体感觉刺激对中线偏移的程度影响不大。感觉处理的右侧半球化时,可引起与之前相矛盾的结果,即不管患肢在哪一侧,主观中线感觉都向左侧偏移[83,84]。在这项研究中仅有右侧损伤的患者其中线偏移与忽略样症状明显相关。尽管视觉主观中线偏移方向在 CRPS 患者中有差异,定位错误也与机械性痛觉过敏程度增加相关。总体来说,BPD 的程度与疼痛强度呈正相关,尽管定位错误的程度与之没有相关性[85-87]。在慢性腰痛患者的研究中,诱发磁场强度引发的腰痛越靠近原发病灶处,疼痛越严重,且与对照组相比,所有区域的疼痛都增加[88]。

CRPS 患者位置感知觉明显紊乱,可导致对躯体感觉的感知障碍,这是由于触觉定位准确性和 BPD 呈相反的关系[86]。在慢性腰痛患者和 CRPS 患者中,体象障碍常伴有患侧两点辨别觉(TPD)距离增大,可能是因为触觉定位准确性降低[86,89,90]。既往对幻肢痛患者的研究发现随着皮层代表区扩大,在手术后 4 周,轻触就能引发幻肢痛[91]。这些扩大的区域通常是截肢边缘和损伤部位相邻区域的躯体感觉皮层,后者可能也是 CRPS 患者出现牵涉性感觉的原因[87]。手指失认症,即不能很清楚地辨别出触觉刺激于患侧哪个手指,在 CRPS 发生率为 48%,不包括刺激后感觉在其他地方的主诉[70]。患侧上肢同侧的偏侧感觉下降主要体现在针刺觉和温度觉的下降,33% 发生在整个偏侧肢体,17% 在患侧上肢,33% 只发生在特定肢体。单肢或真正的单侧感知觉减退提示更有可能发生异常性疼痛和(或)运动功能缺损[92]。

对损伤周围刺激定位障碍引起的感觉抑制、痛觉过敏和异常性疼痛会增加患侧的感觉输入,可能导致皮层躯体特定感觉区的改变,并导致了主观心理上对 CRPS 累及范围的想象。患者会描述患侧肢体的体积比实际大,甚至达到实际大小的 106% 左右。这种不相称的体积增大体验会伴随更长的病程、较大的两点辨别距离和更多的忽略症状[93,94]。肢体变大的感觉与触觉准确性的降低明显相关。同样的情况还见于慢性腰痛患者,患者可能错误地认为患侧部位肿胀[90,95]。如果人为地改变患侧部位视觉上的大小,如在运动时使用双筒望远镜(或反向双筒望远镜),会导致疼痛、肿胀加重和康复期的延长。相较于正常未经调整的视觉,视觉上缩小疼痛区域反过来可改善上述症状[96]。视觉输入发挥了重要而普遍的作用,因此多模式的感觉输入已经被作为辅助技术运用于 BPD 和 CRPS。

在收集 BPD 研究病例中发现反复提到了 CRPS 患者缺乏对患侧肢体的基本注意力,而训练时通过视觉强化可以改善感知觉和功能。综合来看,研究数据支持将视觉作为 CRPS 干预手段中的可行目标,因为它能改善位置觉、主观中线预估,并在患者注视患肢时减少牵涉性感觉[69,81,83,87]。一项关于慢性腰痛的研究发现在运动时注视损伤或躯体疼痛的区域,例如通过镜像方式治疗,可能会改善训练后疼痛,促进更快恢复至运动前疼痛水平[97]。来自英国伦敦大学学院认知神经科学研究所的一项设计严密的研究对健康成人设计了以下几种条件:运动时直视目标手、通过镜像的方式注视目标手、用物体遮蔽目标手或是用别人的手来代替目标手,然后评估疼痛、不适感觉和热痛阈值[98,99]。除了记录自我描述的不适感,还用 EEG 记录早期躯体感觉特异波幅(N1)和之后的峰–峰多相波(N2–P2)。在最初的负向偏斜之后,N1 作为诱发电位在刺激后的 80~120ms 内出现,通过临时放置的电极记录了岛盖皮层的兴奋性。刺激的强度或波幅可以从 N1 分辨出来,接下来 EEG 上出现的双峰波,即在 N2–P2 多相波之间的波形,被认为反映了 S1、扣带回和外侧裂旁皮层的激活[98]。与 Gallace 等一致的是,刺激感知的改变并不会导致 N1 的改变,而 N2–P2 则与刺激感知强度的减少有着很大地相关性,提示存在与 S1 区、扣带回和外侧裂皮质相关的改变[75,98]。镜像训练的方法是让受试者在没有痛觉刺激的视觉提示时"感觉"像真手一样,这样比直接注视能减少不适。注视一个物体或别人的手则是最无效的减轻疼痛的方法[98]。此外,通过注视肢体能增加平均 3.2℃ 的热痛阈值,肢体体积缩小的错觉可进一步缓解疼痛,而肢体体积增加的错觉则反之加剧不适感[96,99]。

卒中后的忽略综合征常与疾病感缺失混淆,与之形成鲜明对比的是,CRPS 患者自我感知的假忽略表现为对病损有过度的觉察和自我感知[100,101]。这一现象在 Longo 等进行的研究中非常明显,当看到其他人的手时疼痛并不能得到缓解[98]。对自身躯体主体意识的混乱,使患者更容易将外界物体整合入自身躯体结构框架中。一个右侧感觉运动区脑梗死患者仅依据视觉提示总感觉病灶对侧(左侧)有一只橡胶手[102]。患者感觉橡胶手一直被弄得很疼,常使人心烦,这种现象只见于右侧半球脑卒中患者,而不会在 CRPS 患者中观察到[101,103]。尽管有这些差异,Van Staelen 等发现触碰患肢可能对纠正 BPD 有帮助[102]。相反地,CRPS 患者看到或感到自己的肢体变形较大时会特别困扰,可能会增加 BPD 的发生。容易引起歧义的视觉刺激输入时会增加不适感觉,因为涉及异常的物体识别和空间识别通路,例如给患者看既像鸭子又像兔子的图片或者奈克方块的图片(译者

注:奈克方块是个模棱两可的线条画,它以等大透视的角度绘画一个立方体,即平行的边在图中会画成等长的平行线。因为线的相交,图画没有提示这个立方体是在前还是在后,向上还是向下。当人凝神望它时,可以发现它可以转换方向。当它放在左边时,大部分人都会将左下的面当成其前面。原因是人一般都向下望事物,最高的部分比最低的更易看到,因此脑偏向将这个立方体视作从上往下望的)[104]。强迫患者注视这类图形错觉会使 CRPS 患者疼痛报告增加61%,可导致交感神经性血管舒缩紊乱,可被皮肤传导监测证实,在33%的患者中可出现患肢肌张力异常[104]。总体来说,患肢的多模式刺激整合和大脑皮层兴奋性似乎是 CRPS 病理生理机制的一部分,这与单侧脑缺血损伤有所区别。

生理基础

发生 CRPS 一个很重要的前提是,皮层重组产生了对感觉错误的解读,并诱发对不良适应环路的前馈式强化,这一理论已通过许多功能影像学检查研究证实。影像学检查观察到的大脑皮层重塑具体的反应和原因还不清楚,但是了解 CRPS 患者大脑中有哪些变化可以指导更多有效的干预措施。有研究提出 CRPS 患者存在中枢神经系统异常,因为在同侧而不是对侧的前额叶降温会导致疼痛增加[105]。动物实验中,保留性神经损伤(译者注:为神经病理性疼痛动物模型)或躯体感觉皮层后肢部位损伤会着重影响疼痛行为的大脑皮层重塑。大鼠保留性神经损伤后,感觉输入增加,导致前额叶内侧皮层神经元基底树突膨胀,N-甲基-D-门冬氨酸(NMDA)兴奋性增加,NMDA 和 α-氨基-3-羟基-5-甲基-4-异恶唑丙酸(AMPA)受体突触电流呈线性相关,这些变化与损伤爪的疼痛行为相关[106]。

最初的病例分析是利用脑磁图(MEG)和 MRI 分析幻肢痛的患者对刺激的反应,发现皮层重组和幻肢痛的程度相关[107]。这部分内容已经被神经外科医生们描述过,Wall和他的同事领衔用去神经支配介导的方法观察了感受野的巨大变化[108,109]。Flor 等随后做了慢性腰痛患者的磁刺激研究,发现刺激背部比手指更能出现早期诱发磁场的变化,相比对照组疼痛反应增加[88]。与对照组相比,这种特定位置的疼痛感知的增加与疼痛的病程以及初级躯体感觉皮层(S1)的最大皮层反应区域向内移动相关。

在 CRPS 患者的脑磁图上,患肢指尖刺激使对侧 S1 区皮层激活增高25%～55%[110]。在脑磁图上拇指和示指 S1 代表区位置变近提示患侧相应 S1 区萎缩[110]。Maihoffner 等确定了 CRPS 患手的 S1 区皮层较健侧减小,手的躯体感觉位置向嘴巴的位置偏移,并且代表区域的缩小与疼痛和机械性痛觉过敏相关,后者最能提示发生了皮层的重塑[111]。相比健康对照组或是健侧 S1 区,CRPS 患侧拇指和小指代表区域之间的距离也发现明显的缩短[112]。双侧电刺激食指后行功能磁共振(fMRI)检查发现 CRPS 患者 S1 和 S2 区皮层兴奋性下降,相比对照组触觉刺激的敏感度也下降,两者都是与平均疼痛持续强度而不是即刻疼痛强度相关[113]。S1 和 S2 区都位于顶叶皮层,Cohen 等发现这个区域与 CRPS 病理变化相关性很高,68%的患者会出现顶叶功能障碍,与异常性疼痛所致的躯体代表区域扩大相关($r=0.674$,$P<0.001$)[114]。

对自我躯体主体感觉的缺失以及异体感觉经常会发生在 CRPS 患者中。通过触觉激发试验联合 fMRI 的研究,发现 BPD 与双侧顶叶和岛叶躯体感觉网络敏感性增加相关。肢体的异体感觉则显示了对侧腹侧前运动区反应的减少,提示这个区域对于 BPD 是至关重要的[115]。CRPS 的发生还可能与 S1 区的去抑制有关,手 CRPS 患者进行成对脉冲抑制试验,双侧都能观察到诱导抑制的减弱,这和运动皮层区的变化类似[116]。疼痛模型大鼠做头部朝下的动作,发现通过躯体感觉区特定的损伤,可产生机械性刺激变化相关的行为。这种 S1 区损伤模式不能消除炎症介导的疼痛水平,但是可促进大脑对这种疼痛体验更广泛的反应[121]。

最早通过对猴子进行触觉行为的训练发现大脑感觉皮层活性的改变是可逆转的,之后的临床治疗结果显示 S1 和 S2 区的萎缩也是可逆的[117]。有两个独立的研究,对行为进阶式感觉运动训练 6 个月或 PT 联合药物治疗 1 年后都发现疼痛感知有所改善[118,119]。研究进一步支持大脑皮层的改变是反应性的发展变化,而不是引起 CRPS 的因素,因为对健康成人制动本身会导致 S1 区的缩小,一旦恢复活动后 S1 区大小也会恢复正常[120]。这些提示 CRPS 的皮层重组就其本身而言并不是病理变化,而是在心理上、生理上和分子机制上无法恢复到原本的功能水平。

CRPS 的运动皮层神经重组的研究还比较少。类似的初级运动皮层(M1)代表区不对称也有见于文献报道[122]。对 CRPS 患者行 TMS 检查发现双侧脑内抑制减少提示 M1 区的抑制性输入调控发生了问题[110,123]。发生异常性疼痛的患者其运动激活阈值也有下降。即使只进行单侧的肌力训练都能增加双侧肌力、运动诱发电位的波幅和募集曲线,并降低非训练腿的皮层内抑制,所有这些支持了 M1 区的调控是活动或可能缺乏活动导致大脑半球之间协调的改变而产生的[126]。

皮质脊髓束失抑制或过度兴奋仅在上肢 CRPS 患者中出现,而对于下肢 CRPS 患者行 TMS 检查不会出现明显的大脑半球间的不对称现象[124]。与之前提出的双侧缺损机制不一致的是,Lefacheur 等研究发现只有患侧肢体 M1 区皮层内抑制的降低,虽然这种失抑制程度与疼痛评分高度相关[125]。重复 TMS 刺激运动皮层会导致对侧 M1 区抑制增加,且与疼痛缓解相关。许多文献讨论提及可能存在 γ-氨基丁酸(GABA)抑制性神经递质信号的中断机制,但是缺乏分子学动物实验证据。最近 Bank 等再次挑战了 CRPS 运动皮层去抑制的理论,他们发现与对照组和活动特别少的健侧上肢相比,患侧上肢有正常的镜像肌电图(EMG)活动[127]。这些发现提示损伤肢体代表皮层强大的抑制并不一定是导致运动功能障碍的原因,而所观察到的肢体活动的改变可能是为了避免疼痛或是习得性失用现象。需要更多的研究来剖析 CRPS 中运动皮层兴奋性和功能之间关系的争议。

虽然初级运动皮层和躯体感觉皮层是 CRPS 神经重组的重点关注区,但是大脑其他疼痛相关区域的调控会让我们对于 BPD 和慢性疼痛潜在生理学机制有更多的了解。在对针刺痛觉过敏的机制研究方面,fMRI 研究提示像之前提到的那样,不仅对侧 S1 区和双侧 S2 区兴奋性增加,而且双侧的岛叶和对侧躯体感觉相关的皮层、额叶和扣带回前部(ACC)的兴奋性也会增加[128]。Maihofner 等利用 fMRI 研究了轻刷 CRPS 患肢诱发的异常性疼痛,并记录到与正常本体感觉截然不同的激活模式。然而,在考虑到疼痛等级权重的因素后,发现兴奋性改变仅包括了对侧 S1、顶叶相关皮层、双侧 S2、岛叶和扣带回后部(PCC)。PET 相关研究也发现了类似现象,相比对照组,CRPS 患者双侧 S2、ACC、PCC、顶叶皮层、小脑、右侧岛叶后部和右侧丘脑糖代谢增加,而在背侧前额叶和 M1 区发现糖代谢继发性减少[129]。这是基线情况的结果,推测这一结果与持续存在的疼痛导致感觉反应上调相关。

由于对 CRPS 和对照组在异常性疼痛和痛觉过敏感知的明显差异有质疑,因此有人使用分级疼痛电刺激进行研究。Fruend 等对左手 CRPS 患者和对照使用固定时程的双侧刺激。他们在随后的两项研究里通过 fMRI 显像分析了每个强度下的基线情况和电刺激后的皮层反应,并比较了双侧兴奋性,以及对照组和患者之间的差异。结果没有发现非疼痛性刺激有阈值上的显著差别,但是对 CRPS 患者患肢进行疼痛电刺激后发现 PCC 的兴奋性相对增高了,同时发现岛盖后部或 S2 的兴奋性降低了。在痛性刺激施加于患者患手时,除了双侧岛盖的兴奋,更强的兴奋还表现在左侧 ACC,这可能与这些患者的情绪作用或是在忍受痛苦的反应有关[130]。给 CRPS 患者布置任务,要求其在持续性电刺激时压抑疼痛感觉,无论刺激哪一侧手,CRPS 患者中脑导水管周围灰质和扣带回的皮层兴奋性都减少[131]。考虑到这些不同解剖区域的脑部结构在内源性镇痛下行通路中的作用,慢性疼痛患者可能出现天花板效应,或者,这些解剖区域的差异正是不良神经重组的结局。还有一种可能,这些解剖区内源性的变化可能在神经发育时就存在,并使人在受到一定程度的外伤后出现 CRPS 的风险增高。

一系列补充性的研究探索了 CRPS 患者其他各种皮层的差异和改变。有报道指出 CRPS 患者大脑网络连接改变,特别是前额叶皮层灰质选择性的萎缩或扩大可能与疼痛的时程和强度相关,而白质纤维束改变可能与持续性疼痛引起的情感反应相关[132,133]。Barad 等通过全脑 MRI 基于体素的形态学研究发现疼痛相关的其他脑部结构如背侧岛叶、扣带回、眶额叶皮层和下丘脑的灰质密度不同[134]。这有可能是因为在 CRPS 和其他疼痛患者中,这些脑区的镜像神经元受累。镜像神经元最早在猴子中发现,目前确定存在于人类的运动辅助区、腹侧运动前区、顶叶下部和 S1 区,镜像神经元可以使人在观察自己或别人时进行流畅适度的感觉运动模仿并产生相关情感反应[69,135,136]。镜像神经元对于卒中后的康复被认为是有益的[137]。最近的研究工作也支持了这一假设,通过观察性任务发现在卒中后颞下回有成群的神经元兴奋性随卒中后时间推移而增强,且与临床恢复相关[138]。

兴奋这些大脑镜像神经元中枢需要视觉输入。视觉在辅助辨别触觉中的作用可以通过体感相关事件电位的兴奋性反映,在视觉提示下,触觉辨识度提高[139-141]。在各种类似的任务中,通过 PET 信号和计算机模拟研究均发现视觉和躯体感觉皮层间存在多重、交叉的信号处理模式[142,143]。触觉的视觉增强(VET)甚至会出现在观看手被触摸的影片后,且比观看不包含手被触摸内容的影片后再进行触觉刺激的感觉更为强烈[144]。通过单脉冲 TMS 作用于前顶内沟附近整合脑区发现顶叶参与 VET,视觉刺激后行 TMS 会消除 VET,而在触摸过程中行 TMS,VET 则不会消失。TMS 刺激邻近的脑区并不会改变视觉对触觉处理的作用[145]。最后,在健康成人和 10 例伴有体感障碍的脑损伤患者进行对照研究,发现躯体感觉功能 TPD 表现上有缺陷的患者在看到前臂电刺激时功能改善,提示视觉和电刺激相结合的治疗可能是有用的[146]。

　　综上所述,这些作者验证了之前关于 CRPS 异常感知觉的假设。通过自身对照和健康对照,皮层复杂的网络系统,特别是顶叶皮层,参与 CRPS 且有所改变。如果不是基于生理原因而是基于 CRPS 病理机制假设,治疗应着重于整合视觉刺激和物理治疗,可以采用镜像治疗、分级运动想象、棱镜视觉改变和新近出现的虚拟现实技术等治疗方式。

治疗逻辑

　　为了确定不同治疗技术对 CRPS 中潜在 BPD 的有效性,需要有评估相关情况和变化的方法。2010 年,Lewis 和 McCabe 发明了 The Bath CRPS BPD 量表,包含了 7 个项目,其中 5 个需要患者用 0~10 的程度来衡量他们所经历的异常感觉,另一个项目来评价患肢是否有大小、温度、压力和重量的感觉异常。异常感觉的感知评定包含了患肢从属感、位置感、对患肢的注意力、对患肢的情感反应,以及是否考虑截肢。最后一个项目是心理意象和解释任务[69]。这个量表希望能了解患者的感受和想法来指导如何以正确的输入帮助恢复正常的躯体模式。早期研究通过内部一致性(Cronbach α 系数为 0.66)和评估者间信度(Cohen Kappa 系数超过 0.85)都证明了该量表有较好的信度[86]。CRPS 患者中发生 BPD 的概率相比对照组高(r > 0.57,P < 0.01),并且与 BPD 的病程、疼痛和 TPD 相关。

　　康复治疗过程中由于患者很难向医师、治疗师和照料人员描述自己的感觉变化,这会给患者带来苦恼,因此造成了情感和理解的障碍。Turton 等发明了一个可灵活调节的基于虚拟化身的数字多媒体应用,不仅可以改变患肢大小、形状和表面形态,还增加了颜色和质地来帮助患者描述不同部位的疼痛表现。理想状态下这个应用可作为患者躯体模式的示意图,可用于长时间随访,并且在康复过程中有助于不同学科之间的理解。在一项概念验证试验中,10 名志愿者在一位受过训练的护士帮助下通过这个多媒体设备创建了他们的虚拟化身,很好地重现了对治疗性导泻引起的疼痛的真实反应[147]。这项技术至今还没有广泛地应用于 CRPS 患者治疗,但是未来对于研究和治疗可能是个有用的方法。

　　在用视觉刺激治疗 CRPS、打破感知觉恢复的瓶颈和恢复中枢疼痛敏化的大脑时,时间和金钱投入及可及性之间有个微妙的平衡。大而笨拙的镜像装置盒不适合患者在家进行数小时的训练。在临床研究中,每天有治疗师指导能改善功能但又不切实际,且在目前医疗系统里收费太贵。如果能应用更便携、动态和自主的技术,那么尽管初始治疗花费可能会增加,但长远来看,还是经济实惠的。

　　目前临床医生一致认为早期确诊 CRPS 并尽早干预,预防持续的皮层不良改变是有益的。然而本部分提及的一些昂贵的、费时的、特殊的、常常带来痛苦的技术却更频繁地应用于药物和传统 PT 治疗失败的“终末期”患者。慢性 CRPS 患者常更倾向于寻求非常规的治疗方法,可惜往往恢复效果不如早期患者。影响早期治疗的各种障碍应促使医生和研究人员推动该领域的进步,为更早期的患者建立一个新的评估和治疗的标准。

有效性

随着研究发现 CRPS 可出现皮层体感代表区及更大范围的变化,一系列触觉、镜像、棱镜或分级运动想象疗法开始用于治疗 CRPS,并表现出不同程度的治疗效果。由于患者常有触觉分辨能力下降,而且动物试验发现重复可控的感觉刺激能使枭猴的 S1 皮层发生变化,因此触觉训练被研究用于慢性疼痛或 CRPS 的治疗[117]。在健康个体,后背部可视化并不会改善背部触觉灵敏度[148]。早期关于感觉运动再训练对背痛治疗效果的个案研究令人鼓舞,但扩大研究范围后,这一疗法并未显示明显的获益[97]。一项纳入 24 例 CBP 患者的随机对照研究发现,相比安慰治疗,接受连续 21 天感觉灵敏性训练的受试者没有获得明显的疼痛缓解或功能改善[149]。然而,截肢后幻肢痛患者接受感觉分辨训练后疼痛却明显减轻,并发生了相应的皮层重组[150]。尽管单纯触觉刺激并不足以减轻 CRPS 患者的疼痛或改善其触觉灵敏度,但触觉分辨训练可减轻疼痛主诉和 TPD[89]。在 2~3 周的额外训练周期里,受试者接受相同的触觉刺激(24 分钟,72 次刺激),并被要求区分刺激部位(指出疼痛肢体上 5 个部位中的 1 个)和刺激类型(笔尖或瓶塞头),结果疼痛分级及 TPD 都显著下降。实验结束后 3 个月,13 例受试者中有 9 例报告镇痛药使用量下降和稳定的 TPD 功能结局[89]。最近,一项病例研究强调了对初始损伤部位进行触觉训练的重要性,治疗后患者损伤部位及继发性疼痛区域的严重疼痛得以缓解,而对继发性疼痛部位进行触觉训练则无此镇痛效果[151]。这一区别有可能是 CRPS 与广泛的以继发性疼痛为主的 CBP 治疗结果差异的基础。此外,更为有趣的是,如果重复触觉分辨训练时患者注视被刺激的患肢而不是健肢的反射影像,TPD 改善及镇痛效果更好[152]。可惜的是,在 16 个训练周期后,2 天的随访并没有发现持续效果。

镜像疗法强调多模态视觉输入信号,最早被用于幻肢痛患者的治疗,即将平面镜垂直立于桌面并置于截肢残端和健侧肢之间,使得健肢的影像和产生疼痛的残肢缺失部分相重叠,结果幻肢痛性痉挛减少,而且缺失肢体出现可感知的肌肉运动感觉和共感觉[153]。McCabe 等在一项初步研究中,将镜像疗法用于静息和运动都有疼痛的 CRPS 患者的治疗,在健肢与患肢之间不放置挡板、放置不反光挡板和最终放置平面镜[154]。最初,3 例新诊断(8 周内)为 CRPS 的患者全部出现疼痛减轻,但这一效果在平面镜移除后很快消失。6 周后,经过每天 4~9 次,每次最多 10 分钟的镜像训练,镇痛效果可持续数个小时。处于疾病中期的患者(2 例,发病 5 个月至 1 年)在治疗时发现患肢僵硬情况有改善,且与镜像治疗相关,但疼痛情况没有变化。然而,当疗程结束后,他们都反映了肢体功能的好转与总体疼痛的减轻。有 3 例病程超过 2 年的 CRPS 患者没有出现明显的恢复。后续的相关病例报告中,一位难治性 CRPS 疼痛的 63 岁老年女性在接受镜像治疗后主诉疼痛立即缓解了 50%[155]。两例 2 型 CRPS 烧灼样痛的病例报告则出现了差异性结果,一例患者仅表现为疼痛的短暂缓解,而另一例患者总体疼痛显著减轻[156]。在一项结合镜像疗法与认知行为疗法(CBT,将在本章最后部分讨论)的小样本(3 例)研究中,每位受试者或有患肢肌力的增加,或有异常性疼痛的减轻,但全都存在痛觉过敏区域的扩大,其中 1 例在试验结束时还存在患肢的分离感[157]。虽然该研究没有能够重复 McCabe 等早先的结果,但在后续 RCT 研究中使用镜像疗法治疗卒中后上肢痛和运动障碍患者($n = 48$)发现,经过 6 个月的治疗,实验组静息痛、运动时疼痛、毛刷刺激的触觉性异常疼痛和运动能力都有所改善,而对照组则无此效果[158]。Cacchio 等在纳入 24 例 CRPS 患者的盲法 RCT 研究中继续验证这一治疗技术,并加入了第三组条件,心理想象疗法[158]。每天进行 30 分钟积极的镜像治疗可使疼痛缓解率达到 88%(4 周疼痛评分,与对照组相比,$P = 0.002$;与心理想象疗法相比,$P < 0.001$),而单独心理想象疗法仅使 25% 的受试者疼痛缓解,并且还使 75% 的受试者疼痛增加。对照组或心理想象组患者进行交叉试验,接受镜像疗法后,92% 的患者疼痛缓解。截止到 2009 年,有关镜像疗法的系统文献回顾表明其有减轻卒中和 CRPS 患者疼痛的趋势,但仍需更多高质量设计的试验支持[159]。

为加强镜像疗法的有效性,镜像疗法的不同形式被提出,即镜像疗法的升级,如 Latimer Mosely 提出的分级运动想象疗法(GMI)。他推测在镜像治疗前进行运动想象,可启动皮层激活通路,从而在很大程度上减轻 CRPS 受累肢体的疼痛和肿胀[160]。有病例报道显示运动想象会导致治疗后短暂性疼痛和肿胀,但在 60 分钟后即可恢复到基线水平,肌电图检查无明显肌肉活动,且电刺激皮肤仅产生微弱的延迟性自主反应。因为受试者并未反映对治疗有应激压力,所以自主反应微弱是由于疼痛明显减轻以至于对心率影响很小。这些现象在健肢运动想象训练时则不会出现[160]。前期利用 PET 和 fMRI 研究发现,相比于对照,运动想象时除初级运动皮层不激活,运动前区、辅助运动区、扣带回、双侧顶叶皮层均有激活,而在 CRPS 患者中上述区域激活较少[161,162]。在 Moseley 等随后的研究中,21 例上肢 CRPS 及 18 例非 CRPS 性单侧上肢痛患者执行单纯想象任务后均出现疼痛和肢体肿胀加重,无组间差异[89]。疼痛或肿胀的变化程度与原有症状持续时间、完成躯体图示任务障碍程度、自主神经反应、疼痛不良想法、运动诱发疼痛恐惧等相关($r > 0.42, P < 0.03$)。这些实验假定疼痛加重可能是源于对运动可诱发疼痛的保护性恐惧或源于对受累肢体注意水平的变化[96]。所有这些理论均认为,重复训练及因此而实现的疼痛恐惧的减轻、注意程度的恢复、因废用所致的神经病理性变化的缓慢逆转可能导致形成较长期的整合治疗措施。因此,在各为期 2 周的运动想象及镜像治疗前,可先进行 2 周的单手偏侧认知测试,最终构建出 GMI 治疗流程。

偏侧认知测试用于测试身体结构的内在认知能力,其中区分左右手需要测试者通过心理旋转将自己的手置于特定位置。即使在正常人,不同身体结构认知能力也会影响测试的表现[163,164]。时有报道顶叶损伤患者和 CRPS 患者,身体位置觉整合能力下降,对身体位置的自我感知发生改变,则在完成与受损肢体或脑区相关的运动想象时会耗时更长[80,86,165,166]。Schwoebel 等发现慢性单侧手痛的患者对图示手所处方向的偏侧辨识反应时间延长(比健侧手慢 1123 毫秒),特别在进行复杂大幅度的运动想象时更为突出[165]。Moseley 重复了此实验并发现 CRPS 病程长短显著影响反应时间。对一个特定动作的预期疼痛导致 45% 受试者出现患侧偏侧辨识延长,提示可能存在对运动相关性疼痛的恐惧[160]。Reinersmann 发现与对照组相比,幻肢痛与 CRPS 均存在相似的、与意向性表现评分无关的反应时间延长。经过为期 4 天的训练后,CRPS 患者与健康受试者一样都出现反应时长的改善,而不是之前报道的患肢与健肢存在差异[167]。然而,训练可以改善手的偏侧认知能力。

分级运动想象疗法(GMI)的第一个临床试验由 Moseley 在 2004 年设计完成,其试验内容按顺序为手部偏侧认知训练、运动想象, 最终在镜盒帮助下实现主动运动。对 13 例病程小于 6 个月的腕关节骨折后 CRPS 患者进行随机分组交叉对照试验(12 周洗脱期),结果显示,治疗组疼痛和肿胀改善明显($P < 0.01$),神经病理性疼痛评分(NPS)改善 25 分。NPS 下降 50% 的需要治疗人数(NTT)大约为 2 人,预示 GMI 可能是治疗 CRPS 非常有前景的多模态、身心整合式物理治疗方法[160]。除了 Oerlemans 等的传统物理治疗研究,Moseley 这个研究以及先前针对 CRPS 进行强化治疗设计方案的一大局限在于不能解释对患肢持续性的专注本身可能产生的影响[55]。为解决这一问题,Moseley 比较了 20 例 CRPS 患者的随机分组治疗结果,实验共分三组,每组均包括为期 2 周的治疗项目,顺序各有不同(传统 GMI:即认知训练—运动想象—镜像训练;或运动想象—认知训练—运动想象;或认知训练—镜像训练—认知训练)[93]。经过 6 周的治疗及治疗后 12 周随访,传统 GMI 组疼痛及运动障碍改善最为明显($P < 0.05$)。每种治疗均有一定效果,但组合顺序也很重要。运动想象只有在认知训练后才有镇痛效果,而镜像训练只在运动想象训练后促进功能恢复。除了优化 CRPS 治疗流程,由于患肢关注治疗任务顺序的不同,各组改善情况不一,该试验还为非特异性关注与治疗效果不相关提供了证据。GMI 过程中皮层分级激活与获得性恐惧减少同样也得到证实[93]。近期的一项病例报告也支持这一现象。该病例报告发现 GMI 治疗后疼痛强度下降的程度与 S1 和 S2 皮层的 fMRI 改变相平行,认知训练后顶叶后部激活程度下降 33%,GMI 治疗过程中或治疗后扣带回前部或岛叶激活缺失[168]。

51 例患者(CRPS 37 例,截肢 9 例,臂丛神经损伤 5 例)进行 GMI 治疗的重复性随机对照试验(RCT)的结果提示,尽管幅度较小,但仍有明显的疼痛减轻和功能恢复,为达到治疗后视觉类比疼痛评分(VAS)下降 50% 以及在运动任务执行能力数字分级评分获得 4 分的改善(0 分为完全无法执行,10 分为正常),需要治疗的人数(NNT)分别为 3 人和 4 人[169]。该试验治疗完成后受试者可选择继续接受对照组物理治疗和药物治疗,或 GMI 治疗,而阳性结果在治疗后 12 周随访时依然保持稳定。此试验治疗效果较该研究组前期的结果有所下降,原因在于实验纳入标准较宽松所导致的实验对象异质性增加。GMI 疗法在澳大利亚两家慢性疼痛诊疗中心所进行的临床试验则没有那样有效。值得注意的是,提供门诊疼痛诊治服务的神经康复专科医院(中心 1)和国家 CRPS 住院患者治疗医院(中心 2)纳入改良 GMI 疗法后,患者的依从性较差。研究中,中心 1 入组的 48 例患者仅有 7 例完成试验,中心 2 入组的 27 例患者仅有 11 例完成试验。此外,试验结果的差异还源于在为期 6 周的治疗过程中指定时间点评估的缺失和患者的失访。主要研究结果未发现在疼痛数字分级评分上存在显著性差异,但 7 例患者有与临床获益相符的疼痛减轻(至少下降 2 分或 30%)。在治疗有效的患者中,疼痛的减轻不与任何基线特征或病程相关。一例疼痛程度最为严重的患者在中心 1 行 GMI 治疗后,再次评估发现显著好转,而在中心 2 却没有改变。中心 1 同时还存在治疗前后运动功能的改善。总体而言,该试验说明了影响 GMI 疗效的一些因素,比如患者与治疗师互动不够以及在长期治疗过程中无法监测患者可能的家庭需求。此外,患者可同时进行触觉分辨训练和(或)疼痛处理治疗,这种治疗上的灵活性支持多模态的治疗方式,但难以区分这些干预对 GMI 疗法的影响,其原因可能是随访时患者的大量失访和数据遗漏。最后,在两家中心完成研究流程的 18 例患者的异质性可能会掩盖更好的治疗效果,原因在于不了解那些从 GMI 疗法中获益的 CRPS 患者的特征,比如有些患者病程较短。来自加拿大的第 3 个研究小组发现当研究对象局限于单侧上肢损伤所致急性 CRPS(病程小于 6 个月)以及应用改良 GMI 疗法(第 3 步只接受镜像疗法而患肢不活动,第 4 步镜像疗法加患肢活动)时,肢体的抓握力和疼痛情况均有显著改善。研究结束时,过去 7 日疼痛平均评分(VAS)明显改善。同样地,尽管缺乏感知功能改善的效果,患肢抓握力和患者总体感受也有所进步[170]。GMI 疗法的方法学考量需在循证医学的实际需求和治疗方法的花费与耗时之间作出平衡,不应占用全职的临床研究人员与场地。将来还需进行多中心大样本量的研究以优化 GMI 整合疗法对 CRPS 的治疗效果。

同时,对视觉 - 触觉、心理 - 躯体康复方法的改良也在研究中。基于 CRPS 患者患肢感知能力的严重减退,利用棱镜或虚拟现实方法有意改变感知物体的大小、形状与位置,可以减轻疼痛及改善肢体功能。健康个体利用棱镜进行视觉翻转训练 1 个月后,可实现双侧感知并能在"旧的"与"新的"手部皮层代表区之间切换。手变成了"视觉运动转换工具",重塑其余上肢代表区。fMRI 表明在进行此训练时,顶叶内侧、前额叶皮层及左侧额叶后部均有参与[171]。这一极端研究为利用棱镜改善疼痛感知、"纠正"或减小对患肢大小的错误感知程度铺平了道路。改变视觉主观中线感知方法直接应用于 CRPS 时,5 例患者在进行为期两周、每日 1 次的目标指向任务时通过棱镜适应实现视线偏移。棱镜使视线向健侧偏移 20°,治疗后,除了 1 例患者,其余全部受试者疼痛明显减轻,但是在训练过程中却没有此镇痛效果[172]。如果棱镜适应使视线向患侧偏移,则疼痛会加重。这一工作的有趣之处在于其结论不支持增强对患肢的注意可有临床获益的观点,相反,支持通过视觉注意远离疼痛侧引起过度代偿性忽略的理论。在运动任务过程中使用望远镜放大患肢或倒转望远镜缩小患肢而人为改变患肢的感知情况,结果发现缩小患肢感知可以减少疼痛、显著减轻肿胀程度以及迅速恢复至测试前疼痛水平[96]。这一现象的生理学解释推测为当看到较大的刺激范围时,S1 区激活更明显,从而使患者原本已经上调的疼痛感知系统更加敏感。感知的波动变化实际上可能更依赖于对损伤部位空间方向性的感知而不是损伤部位的位置。棱镜被用于对视觉参考框架进行 20°的偏移调整,温度检测反映患侧上肢自主神经的变化。不论是实际的视觉影像还是棱镜产生的幻影,只要大脑对患肢的感知显示其在健侧,温度就会升高;相反,只要对患肢的感知显示其在患侧,温度就会下降。两种情况下,中线都被认为居中[173]。

对镜像疗法和分级运动想象疗法模式进行虚拟现实转化正在进行前期研究以简化和标准化治疗流程以及解决这一有前景的康复方法有效应用的另一个障碍。在一项由 Sato 等实施的小样本开放病例系列研究中,通过虚拟现实技术将镜像疗法应用于 5 例手部受累的慢性 CRPS 患者(病程 1 ~ 3 年)参与的目标导向性运动控制任务中[174]。为与视觉环境软件实现互动,该试验需要一部台式电脑、实时位置与运动追踪系统(FASTRAK)和虚拟数据手套。FASTRAK 感应器安装在患肢,其运动可引起电脑屏幕上相应前臂的运动;虚拟数据手套戴在健侧手,但是其控制虚拟"患侧手"的运动。通过这样的设计使疼痛肢体做小幅度的运动同时训练大脑看患侧手在屏幕上对应的虚拟影像,而实际运动时不至于诱发疼痛。这是虚拟镜像疗法较传统镜像疗法最主要的优势所在。训练任务则是在每周不计时的时间段里,抓握和移动不同尺寸的物体。经过 5~8 个时间段的训练,80% 的受试者 VAS 疼痛评分至少下降了 50%。两例患者在治疗后减少了镇痛药物阿米替林的使用剂量,而且越来越多的病例报道在治疗结束后有感觉功能改善(患侧肢体重新属于自己的感觉)、震颤减少、持续性疼痛减轻,而且没有副作用发生。文章作者们推测交互性和奖赏性虚拟体验在增加患肢训练的同时提供了一种全新的疼痛转移方法,从而减轻了疼痛相关性焦虑,而焦虑会限制慢性疼痛患者重复性的专注运动[174]。过去 4 年来,虚拟视觉系统在 CRPS 治疗中的其他应用包括适用于家庭训练和躯体交换训练的头部固定式系统以及健康个体进行 fMRI 检查时所用的系统[155-177]。躯体交换通过固定在头部的播放器播放健康人运动肢体的交互性视频,而要求患者想象中排练同样的动作。尽管这并不能使治疗后疼痛评分下降,但通过由 Lewis 和 McCabe 所设计的问卷调查发现,这种治疗确实可以改善 BPD 水平[69,176,177]。另一种为家庭治疗设计的头部固定式显示器利用照相机捕获身体前方健侧肢体的图像,并播放该图像的镜像,用以代表患侧肢体,而患肢的实际运动情况则通过互联网向处理器传送治疗数据[175]。四种治疗任务(屈曲、抓握和移动小球、玩简单的视频游戏和匹配手型)被设计用于 CRPS 的研究,但在对健康志愿者进行的每次 15 分钟,共 10 次训练的研究中,具体的技术性和方法学问题还尚未得到测试解决[175]。Diers 等利用 fMRI 检测大脑的激活情况来了解这些设计的理念,他发现与以往采用镜盒的镜像疗法相比,虚拟视觉同样逼真,且在虚拟视觉训练时,实际运动和虚拟运动肢体对侧 S1 区的激活均表现更加明显[175]。与本章先前提及的方法相比,虚拟视觉镜像疗法更易监控实施、参与度更高、成本效益更高、更适合家庭使用,而所有上述的工作为其进一步的应用奠定了基础。目前,该疗法已在恢复卒中后运动和平衡功能,以及减轻脊髓损伤后疼痛和促进功能改善方面取得了成功[178,179]。

治疗的并发症和应用指征

与药物治疗和介入疗法相比,镜像和 GMI 疗法的并发症和副作用很少。一项 Delphi 专家研究检查了镜像疗法治疗患肢痛所产生的副作用,发现患者反映有一般性不适,包括疼痛、出汗、眩晕、对这些症状产生的情绪反应以及感觉的变化。这组专家的结论为镜像疗法的主要禁忌取决于治疗人员的信心以及能否训练引导患者克服不适并最终得到有意义的结果[180]。如前所述,这种 CRPS 治疗方式的可能缺点是费用贵和不便利。触觉训练、GMI、虚拟视觉训练均需要患者积极参与,同时具有坚持长期治疗的动力和对治疗的信赖,以及对自身疾病状态的接受(这一点经常没有治疗方法)。患者对自身疾病状态的接受可能需要很长时间的适应期,特别是那些存在慢性持续性皮层变化的患者。

考虑整合了视觉训练的物理疗法的风险与获益时,最为重要的是要保持在先前研究结果疗效和局限性基础上的知识更新,并对该疗法是治疗 CRPS 的万能药持应有的怀疑态度。在 Johnson 等 2011 年的研究工作以前,系统性的循证综述发现有强有力的证据支持 GMI 作为 CRPS 推荐治疗的一部分[64,181]。鉴于 Johnson 等阐述了 GMI 临床实际应用转化率较低,McCabe 评价了镜像疗法的临床整合和个性化治疗的固有问题,他指出这些问题使治疗师的培训更加困难,并经常导致不同医疗机构间通过口头相传治疗技术[182]。或许通过计算机或虚拟现实技术进行标准化,可能会为高效培训治疗师、开展研究以及最终解除患者的痛苦提供最大的希望。

对这些疗法的证据基础也并不是没有批评。由于盲法试验设计不佳,研究样本量较小,以及大量的有关治疗效果的文章仅来源于非常少量的研究小组或机构所导致的固有性偏倚,许多有关 CRPS 的运动皮层和一些感觉运动皮层分布研究已被仔细审查。Pietro 等连续在 2 篇 Meta 分析文章中描述了这些研究的潜在缺陷:"CRPS 患者初级体感皮层功能与对照组存在差异的证据仍不明确,因为研究结果存在偏倚甚至矛盾的概率很高,但皮层代表区的缩小似乎是一致的"[183]。根据第二篇 Meta 分析所收纳的 18 项研究,支持运动皮层功能障碍的证据更加令人费解,而由 Deconick 等所做的系统性回顾也重申了这一点[184,185]。最后,在治疗研究和临床试验中上肢 CRPS 均占大多数,这给研究结果推广至下肢 CRPS 患者带来了更多挑战。这一差异可能是因为下肢 CRPS 发生率较低,以及为控制受试患者某些方面的异质性而做出的刻意选择。

总之,对镜像疗法、GMI、棱镜和虚拟现实疗法的评论与批评不是为了阻止在这一领域的进一步研究工作或削弱已发表的一些非常强有力研究结果的影响,而是为了强调准确描述试验数据以及将来在此领域进行多中心合作研究的重要性。

疼痛暴露物理疗法、认知行为疗法及跨学科治疗

对慢性疼痛中"心 – 身"之间联系的认识,引领康复治疗计划进一步发展完善,而其中"心"往往是最需要努力治疗的部分。本章已充分讨论了集中和特殊的干预方式能够引起解剖变化及神经可塑性。参与治疗并认识和接受 CRPS 的病理生理学特点对患者来说并不容易,这可能是源于一种先于皮层监管的原始情感:恐惧。焦虑和恐惧是疼痛的情感反应,可引发所谓的疼痛"动机情绪"成分,由 Melzack 和 Dennis 所描述,他们认可人类的本能性感觉分辨能力与伤害性刺激相互作用[186]。近年来,疼痛与情感之间紧密联系的假设已经被动物实验、脑功能成像和临床研究所证实[152],也促成了从生物 – 心理 – 社会模式来认识和理解疼痛,而这一宏大的主题超出本章的讨论范围。

在慢性疼痛中,恐惧通常被描述为对疼痛的恐惧和(或)对(再次)损伤的恐惧。Lethem 等设计的夸张性疼痛的恐惧回避模型就是基于这些现象的个例报道开发出来的[187]。疼痛意味着身体伤害,将疼痛理解为一种需要躲避的事情是一种生存本能。"夸张性疼痛"是指疼痛行为的非同步性过度表达而没有相应的严重器质性病理改变或伤害性因素。"夸张性"和诈病不同,并非是有意识的表现,而是疼痛的一种神经心理性影响。根据 Lethem 等的理论,疼痛的恐惧会使个体在应对时表现出从回避到面对的一系列反应。正视疼痛有助于恢复正常活动,因为疼痛在"最小心理因素叠加"的情况下可以缓解;而回避疼痛体验或回避引起疼痛的活动会导致活动减少并产生躯体不良影响和心理

问题。治疗无效或疾病角色的持续存在进一步加剧了 Fordyce 所阐释的疼痛行为的操作性条件反射，即初始疼痛可正向反馈加强回避行为，而习得性回避可负反馈减少经验性疼痛。在实验中，应用这一理论通过背部运动训练回避评分对 CBP 患者进行"回避疼痛者"或"正视疼痛者"身份的认定。在回避疼痛者中可以观察到更多的恐惧和更少的背部运动训练意愿[188]。Fordyce 最终指出，回避行为是基于结果预测基础之上，因此并不需要很努力去维持这一行为状态[189]。实际上，因为回避行为先于疼痛发生而不是对疼痛的反应，过多的回避或不活动状态使得更少有机会去精确评价完成某一指定动作引发的真实疼痛，以至于疼痛恐惧最终与近期或真实的疼痛经历不匹配[190]。一项小型的先导研究包括了疱疹后神经痛、CBP 和 CRPS 患者，与那些已经康复的患者相比，慢性疼痛患者中发现的恐惧回避模型的更多特征性表现证实了上述观点[191]。基于此模型，Rose 等在一项回顾性研究中正确预测了高达 82% 的慢性疼痛患者。Klenerman 等进行的大规模前瞻性研究（300 例）随访了急性背部损伤患者，他进行的恐惧回避测量在 CBP 预测价值方面保持了最高的预测记录[192]。

继发于对疼痛或（再次）损伤的恐惧回避，有可能会导致运动恐惧，进而妨碍康复治疗。Kori 等确定运动恐惧症是"由于担心活动会造成疼痛损伤或再次损伤而产生的一种对运动疗法和活动的不合理的极度恐惧心理"[193]。运动恐惧症 Tampa 量表（TSK）常用于评估这种情况，这是由 17 个项目组成的问卷。TSK 已在各种慢性疼痛人群中验证过效度，主要分析内容有四个组成部分：伤害、对损伤（再损伤）的恐惧、运动的重要性和活动回避[193-195]。Waddell 等发明了一个相似的恐惧 - 回避观念问卷调查（FABQ），建立在工作和体力活动相关的恐惧观念上。对 184 例 CBP 患者的回归分析发现，相比病程、解剖和疼痛强度模式，FABQ 与失业和残疾方面的差异更相关[196]。用 TSK 和 FABQ 评估 CBP 患者运动恐惧症的研究提示这些评估量表与疼痛强度不相关，但与 Roland 残疾问卷的预测值相关，且与疼痛的灾难化、消极情绪和急性创伤高度相关[190,195,197]。更多自我报告的焦虑或对疼痛或（再次）损伤的恐惧还与患者对疼痛的预期过度相关，这种预期不同于从前类似的疼痛经历，会导致行为表现较差，以及不能尽力完成可能造成疼痛的任务[188,190,198,199]。有一项纳入了 41 项研究的 Meta 分析检索了 46 个独立的数据库，发现疼痛相关的恐惧和功能障碍在不同人群和不同疼痛类型上都有可靠和稳定的相关性，具有中到大的量效关系[200]。如前所述，对运动参与的减少降低运动疗法的有效性，最终导致残疾的状态。治疗参与度差的部分原因是对运动产生疼痛或损伤的恐惧，这就是另一个治疗靶点。

为了提供靶向治疗，鉴别对疼痛经历的恐惧和对损伤（再损伤）或伤害本身的恐惧是很有必要的。Crombez 等发现在 49 例 CBP 患者中对疼痛的恐惧和损伤的恐惧有很强的相关性（$r = 0.87, P < 0.001$），且两者都分别与行为任务表现评分增幅有关[188]。39 例慢性疼痛患者在进行 2 次冷压力测试之前，先让他们确定对于手浸没于冷水中的预期疼痛耐受和预期危险。在前 2 次试验完成后，为了测试回避行为，受试者要对进行第 3 次试验的意愿打分。结果发现，只有耐受期望值能有效预测实际的耐受程度，提示患者能准确地预判他们在这个试验中可能产生的疼痛。另外，不管他们预期是不是能耐受疼痛，回避与任务的预期危险显著相关[201]。在 CRPS 中对伤害的恐惧是疼痛相关恐惧及不活动的根源。

Marinus 等发现在 238 例腿部疾患的患者中，被动的、可能是回避行为的"休息"处理方法与站起 – 行走 – 社会功能测试量表显著相关，TSK 中的伤害恐惧成分影响行走能力[202]。由于疼痛处理方法的缺乏，TSK 中活动回避成分影响社会功能。综合这些结果提示，CRPS 中运动恐惧症和疼痛相关恐惧并不能主导 CRPS 的预后。在一个相似研究中，TSK 不能预测病程较短的 CRPS（病程小于 6 个月）患者预后。但是使用日常活动照片（PHODA）集中评估伤害感知的程度，其预测功能受限的能力却远超疼痛强度[203]。在一项多变量分析中，相比 CBP 患者，CRPS 患者的心理压力对疼痛强度和功能障碍有更明显的影响。尽管两组患者中运动恐惧均与疼痛强度预测值相关，但焦虑仅在 CRPS 中与之相关[204]。

情感方面的影响似乎在 CRPS 的疼痛和功能障碍中更突出，特别是恐惧或焦虑造成额外的自我伤害。鉴于通常突发性外伤性损伤和尚未确定的诱发因素可将这些患者与那些遵循常规恢复过程的骨折或损伤后患者区别开来，CRPS 的致残性疼痛的发展有很多的不确定性。虽然医学上没有根据，但在逻辑上这是不足为奇的，人们害怕他们不了解的东西，以及会避免可能给他们造成伤害的东西。为了更好地治疗 CRPS，我们必须认识这些问题并设计治疗方案以应对和安全地克服恐惧回避行为。分级体内暴露（GivE）和分级活动暴露（GA）是 CBT 的变异形式，可能是通过 PT 和 OT 逐步帮助慢性疼痛的患者面对他们的恐惧和重新调整他们的活动反应。接受承诺治疗（ACT），虽然不是纯粹基于 CBT，但是试图利用正念和注意力转移减少与疼痛恐惧相关的消极认知。

对特定恐惧（即恐惧症）的传统暴露治疗是通过一系列措施，使患者在安全的环境中逐渐接触令他们恐惧的事物，从而帮助其去除无根据或不适当的焦虑。在此过程中，构建"自我效能感"是该疗法最基础的概念。Bandura 等假定并证实了对恐惧对立信息来源越依赖，自我效能感的正向效果越好[205]。实际执行任务或体验暴露（体内）要比想象暴露脱敏或观察他人执行任务对行为的影响更大。GivE 疗法的目标是使患者去完成更高水平的活动，因为活动是慢性疼痛时恐惧产生的来源，而其原因可能是对活动后延迟性不适或功能障碍的恐惧、与疼痛相关的负面情绪，或对伤害或（再次）损伤的恐惧。暴露治疗初始是教育患者了解疼痛的神经科学知识和长期回避行为的不良生理影响，并通过监管所有目标活动而建立安全感。然后，根据恐惧的行为或活动层次建立个体化的分级。随着时间推移，患者耐受能力增强，超过分级水平，再重新制定分级。一开始，这一过程符合经典学习理论，即行为和结果之间的联系是可学习和可预测的。当进行可诱发恐惧的运动时，特定的动作会激发恐惧反应，但患者预期的严重疼痛并没有发生，通过这种抑制性的学习解除恐惧与活动任务之间的联系[206]。这和运动疗法中通过整合"无危险性暴露"原则而减少疼痛回避行为或改变疼痛记忆没什么不同[207]。

操作性行为采用类似的运动或训练增加量，也同样被用于 GA 疗法中。GA 鼓励患者按照个体化的功能运动方案完成预设的活动量，即从可耐受疼痛强度的 70% ~ 80% 开始，随着耐受程度增加再逐渐增加强度。GA 利用连续的正面鼓励和反馈去执行任务，而不是着重于学习如何活动不会导致疼痛以消除灾难化预期。也就是说，GA 不同于 GivE，不论增加的活动会不会增加疼痛，其都会继续原治疗方案[206,208]。

疼痛暴露物理治疗（PEPT）是一种类似的关注功能结局并以活动为基础的治疗方

法。该方法包含有经典 CBT 强化治疗,同时识别及探讨疼痛灾难化或运动恐惧行为方面所有新发的问题,但不进行刻意的教育[120]。尤为重要的是治疗师与患者之间有反复、直接的交流。这是 PEPT 与传统物理治疗的区别所在,其可能导致疼痛短暂性的增加,但此疼痛不是损伤或伤害性刺激的标志。

ACT 被认为是 CBT 疗法的延伸,而且依据该治疗方法背后的理论,"回避主要发生在负面思维或情绪对行为产生过度或不恰当的影响时(即认知融合)"[209]。Hayes 等提出 ACT 的三个基本元素是专注、接受和"价值导向行为"[210]。这些因素旨在改善功能而不改变患者的认知内容,由此可与 CBT 相区别。在慢性疼痛中,"接受"是指患者愿意观察其体验到的疼痛而不是尝试控制它。"价值导向动作"是一种理念,即确定个体化和分级的目标及其治疗价值,并采取目标行为去完成这些目标。在疼痛时进行舒适性或奖赏性动作,可以使注意力从疼痛中转移出来,从而有助于减少回避行为[208]。

生理基础

疼痛相关性恐惧回避的产生机制复杂且相互关联,包括 ACC 和杏仁体相关性刺激,以及下丘脑 - 垂体 - 肾上腺轴(HPA)和交感 - 肾上腺髓质轴的激活。杏仁体位于哺乳动物内侧颞叶的深部,可整合边缘系统的情感信息,并被认为是编码条件性恐惧体验和记忆的特定脑区[211-213]。Stroebel 等在综述中指出,除了与压力、疼痛和注意相关的脑桥通路以外,来自脊髓丘脑束的伤害性传入冲动直接或通过下丘脑、丘脑、ACC 和岛叶间接投射到杏仁体[214]。已经证实,杏仁体、ACC 与纹状体底部核团在疼痛情感体验中至关重要。电生理活动、伤害性通路跨神经元示踪、兴奋诱导的基因表达水平和神经成像(PET 和 fMRI)的研究已经证实 ACC 和杏仁体神经元能够对伤害性刺激做出反应[215-220]。条件性位置厌恶(CPA)是一种研究啮齿类动物疼痛诱发性回避的模拟实验,也被用于研究疼痛与恐惧之间的关系。在 CPA 中,在特定且可辨识的位置给予伤害性刺激,如足部电击或福尔马林诱导的足垫炎性疼痛,实验动物在受到伤害后则会避开这一位置。对杏仁体或 ACC 的选择性毁损可以降低福尔马林诱导的 CPA 程度,而只有兴奋性毒性毁损杏仁体才能减少电击所诱导的 CPA 行为[221]。谷氨酸和去甲肾上腺素(NE)是这些脑区疼痛通路中主要的神经递质[214,215,222]。NE 主要产生于脑桥蓝斑核(LC),并向神经轴的其他部位投射[223,224]。环境和情感性刺激,比如疼痛,也通过来自前额叶内侧皮层、扣带回和杏仁体的交互性支配在蓝斑进行整合[225-228]。蓝斑的传出纤维投射到海马和杏仁体,形成焦虑相关记忆,并在体验像外伤性疼痛事件时再现[229]。另外,蓝斑与下丘脑之间的双向性联系还调控 HPA 轴应激网络[230]。

皮质醇(CORT)是由肾上腺皮质产生的糖皮质激素,进入全身循环,作为 HPA 轴的一部分,存在昼夜波动节律,同时其也是将压力反应传递给身体靶器官的生物信使分子[231,232]。皮质醇和位于其上游的神经内分泌激素如促肾上腺皮质激素(ACTH)和促肾上腺皮质激素释放素(CRH)有着广泛的生理功能,其中就包括对 HPA 轴、海马和杏仁体的反馈作用。死亡威胁带来的恐惧和压力会使 HPA 产生行为反应,如警觉性提高、肾上腺素激发的敏捷性增加、血流重分配和肌肉收缩力增强,以利于动物逃跑或生存。从急性应激恢复至内平衡是至关重要的,因为疾病或病理改变使 HPA 长期不良适应性激活导致功能下调对健康有不利的影响。由于慢性疼痛和恐惧所引发的交感神经系统兴奋可被视为强应激源,在慢性疼痛综合征中可以发现此应激系统的异常。在对重复暴露(20天)于条件性恐惧环境的大鼠进行远程活体监测,发现慢性疼痛可使交感系统激活增加、平均动脉压稳步升高以及与循环 CORT 基础水平下降和昼夜波动节律消失相平行的睡眠节律障碍[233-235]。在健康志愿者,急性疼痛引发的 CORT 水平与恐惧 - 回避性疼痛反应正相关,而与疼痛忍耐反应如主动应对疼痛或疼痛持续行为成反比[236]。健康个体的杏仁体在恐惧环境中会被激活,并同样与基础皮质醇水平呈正相关[237]。CORT 与杏仁体的关系被证实有助于恐惧记忆的形成。有趣的是,在暴露疗法治疗时较高的 CORT 水平和较多的觉醒反应是惊恐障碍患者治疗效果较好的一个预测指标[238,239]。

尽管 HPA 看上去与慢性疼痛明显相关,但是因为应激反应的性别差异、重叠情感障碍以及阿片类镇痛药和非甾体消炎药镇痛效果的复杂性,对有关动物或人类慢性疼痛中 HPA 研究结果的解释就变得非常复杂[233,240-243]。受此限制,本文仅讨论与 CRPS 特定相关的动物或临床研究。疾病动物模型表明存在外周 NE 敏感、行为改变以及边缘系统内中枢结构的改变。在胫骨骨折制动的小鼠模型上,动物表现出进入零迷宫陌生区域的焦虑和恐惧、对新物体或位置认知的工作记忆下降,以及边缘皮层、海马和杏仁体突触可塑性的变化[244]。一种慢性限制性损伤模型同样也发现边缘系统存在 CRH mRNA 的增加[245]。应用表皮 β_2 肾上腺素能受体拮抗剂能够减轻所观察到的伤害性感觉敏感,而持续性组织缺血模型则发现鼠爪损伤部位肾上腺素引起的血管收缩增强[246,247]。

有一项研究发现 CRPS 患者的全身 NE 水平升高,而在另一个研究人群中发现交感激活时对疼痛的控制作用减弱[248,249]。在之前章节中详细讨论的交感神经系统和 HPA 轴在 CRPS 中的潜在作用提示了蓝斑病变在疾病中的可能作用[250]。皮层重组和神经环路的不良适应性改变被认为很大程度上是 CRPS 的病理生理学基础,而关于疼痛性恐惧回避相关的脑区,慢性疼痛研究的证据提示杏仁体、ACC 和下丘脑出现了灰质或突触连接变化[130,134,251]。最后,Park 等明确了在自发性疼痛频率较高的 CRPS 患者,与觉醒反应有关的 CORT 水平降低且在一天中持续缓慢下降,提示症状严重的患者其 HPA 轴失调更为明显[252]。

不管是因为对自我伤害更加频繁的恐惧,还是疼痛本身的周期性发作,CRPS 患者应激反应的周期性激活最终导致了 HPA 轴的功能失调。随着时间的推移,原有的动态平衡更难恢复,而代偿性的(尽管为不良适应)、减弱的周期性应激激素基础水平和支持恐惧消退学习的反应性也可能受损。对这一特定人群的进一步研究需了解治疗的长期效果和关键的治疗靶点。慢性髋关节疼痛患者术后无痛状态下大脑灰质密度的再次增加表明 CRPS 的病理生理改变有可能发生逆转[253]。通过治疗使得疼痛相关性恐惧缓解,可能是行为或认知干预疗法对 CRPS 患者的额外获益。

治疗逻辑

为保证治疗的安全性和有效性,必须(或强烈建议)对 CBT 实践进行培训和认证。

全国范围的培训计划需要花费时间、财力和人力。在一些患者中,恐惧或疼痛暴露疗法所引发的精神心理性反弹可能具有危险性,因此由受过良好训练的心理学家或精神科医师提供相关支持可能是有益的。在一个安全并获得良好支持的环境里,此类额外的治疗可能会增加患者和工作人员的投入时间。棘手的问题是,通常医疗保险对医疗处理(PT)和心理疗法的覆盖面不同,而 CBT 基本不被覆盖。这并不是说,需要患者知情同意的多学科整体治疗计划不能把 CBT、暴露疗法或 ACT 无缝地整合到患者的诊疗流程中。只是在 CRPS 治疗方法还处于发展过程中时,合适的患者可能不能轻易获得相应的治疗。

有效性

恐惧,无论是针对疼痛、运动还是危险,都与功能预后相关。已经证实,恐惧的缓解与正常活动能力的恢复相一致。瑞典的一项研究纳入 265 例 CBP 患者,进行为期 1 个月的全天多学科康复治疗,包含物理治疗、生理性疼痛管理教育和放松疗法,结果发现 TSK 下降至少 8 分的患者(占 34%),运动功能有相应的明显改善[254]。Craske 等就暴露疗法所做的综述表明,治疗过程中恐惧水平的变化对功能结局没有预测价值,而在治疗间期其预测价值也只是中度。作者认为虽然抑制性学习为减少疼痛和优化暴露疗法所必需,但恐惧减少不是抑制性学习的理想标志。因此,暴露疗法应当整合暴露的背景、暴露的时间以及恐惧耐受训练,并以可引发恐惧的活动完成情况作为治疗进展的指标[255]。

一项改变不同疗法治疗顺序的前瞻性研究中(6 例受试者)将 Vlaeyen 等描述的 GivE 疗法与分级活动(GA)疗法进行了比较,每种疗法治疗 4 周,记录基线、治疗结束时和治疗结束 12 个月随访时的结果[206]。无论治疗顺序如何,疼痛相关性恐惧和疼痛灾难化只有在接受 GivE 治疗后才会减轻。与基线或 GA 疗法相比,GivE 疗法治疗后残疾评分下降,由可穿戴监测器测得的躯体活动显著增多[206]。1 年后,5 例患者在随访中发现治疗效果稳定。但是,该研究中 CBP 患者的样本量太少,并不足以充分评估该疗法的有效性。为了评估教育背景因素对结果的影响,6 例教育背景相同的患者被随机分配至 GivE 组和操作性 GA 组进行比较[256]。利用疼痛日记,治疗前、后和随访时进行的标准化问卷调查,以及躯体活动监测器,该研究发现教育可单独改善疼痛灾难化和疼痛相关性恐惧。后续的 GivE 疗法可进一步加强此作用,而 GA 疗法却无此效果。在治疗结束时和 6 个月后随访,只在 GivE 组出现了完成日常活动的容易度和疼痛强度改善[256]。一项多中心 RCT 研究共纳入了 85 例接受 GivE 疗法或 GA 疗法的 CBP 患者,结果发现疼痛强度和日常活动水平无明显组间差异[257]。而治疗意愿分析发现,GivE 治疗后疼痛灾难化和对活动的伤害感知均有所下降。大约一半的受试者反映他们最难完成的三项躯体活动任务的执行能力有临床改善,而且 GivE 组相比 GA 组对相关总体功能障碍程度的影响优势更接近统计学显著性标准($P = 0.08 \sim 0.09$)。预测性回归分析也发现了 GivE 疗法类似的治疗效果优势,介于统计学标准边缘($P = 0.07$)。此研究观察到两种基于 CBT 的运动疗法均有治疗效果,但没有得出 GivE 优于 GA 的确切结论[257]。

对表现有明显疼痛相关性恐惧的 CRPS 患者,Jong 等首先研究了 GivE 疗法对功能障碍的潜在治疗效果。与先前针对 CBP 的研究相似,作者使用单病例实验性 ABCD 设计研究,随机决定干预时间,并在日记中记录每日疼痛情况、疼痛灾难化、疼痛相关性恐惧以及目标活动的完成情况。在每次干预前后以及随访时对功能障碍、恐惧和 CRPS 症状进行结构化问卷评估。经过 10 周共 20 次治疗,GivE 可以显著减少疼痛相关性恐惧(TSK和 PHODA 评分)、功能障碍、CRPS 症状和体征,但疗效平均滞后于治疗开始后约 4～8周[20]。在一项针对 CRPS 的严格交叉 CBT 方法研究中,106 例上肢或下肢慢性 CRPS 患者(平均病程 55 个月)共接受 5 次 PEPT 治疗。4 例患者因治疗早期无法忍受疼痛加重而退出研究[258]。其余上肢受累患者接受 Radboud 测试,下肢受累患者接受步行或爬楼耐受时间和速度测试。几乎全部患者都有一些功能的恢复,上肢受累患者中完全性恢复者较部分性恢复者多(完全性 46.2%,部分性 48.7%),下肢受累患者的情况则相反(完全性 49.2%,部分性 42.9%)(译者注:括号中数据比较与文字描述情况不符,且根据文献原文,上肢受累患者恢复比例应为完全性 48.6%,部分性 51.4%。)。尽管 13.2% 的患者出现疼痛增加,另有 11.3% 的患者疼痛无明显改变,但大部分患者(71.7%)均有疼痛情况的改善。PEPT 后,尽管有疼痛增加或疼痛没有改善,有 88.5% 或 23 例患者的功能有部分或完全性恢复[258]。有研究使用多个单病例设计的方法对 20 例病程小于 18 个月的 CRPS 患者比较了治疗前、后和随访时的功能恢复情况,分析了 PEPT 治疗 CRPS 的安全性[259]。由于缺少对照队列,该研究难以充分评估治疗的总体有效性,但是在这些患者中也观察到了疼痛严重程度、功能障碍、TSK 评分和总体健康状况的显著改善[259]。

一项研究 3～4 周 ACT 治疗有效性的初步实验发现,108 例伴有长期、复杂且难以定位的疼痛患者治疗后立即出现疼痛减轻、抑郁和疼痛相关性焦虑的减少,以及日间休息评分的改善[260]。治疗后 3 个月的随访发现疼痛评分减少持续存在,因疼痛就诊次数和因病误工情况减少。ACT 理论的有效性通过接受评分变化(包括与活动投入和疼痛意愿相关的评分),抑郁、疼痛相关的焦虑及运动障碍(而非疼痛程度)之间的相关性得到了增强[260]。在儿童慢性疼痛的研究中,ACT 也观察到了相当的获益[209]。在挥鞭伤所致慢性疼痛患者的研究中(20 例),心理稳定性是唯一能预测治疗前后疼痛相关性功能障碍和生活满意度差异的因素,而不是焦虑、抑郁、运动恐惧症或患者报告的自我效能感[261]。基于 ACT 的干预措施目标是调节疼痛的心理范围,因而可能较单独 PT 或 CBT 治疗产生更多上述的获益。研究 ACT 对慢性疼痛疗效的 RCT 试验结论尚不一致。最近对 ACT 的系统性回顾和 Meta 分析,包括了 10 个专注于慢性疼痛的 RCT 研究,Ost 得出了矛盾的结论:一半的研究(4 个研究试验)发现与常规治疗相比有结果改善;75% 的研究认为 ACT比对照组疗效要好;而各有一项研究发现 ACT 较 CBT 或放松疗法并没有额外获益[233]。总体而言,Ost 发现在 60 项 RCT 研究中 ACT 疗法的平均效应量为 0.42,但其中的经验性成分使得 Ost 得出结论为 ACT 对慢性疼痛"可能有效"[233]。迄今为止,尚没有专门针对ACT 用于 CRPS 慢性疼痛疗效的队列研究,然而,已有报道在自我调节的基础上利用以接受疾病为基础的疼痛处理策略可使 CRPS 患者获益。21 例受访 CRPS 患者对其他 CRPS患者的建议强调"控制感"对有效的疼痛自我管理至关重要。引导患者学习疾病、接受疾病和寻求支持环境是以患者为中心的个体化康复的核心内容[262]。通过日记记录,Cho等发现更多地参与以接受疾病为基础的疼痛应对过程,则快速疼痛反应项目评价中每日活动量增加、情绪更积极、疼痛报告减少,而且次日活动量也会增加。还发现疼痛强度与活动量减少、糟糕情绪和以接受疾病为基础的疼痛应对水平下降相关,但疼痛强度不能预测疾病的功能恢复水平[263]。接受疾病可能使疼痛预期正常化,并增加自我效能感,而两者都可以减轻损伤或伤害所导致的恐惧。

治疗的并发症及应用指征

与本章所讨论的所有其他形式的物理治疗方法一样,若将 CBT、GivE 和 ACT 单独用于 CRPS 的治疗则疗效不佳。过去 30 多年,整合了心理和生理训练的慢性疼痛多学科治疗计划已经展现了其价值。传统物理治疗结合 CBT 疗法也已经使儿童和成年 CRPS 患者获得了功能改善[265-267]。

总　结

在临床实践中,CRPS 的治疗给医护人员带来了很多挑战。最终确诊为 CRPS 的患者往往在经历了多种诊断技术、治疗方法和多次治疗的失败后才得出结论为患有 CRPS。本质上说,这些患者常常在确定诊断时就已处于慢性疼痛的晚期阶段,而且已尝试过物理治疗和其他康复方法。更深入地了解疾病发展过程如何影响患者,可以制定更具针对性、更适合患者需求的康复治疗计划。通过物理治疗可使 CRPS 患者的功能改善,但是影响预后的因素很多且难以具体区分。疾病过程本身可处于不同阶段或不同程度,而且没有明确的终点。包括物理疗法和康复在内的多学科治疗方法,依旧是治疗和处理这类患者的主要方法。

参考文献

[1] Frazer F. Persistent post-sympathetic pain treated by connective tissue massage. *Physiotherapy*. 1978;64(7):211.

[2] Goats G, Keir K. Connective tissue massage. *British journal of sports medicine*. 1991;25(3):131-133.

[3] Lampen-Smith R. Complex Regional Pain Syndrome I (RSD)&The Physiotherapeutic Intervention. *New Zealand Journal of Physiotherapy*. 1997;25:19-23.

[4] Chase T, Jha A, Brooks C, Allshouse A. A pilot feasibility study of massage to reduce pain in people with spinal cord injury during acute rehabilitation. *Spinal Cord*. 2013;51(11):847-851.

[5] Reed BV, Held JM. Effects of sequential connective tissue massage on autonomic nervous system of middle-aged and elderly adults. *Phys Ther*. 1988;68(8):1231-1234.

[6] Robaina FJ, Dominguez M, Diaz M, Rodriguez JL, de Vera JA. Spinal cord stimulatio for relief of chronic pain in vasospastic disorders of the upper limbs. *Neurosurgery*. 1989;24(1):63-67.

[7] Bodenheim R, Bennett JH. Reversal of a Sudeck's Atropht by the Adjunctive Use of Transcutaneous Electrical Nerve Stimulation A Case Report. *Phys Ther*. 1983;63(8):1287-1288.

[8] Kesler RW, Saulsbury FT, Miller LT, Rowlingson JC. Reflex sympathetic dystrophy in children: treatment with transcutaneous electric nerve stimulation. *Pediatrics*. 1988;82(5):728-732.

［9］ Hardy MA, Hardy S. Reflex sympathetic dystrophy: the clinician's perspective. *Journal of Hand Thera-py*. 1997;10(2):137 – 150.

［10］ Thacker M, Gifford L. A Review of the Physiotherapy Management of Complex Regional Pain Syndrome. In: Gifford L, editor. Topical Issues in Pain 3 Sympathetic Nervous System and Pain Pain Management Clinical effectiveness. Falmouth, MA: *CNS Press*; 2002. 119 – 142.

［11］ De Mos M, Sturkenboom MC, Huygen FJ. Current understandings on complex regional pain syndrome. *Pain Practice*. 2009;9(2):86 – 99.

［12］ Coderre TJ, Xanthos DN, Francis L, Bennett GJ. Chronic post-ischemia pain (CPIP):a novel animal model of complex regional pain syndrome-type Ⅰ (CRPS- Ⅰ; reflex sympathetic dystrophy) produced by prolonged hindpaw ischemia and reperfusion in the rat. *Pain*. 2004;112(1):94 – 105.

［13］ Koban M, Leis S, Schultze-Mosgau S, Birklein F. Tissue hypoxia in complex regional pain syndrome. *Pain*. 2003;104(1):149 – 157.

［14］ Terkelsen AJ, Bach FW, Jensen TS. Experimental forearm immobilization in humans induces cold and mechanical hyperalgesia. *Anesthesiology*. 2008;109(2):297 – 307.

［15］ Ota H, Arai T, Iwatsuki K, Urano H, Kurahashi T, Kato S,et al. Pathological mechanism of musculo-skeletal manifestations associated with CRPS type Ⅱ:An animal study. *PAIN ®*. 2014;155(10):1976 – 1985.

［16］ Pepper A, Li W, Kingery WS, Angst MS, Curtin CM, Clark JD. Changes resembling complex regional pain syndrome following surgery and immobilization. *The Journal of Pain*. 2013;14(5):516 – 524.

［17］ Rho RH, Brewer RP, Lamer TJ, Wilson PR, editors. Complex regional pain syndrome. *Mayo Clinic pro-ceedings*; 2002:Elsevier.

［18］ Stanton-Hicks M, Baron R, Boas R, Gordh T, Harden N, Hendler N, et al. Complex regional pain syn-dromes:guidelines for therapy. *The Clinical journal of pain*. 1998;14(2):155 – 166.

［19］ Harden NR. A clinical approach to complex regional pain syndrome. *The Clinical journal of pain*. 2000; 16(2):S26 – S32.

［20］ de Jong JR, Vlaeyen JW, Onghena P, Cuypers C, Hollander Md, Ruijgrok J. Reduction of pain-related fear in complex regional pain syndrome type Ⅰ: the application of graded exposure in vivo. *Pain*. 2005; 116(3):264 – 275.

［21］ van Eijs F, Smits H, Geurts JW, Kessels AG, Kemler MA, van Kleef M, et al. Brush- evoked allodyn-ia predicts outcome of spinal cord stimulation in complex regional pain syndrome type 1. *Eur J Pain*. 2010;14(2):164 – 169.

［22］ Sandroni P, Benrud-Larson LM, McClelland RL, Low PA. Complex regional pain syndrome type Ⅰ: in-cidence and prevalence in Olmsted county, a population-based study. *Pain*. 2003;103(1):199 – 207.

［23］ de Mos M, De Bruijn A, Huygen F, Dieleman J, Stricker B, Sturkenboom M. The incidence of complex regional pain syndrome:a population-based study. *Pain*. 2007;129(1):12 – 20.

［24］ Wang YC, Li HY, Lin FS, Cheng YJ, Huang CH, Chou WH, et al. Injury Location and Mechanism for Complex Regional Pain Syndrome:A Nationwide Population-Based Case—Control Study in Taiwan. *Pain Practice*. 2014.

［25］ Guo T-Z, Offley SC, Boyd EA, Jacobs CR, Kingery WS. Substance P signaling contributes to the vascu-lar and nociceptive abnormalities observed in a tibial fracture rat model of complex regional pain syndrome type I . *Pain*. 2004;108(1):95 – 107.

[26] Aguiar GC, Do Nascimento MR, De Miranda AS, Rocha NP, Teixeira AL, Scalzo PL. Effects of an exercise therapy protocol on inflammatory markers, perception of pain, and physical performance in individuals with knee osteoarthritis. *Rheumatol Int*. 2014:1 – 7.

[27] Helmark IC, Mikkelsen UR, BØrglum J, Rothe A, Petersen MC, Andersen O, et al. Research article Exercise increases interleukin-10 levels both intraarticularly and perisynovially in patients with knee osteoarthritis: a randomized controlled trial. 2010.

[28] Nunes RB, Alves JP, Kessler LP, Lago PD. Aerobic exercise improves the inflammatory profile correlated with cardiac remodeling and function in chronic heart failure rats. *Clinics*. 2013;68(6):876 – 882.

[29] Chen Y-W, Tzeng J-I, Lin M-F, Hung C-H, Wang J-J. Forced treadmill running suppresses postincisional pain and inhibits upregulation of substance P and cytokines in rat DRG. *The Journal of Pain*. 2014.

[30] Tan EC, Janssen AJ, Roestenberg P, van den Heuvel LP, Goris RJA, Rodenburg RJ. Mitochondrial dysfunction in muscle tissue of complex regional pain syndrome type I patients. *European Journal of Pain*. 2011;15(7):708 – 715.

[31] Eisenberg E, Shtahl S, Geller R, Reznick AZ, Sharf O, Ravbinovich M, et al. Serum and salivary oxidative analysis in Complex Regional Pain Syndrome. *Pain*. 2008;138(1):226 – 232.

[32] Radak Z, Zhao Z, Koltai E, Ohno H, Atalay M. Oxygen consumption and usage during physical exercise: the balance between oxidative stress and ROS-dependent adaptive signaling. *Antioxid Redox Signal*. 2013;18(10):1208 – 1246.

[33] Lash JM, Bohlen HG. Functional adaptations of rat skeletal muscle arterioles to aerobic exercise training. *J Appl Physiol*. 1992;72(6):2052 – 2062.

[34] Shi Y, Ku DD, Man RY, Vanhoutte PM. Augmented endothelium-derived hyperpolarizing factor-mediated relaxations attenuate endothelial dysfunction in femoral and mesenteric, but not in carotid arteries from type I diabetic rats. *Journal of Pharmacology and Experimental Therapeutics*. 2006;318(1):276 – 281.

[35] Kurvers HA. Reflex sympathetic dystrophy: facts and hypotheses. *Vascular Medicine*. 1998;3(3):207 – 214.

[36] de Souza GG, Duarte ID, de Castro Perez A. Differential Involvement of Central and Peripheral α2 Adrenoreceptors in the Antinociception Induced by Aerobic and Resistance Exercise. *Anesthesia & Analgesia*. 2013;116(3):703 – 711.

[37] Sawynok J. Adenosine receptor activation and nociception. *European journal of pharmacology*. 1998;347(1):1 – 11.

[38] Martins D, Mazzardo-Martins L, Soldi F, Stramosk J, Piovezan A, Santos A. High-intensity swimming exercise reduces neuropathic pain in an animal model of complex regional pain syndrome type I : evidence for a role of the adenosinergic system. *Neuroscience*. 2013;234:69 – 76.

[39] Cobianchi S, Marinelli S, Florenzano F, Pavone F, Luvisetto S. Short-but not long- lasting treadmill running reduces allodynia and improves functional recovery after peripheral nerve injury. *Neuroscience*. 2010;168(1):273 – 287.

[40] Sabatier MJ, Redmon N, Schwartz G, English AW. Treadmill training promotes axon regeneration in in-

jured peripheral nerves. *Experimental neurology*. 2008;211(2):489 – 493.

[41] Stagg NJ, Mata HP,Ibrahim MM, Henriksen EJ, Porreca F, Vanderah TW, et al. Regular exercise reverses sensory hypersensitivity in a rat neuropathic pain model:role of endogenous opioids. *Anesthesiology*. 2011;114(4):940 – 948.

[42] Leukel C, Taube W, Rittweger J, Gollhofer A, Ducos M, Weber T, et al. Changes in corticospinal transmission following 8 weeks of ankle joint immobilization. *Clinical Neurophysiology*. 2014.

[43] Könönen M, Tarkka I, Niskanen E, Pihlajamäki M, Mervaala E, Pitkänen K, et al. Functional MRI and motor behavioral changes obtained with constraint-induced movement therapy in chronic stroke. *European Journal of Neurology*. 2012;19(4):578 – 586.

[44] Whitall J, Waller SM, Sorkin JD,Forrester LW, Macko RF, Hanley DF, et al. Bilateral and Unilateral Arm Training Improve Motor Function Through Differing Neuroplastic Mechanisms A Single-Blinded Randomized Controlled Trial. *Neurorehabilitation and neural repair*. 2011;25(2):118 – 129.

[45] Taubert M, Lohmann G, Margulies DS,Villringer A, Ragert P. Long-term effects of motor training on resting-state networks and underlying brain structure. *Neuroimage*. 2011;57(4):1492 – 1498.

[46] Fonoff ET, Hamani C,Ciampi de Andrade D,Yeng LT, Marcolin MA, Jacobsen Teixeira M. Pain relief and functional recovery in patients with complex regional pain syndrome after motor cortex stimulation. *Stereotact Funct Neurosurg*. 2011;89(3):167 – 172.

[47] Schilder J, Sigtermans MJ, Schouten AC,Putter H, Dahan A, Noldus LP,et al. Pain relief is associated with improvement in motor function in complex regional pain syndrome type 1:secondary analysis of a placebo-controlled study on the effects of ketamine. *The Journal of Pain*. 2013;14(11):1514 – 1521.

[48] Kemler MA, de Vet HC,Barendse GA, van den Wildenberg FA, van Kleef M. Effect of spinal cord stimulation for chronic complex regional pain syndrome Type I : five-year final follow-up of patients in a randomized controlled trial. *Journal of neurosurgery*. 2008;108(2):292 – 298.

[49] Veizi IE, Chelimsky TC,Janata JW. Chronic Regional Pain Syndrome:What Specialized Rehabilitation Services Do Patients Require? *Curr Pain Headache Rep*. 2012;16(2):139 – 146.

[50] Desai MJ, Ingraham MJ. Rehabilitation Perspectives of Neuromodulation. *Curr Pain Headache Rep*. 2014;18(2):1 – 7.

[51] Sherry DD, Wallace CA, Kelley C, Kidder M, Sapp L. Short-and long-term outcomes of children with complex regional pain syndrome type I treated with exercise therapy. *The Clinical journal of pain*. 1999; 15(3):218 – 223.

[52] Rugged SB,Athreya BH, Doughty R, Gregg JR, Das MM. Reflex sympathetic dystrophy in children. *Clin Orthop Relat Res*. 1982;163:225 – 230.

[53] Wilder RT, Vieyra MA. Reflex Sympathetic Dystrophy in Children. *Bone Joint Surg Am*. 1992;74:910 – 919.

[54] Watson HK, Carlson L. Treatment of reflex sympathetic dystrophy of the hand with an active "stress loading" program. *The Journal of hand surgery*. 1987;12(5):779 – 785.

[55] Oerlemans HM, Oostendorp RA, de Boo T, Goris RJ. Pain and reduced mobility in complex regional pain syndrome I : outcome of a prospective randomised controlled clinical trial of adjuvant physical therapy versus occupational therapy. *Pain*. 1999;83(1):77 – 83.

[56] Oerlemans HM, Oostendorp RA, de Boo T, Perez RS, Goris RJ. Signs and symptoms in complex re-

gional pain syndrome type Ⅰ/reflex sympathetic dystrophy: judgment of the physician versus objective measurement. *The Clinical journal of pain.* 1999;15(3):224 – 232.

[57] Oerlemans HM, Oostendorp RA, de Boo T, van der Laan L, Severens JL, Goris RJA. Adjuvant physical therapy versus occupational therapy in patients with reflex sympathetic dystrophy/complex regional pain syndrome type Ⅰ. *Arch Phys Med Rehabil.* 2000;81(1):49 – 56.

[58] Severens JL, Oerlemans HM, Weegels AJ, van't Hof MA, Oostendorp RA, Goris RJA. Cost-effectiveness analysis of adjuvant physical or occupational therapy for patients with reflex sympathetic dystrophy. *Arch Phys Med Rehabil.* 1999;80(9):1038 – 1043.

[59] Kemler MA, Reulen JP, van Kleef M, Barendse GA, van den Wildenberg FA, Spaans F. Thermal thresholds in complex regional pain syndrome type Ⅰ: sensitivity and repeatability of the methods of limits and levels. *Clinical neurophysiology: official journal of the International Federation of Clinical Neurophysiology.* 2000; 111(9):1561 – 1568.

[60] van de Vusse AC, Goossens VJ, Kemler MA, Weber WE. Screening of patients with complex regional pain syndrome for antecedent infections. *The Clinical journal of pain.* 2001;17(2):110 – 114.

[61] Kemler MA, De Vet HC, Barendse GA, Van Den Wildenberg FA, Van Kleef M. The effect of spinal cord stimulation in patients with chronic reflex sympathetic dystrophy: Two years' follow-up of the randomized controlled trial. *Ann Neurol.* 2004;55(1):13 – 18.

[62] Celik D, Demirhan M. Physical therapy and rehabilitation of complex regional pain syndrome in shoulder prosthesis. *The Korean journal of pain.* 2010;23 (4):258 – 261.

[63] Muhl C, Isner-Horobeti M-E, Laalou F-Z, Vautravers P, Lecocq J. The value of nerve blocks in the diagnoses and treatment of complex regional pain syndrome type 1: A series of 14 cases. *Annals of Physical and Rehabilitation Medicine.* 2014.

[64] Perez RS, Zollinger PE, Dijkstra PU, Thomassen-Hilgersom IL, Zuurmond WW, Rosenbrand KC, et al. Evidence based guidelines for complex regional pain syndrome type 1. *BMC Neurol.* 2010;10(1):20.

[65] Daly AE, Bialocerkowski AE. Does evidence support physiotherapy management of adult Complex Regional Pain Syndrome Type One? A systematic review. *European Journal of Pain.* 2009;13(4):339 – 353.

[66] Okifuji A, Turk DC, Curran SL. Anger in chronic pain: investigations of anger targets and intensity. *J Psychosom Res.* 1999;47(1):1 – 12.

[67] Osborn M, Smith JA. Living with a body separate from the self. The experience of the body in chronic benign low back pain: an interpretative phenomenological analysis. *Scand J Caring Sci.* 2006;20(2):216 – 222.

[68] Lewis JS, Kersten P, McCabe CS, McPherson KM, Blake DR. Body perception disturbance: a contribution to pain in complex regional pain syndrome (CRPS). *Pain.* 2007;133(1 – 3):111 – 119.

[69] Lewis JS, Kersten P, McPherson KM, Taylor GJ, Harris N, McCabe CS, et al. Wherever is my arm? Impaired upper limb position accuracy in complex regional pain syndrome. *Pain.* 2010;149(3):463 – 469.

[70] Förderreuther S, Sailer U, Straube A. Impaired self-perception of the hand in complex regional pain syndrome (CRPS). *Pain.* 2004;110(3):756 – 761.

[71] Galer BS, Bruehl S, Harden RN. IASP diagnostic criteria for complex regional pain syndrome: a prelimina-

ry empirical validation study. International Association for the Study of Pain. *The Clinical journal of pain*. 1998;14(1);48 – 54.

[72] Harden RN, Bruehl S, Galer BS, Saltz S, Bertram M, Backonja M, et al. Complex regional pain syndrome;are the IASP diagnostic criteria valid and sufficiently comprehensive? *Pain*. 1999;83(2);211 – 219.

[73] Frettlöh J, Hüppe M, Maier C. Severity and specificity of neglect-like symptoms in patients with complex regional pain syndrome (CRPS) compared to chronic limb pain of other origins. *Pain*. 2006;124(1); 184 – 189.

[74] Legrain V, Bultitude JH, De Paepe A, Rossetti Y. Pain, body,and space;What do patients with complex regional pain syndrome really neglect? *Pain*. 2012;153(5);948 – 951.

[75] Gallace A, Torta DM, Moseley GL, Iannetti G. The analgesic effect of crossing the arms. *Pain*. 2011; 152(6);1418 – 1423.

[76] Moseley GL, Gallace A, Spence C. Space-based, but not arm-based, shift in tactile processing in complex regional pain syndrome and its relationship to cooling of the affected limb. *Brain;a journal of neurology*. 2009;132(Pt 11);3142 – 3151.

[77] Punt TD, Cooper L, Hey M, Johnson MI. Neglect-like symptoms in complex regional pain syndrome; learned nonuse by another name. *Pain*. 2013;154(2);200 – 203.

[78] Kolb L, Lang C,Seifert F, Maihofner C. Cognitive correlates of "neglect-like syndrome" in patients with complex regional pain syndrome. *Pain*. 2012;153(5);1063 – 1073.

[79] Hirakawa Y, Hara M, Fujiwara A, Hanada H, Morioka S. The relationship among psychological factors, neglect-like symptoms and postoperative pain after total knee arthroplasty. Pain Research&Management; *The Journal of the Canadian Pain Society*. 2014;19(5);251.

[80] McCabe CS,Shenker N, Lewis J, Blake DR. Impaired self-perception of the hand in complex regional pain syndrome (CRPS) [S. Forderreuther, U. Sailer, A. Straube, Pain 2004;110;756 – 761]. *Pain*. 2005;114(3);518;author reply 9.

[81] Sumitani M, Shibata M, Iwakura T, Matsuda Y, Sakaue G, Inoue T, et al. Pathologic pain distorts visuospatial perception. *Neurology*. 2007;68(2);152 – 154.

[82] Uematsu H, Sumitani M, Yozu A, Otake Y, Shibata M, Mashimo T, et al. Comple regional pain syndrome (CRPS) impairs visuospatial perception, whereas post-herpetic neuralgia does not; possible implications for supraspinal mechanism of CRPS. *Annals Academy of Medicine Singapore*. 2009;38(11); 931.

[83] Reinersmann A, Landwehrt J, Krumova EK, Ocklenburg S,Gunturkun O,Maier C. Impaired spatial body representation in complex regional pain syndrome type 1 (CRPS I). *Pain*. 2012;153(11);2174 – 2181.

[84] Coghill RC,Gilron I, Iadarola MJ. Hemispheric lateralization of somatosensory processing. *Journal of neurophysiology*. 2001;85(6);2602 – 2612.

[85] Maihofner C,Neundorfer B,Birklein F, Handwerker HO. Mislocalization of tactile stimulation in patients with complex regional pain syndrome. *Journal of neurology*. 2006;253(6);772 – 779.

[86] Lewis JS,Schweinhardt P. Perceptions of the painful body;the relationship between body perception disturbance, pain and tactile discrimination in complex regional pain syndrome. *Eur J Pain*. 2012;16(9);

1320 - 1330.

[87] McCabe CS, Haigh RC, Halligan PW, Blake DR. Referred sensations in patients with complex regional pain syndrome type 1. *Rheumatology* (Oxford). 2003;42(9):1067 - 1073.

[88] Flor H, Braun C, Elbert T, Birbaumer N. Extensive reorganization of primary somatosensory cortex in chronic back pain patients. *Neuroscience letters.* 1997;224(1):5 - 8.

[89] Moseley GL, Zalucki NM, Wiech K. Tactile discrimination, but not tactile stimulation alone, reduces chronic limb pain. *Pain.* 2008;137(3):600 - 608.

[90] Nishigami T, Mibu A, Osumi M, Son K, Yamamoto S, Kajiwara S, et al. Are tactile acuity and clinical symptoms related to differences in perceived body image in patients with chronic nonspecific lower back pain? *Manual therapy.* 2014.

[91] Ramachandran VS, Stewart M, Rogers-Ramachandran D. Perceptual correlates of massive cortical reorganization. *Neuroreport.* 1992;3(7):583 - 586.

[92] Rommel O, Gehling M, Dertwinkel R, Witscher K, Zenz M, Malin J-P, et al. Hemisensory impairment in patients with complex regional pain syndrome. *Pain.* 1999;80(1):95 - 101.

[93] Moseley GL. Is successful rehabilitation of complex regional pain syndrome due to sustained attention to the affected limb? A randomised clinical trial. *Pain.* 2005;114(1):54 - 61.

[94] Peltz E, Seifert F, Lanz S, Muller R, Maihofner C. Impaired hand size estimation in CRPS. *The journal of pain: official journal of the American Pain Society.* 2011;12(10):1095 - 1101.

[95] Lotze M, Moseley GL. Role of distorted body image in pain. *Current rheumatology reports.* 2007;9(6):488 - 496.

[96] Moseley GL, Zalucki N, Birklein F, Marinus J, van Hilten JJ, Luomajoki H. Thinking about movement hurts: the effect of motor imagery on pain and swelling in people with chronic arm pain. *Arthritis and rheumatism.* 2008;59(5):623 - 631.

[97] Wand BM, Tulloch VM, George PJ, Smith AJ, Goucke R, O'Connell NE, et al. Seeing it helps: movement-related back pain is reduced by visualization of the back during movement. *The Clinical journal of pain.* 2012;28(7):602 - 608.

[98] Longo MR, Betti V, Aglioti SM, Haggard P. Visually induced analgesia: seeing the body reduces pain. *The Journal of neuroscience.* 2009;29(39):12125 - 12130.

[99] Mancini F, Longo MR, Kammers MP, Haggard P. Visual distortion of body size modulates pain perception. *Psychol Sci.* 2011;22(3):325 - 330.

[100] Kortte K, Hillis AE. Recent advances in the understanding of neglect and anosognosia following right hemisphere stroke. *Current neurology and neuroscience reports.* 2009;9(6):459 - 465.

[101] Reinersmann A, Landwehrt J, Krumova EK, Peterburs J, Ocklenburg S, Gunturkun O, et al. The rubber hand illusion in complex regional pain syndrome: preserved ability to integrate a rubber hand indicates intact multisensory integration. *Pain.* 2013;154(9):1519 - 1527.

[102] van Stralen HE, van Zandvoort MJ, Kappelle LJ, Dijkerman HC. The Rubber Hand Illusion in a patient with hand disownership. *Perception.* 2013;42(9):991 - 993.

[103] Van Stralen H, Van Zandvoort M, Dijkerman H. The role of self-touch in somatosensory and body representation disorders after stroke. *Philosophical Transactions of the Royal Society B: Biological Sciences.* 2011;366(1581):3142 - 3152.

[104] Hall J, Harrison S, Cohen H, McCabe CS, Harris N, Blake DR. Pain and other symptoms of CRPS can be increased by ambiguous visual stimuli—an exploratory study. *Eur J Pain*. 2011;15(1):17 – 22.

[105] Drummond PD. Sensory disturbances in complex regional pain syndrome: clinical observations, autonomic interactions, and possible mechanisms. *Pain medicine*. 2010;11(8):1257 – 1266.

[106] Metz AE, Yau H-J, Centeno MV, Apkarian AV, Martina M. Morphological and functional reorganization of rat medial prefrontal cortex in neuropathic pain. *Proceedings of the National Academy of Sciences*. 2009;106(7):2423 – 2428.

[107] Flor H, Elbert T, Knecht S, Wienbruch C, Pantev C, Birbaumer N, et al. Phantom-limb pain as a perceptual correlate of cortical reorganization following arm amputation. *Nature*. 1995;375(6531):482 – 484.

[108] Ramachandran VS, Hirstein W. The perception of phantom limbs. The DO Hebb lecture. *Brain: a journal of neurology*. 1998;121(9):1603 – 1630.

[109] Melzack R, Wall PD. Pain mechanisms: a new theory. *Science*. 1965;150(3699):971 – 979.

[110] Juottonen K, Gockel M, Silén T, Hurri H, Hari R, Forss N. Altered central sensorimotor processing in patients with complex regional pain syndrome. *Pain*. 2002;98(3):315 – 323.

[111] Maihofner C, Handwerker HO, Neundorfer B, Birklein F. Patterns of cortical reorganization in complex regional pain syndrome. *Neurology*. 2003;61(12):1707 – 1715.

[112] Vartiainen N, Kirveskari E, Kallio-Laine K, Kalso E, Forss N. Cortical reorganization in primary somatosensory cortex in patients with unilateral chronic pain. *The Journal of Pain*. 2009;10(8):854 – 859.

[113] Pleger B, Ragert P, Schwenkreis P, Forster AF, Wilimzig C, Dinse H, et al. Patterns of cortical reorganization parallel impaired tactile discrimination and pain intensity in complex regional pain syndrome. *Neuroimage*. 2006;32(2):503 – 510.

[114] Cohen H, McCabe C, Harris N, Hall J, Lewis J, Blake D. Clinical evidence of parietal cortex dysfunction and correlation with extent of allodynia in CRPS type 1. *European Journal of Pain*. 2013;17(4): 527 – 538.

[115] van Dijk MT, van Wingen GA, van Lammeren A, Blom RM, de Kwaasteniet BP, Scholte HS, et al. Neural basis of limb ownership in individuals with body integrity identity disorder. *PLoS One*. 2013;8 (8):e72212.

[116] Lenz M, Hoffken O, Stude P, Lissek S, Schwenkreis P, Reinersmann A, et al. Bilateral somatosensory cortex disinhibition in complex regional pain syndrome type I. *Neurology*. 2011;77(11):1096 – 1101.

[117] Jenkins WM, Merzenich MM, Recanzone G. Neocortical representational dynamics in adult primates: implications for neuropsychology. *Neuropsychologia*. 1990;28(6):573 – 584.

[118] Pleger B, Tegenthoff M, Ragert P, Forster AF, Dinse HR, Schwenkreis P, et al. Sensorimotor retuning [corrected] in complex regional pain syndrome parallels pain reduction. *Ann Neurol*. 2005;57(3):425 – 429.

[119] Maihofner C, Handwerker HO, Neundorfer B, Birklein F. Cortical reorganization during recovery from complex regional pain syndrome. *Neurology*. 2004;63(4):693 – 701.

[120] Lissek S, Wilimzig C, Stude P, Pleger B, Kalisch T, Maier C, et al. Immobilization impairs tactile perception and shrinks somatosensory cortical maps. *Current Biology*. 2009;19(10):837 – 842.

[121] Uhelski ML, Davis MA, Fuchs PN. Pain affect in the absence of pain sensation: evidence of asomaesthesia after somatosensory cortex lesions in the rat. *Pain*. 2012;153(4):885 – 892.

[122] Krause P, Förderreuther S, Straube A. TMS motor cortical brain mapping in patients with complex regional pain syndrome type Ⅰ. *Clinical Neurophysiology*. 2006;117(1):169 – 176.

[123] Schwenkreis P, Janssen F, Rommel O, Pleger B, Volker B, Hosbach I, et al. Bilateral motor cortex disinhibition in complex regional pain syndrome (CRPS) type Ⅰ of the hand. *Neurology*. 2003;61(4): 515 – 519.

[124] Eisenberg E, Chistyakov AV, Yudashkin M, Kaplan B, Hafner H, Feinsod M. Evidence for cortical hyperexcitability of the affected limb representation area in CRPS: a psychophysical and transcranial magnetic stimulation study. *Pain*. 2005;113(1):99 – 105.

[125] Lefaucheur J, Drouot X, Menard-Lefaucheur I, Keravel Y, Nguyen J. Motor cortex rTMS restores defective intracortical inhibition in chronic neuropathic pain. *Neurology*. 2006;67(9):1568 – 1574.

[126] Goodwill AM, Pearce AJ, Kidgell DJ. Corticomotor plasticity following unilateral strength training. *Muscle Nerve*. 2012;46(3):384 – 393.

[127] Bank PJ, Peper CLE, Marinus J, Beek PJ, van Hilten JJ. Evaluation of mirrored muscle activity in patients with Complex Regional Pain Syndrome. *Clinical Neurophysiology*. 2014.

[128] Maihofner C, Forster C, Birklein F, Neundorfer B, Handwerker HO. Brain processing during mechanical hyperalgesia in complex regional pain syndrome: a functional MRI study. *Pain*. 2005;114(1 – 2):93 – 103.

[129] Shiraishi S, Kobayashi H, Nihashi T, Kato K, Iwano S, Nishino M, et al. Cerebral glucose metabolism change in patients with complex regional pain syndrome: a PET study. *Radiation medicine*. 2006;24(5):335 – 344.

[130] Freund W, Wunderlich AP, Stuber G, Mayer F, Steffen P, Mentzel M, et al. Different activation of opercular and posterior cingulate cortex (PCC) in patients with complex regional pain syndrome (CRPS Ⅰ) compared with healthy controls during perception of electrically induced pain: a functional MRI study. *The Clinical journal of pain*. 2010;26(4):339 – 347.

[131] Freund W, Wunderlich AP, Stuber G, Mayer F, Steffen P, Mentzel M, et al. The role of periaqueductal gray and cingulate cortex during suppression of pain in complex regional pain syndrome. *The Clinical journal of pain*. 2011;27(9):796 – 804.

[132] Geha PY, Baliki MN, Harden RN, Bauer WR, Parrish TB, Apkarian AV. The brain in chronic CRPS pain: abnormal gray-white matter interactions in emotional and autonomic regions. *Neuron*. 2008;60(4):570 – 581.

[133] Pleger B, Draganski B, Schwenkreis P, Lenz M, Nicolas V, Maier C, et al. Complex regional pain syndrome type Ⅰ affects brain structure in prefrontal and motor cortex. *PLoS One*. 2014;9(1):e85372.

[134] Barad MJ, Ueno T, Younger J, Chatterjee N, Mackey S. Complex Regional Pain Syndrome Is Associated With Structural Abnormalities in Pain-Related Regions of the Human Brain. *The Journal of Pain*. 2014;15(2):197 – 203.

[135] Acharya S, Shukla S. Mirror neurons: enigma of the metaphysical modular brain. *Journal of natural science, biology, and medicine*. 2012;3(2):118.

[136] Gallese V, Fadiga L, Fogassi L, Rizzolatti G. Action recognition in the premotor cortex. *Brain: a jour-*

　　 nal of neurology. 1996;119(2):593 – 609.

[137] Pomeroy VM, Clark CA, Miller JSG, Baron J-C, Markus HS, Tallis RC. The potential for utilizing the "mirror neurone system" to enhance recovery of the severely affected upper limb early after stroke: a review and hypothesis. *Neurorehabilitation and neural repair*. 2005;19(1):4 – 13.

[138] Brunner IC, Skouen JS, Ersland L, Grtiner R. Plasticity and Response to Action Observation A Longitudinal fMRl Study of Potential Mirror Neurons in Patients With Subacute Stroke. *Neurorehabilitation and neural repair*. 2014:1545968314527350.

[139] Kennett S, Taylor-Clarke M, Haggard P. Noninformative vision improves the spatial resolution of touch in humans. *Current Biology*. 2001;11(15):1188 – 1191.

[140] Taylor-Clarke M, Kennett S, Haggard P. Vision modulates somatosensory cortical processing. *Current Biology*. 2002;12(3):233 – 236.

[141] Taylor-Clarke M, Jacobsen P, Haggard P. Keeping the world a constant size: object constancy in human touch. *Nat Neurosci*. 2004;7(3):219 – 220.

[142] Macaluso E, Frith C, Driver J. Selective spatial attention in vision and touch: unimodal and multimodal mechanisms revealed by PET. *Journal of neurophysiology*. 2000;83(5):3062 – 3075.

[143] Magosso E, Serino A, Di Pellegrino G, Ursino M. Crossmodal links between vision and touch in spatial attention: a computational modelling study. *Computational intelligence and neuroscience*. 2010; 2010:2.

[144] Schaefer M, Heinze H-J, Rotte M. Seeing the hand being touched modulates the primary somatosensory cortex. *Neuroreport*. 2005;16(10):1101 – 1105.

[145] Konen CS, Haggard P. Multisensory Parietal Cortex contributes to Visual Enhancement of Touch in Humans: A Single-Pulse TMS Study. *Cerebral Cortex*. 2014;24(2):501 – 507.

[146] Serino A, Farnè A, Rinaldesi ML, Haggard P, Làdavas E. Can vision of the body ameliorate impaired somatosensory function? *Neuropsychologia*. 2007;45(5):1101 – 1107.

[147] Turton AJ, Palmer M, Grieve S, Moss TP, Lewis J, McCabe CS. Evaluation of a prototype tool for communicating body perception disturbances in complex regional pain syndrome. *Frontiers in human neuroscience*. 2013;7:517.

[148] Catley MJ, Tabor A, Miegel RG, Wand BM, Spence C, Moseley GL. Show me the skin! Does seeing the back enhance tactile acuity at the back? *Manual therapy*. 2014.

[149] Ryan C, Harland N, Drew BT, Martin D. Tactile acuity training for patients with chronic low back pain: a pilot randomised controlled trial. *BMC Musculoskelet Disord*. 2014;15(1):59.

[150] Flor H, Denke C, Schaefer M, Grüsser S. Effect of sensory discrimination training on cortical reorganisation and phantom limb pain. *The Lancet*. 2001;357(9270):1763 – 1764.

[151] Osumi M, Imai R, Ueta K, Nakano H, Nobusako S, Morioka S. Factors associated with the modulation of pain by visual distortion of body size. *Frontiers in human neuroscience*. 2014;8.

[152] Moseley GL, Wiech K. The effect of tactile discrimination training is enhanced when patients watch the reflected image of their unaffected limb during training. *Pain*. 2009;144(3):314 – 319.

[153] Ramachandran VS, Rogers-Ramachandran D. Synaesthesia in phantom limbs induced with mirrors. *Proceedings of the Royal Society of London Series B: Biological Sciences*. 1996;263(1369):377 – 386.

[154] McCabe CS, Haigh RC, Ring EF, Halligan PW, Wall PD, Blake DR. A controlled pilot study of the

utility of mirror visual feedback in the treatment of complex regional pain syndrome (type 1). *Rheumatology (Oxford)*. 2003;42(1):97 – 101.

[155] Karmarkar A, Lieberman I. Mirror box therapy for complex regional pain syndrome. *Anaesthesia*. 2006;61(4):412 – 413.

[156] Selles RW,Schreuders TA, Stam HJ. Mirror therapy in patients with causalgia (complex regional pain syndrome type II) following peripheral nerve injury: two cases. *Journal of rehabilitation medicine*. 2008;40(4):312 – 314.

[157] Tichelaar YV, Geertzen JH, Keizer D,Van Wilgen CP. Mirror box therapy added to cognitive behavioural therapy in three chronic complex regional pain syndrome type I patients:a pilot study. *International Journal of Rehabilitation Research*. 2007;30(2):181 – 188.

[158] Cacchio A, De Blasis E, Necozione S,Orio Fd, Santilli V. Mirror therapy for chronic complex regional pain syndrome type 1 and stroke. *New England Journal of Medicine*. 2009;361(6):634 – 636.

[159] Ezendam D,Bongers RM,Jannink MJ. Systematic review of the effectiveness of mirror therapy in upper extremity function. *Disability & Rehabilitation*. 2009;31(26):2135 – 2149.

[160] Moseley GL. Why do people with complex regional pain syndrome take longer to recognize their affected hand? *Neurology*. 2004;62(12):2182 – 2186.

[161] Decety J. Do imagined and executed actions share the same neural substrate? *Cognitive brain research*. 1996;3(2):87 – 93.

[162] Gieteling EW, van Rijn MA, de Jong BM, Hoogduin JM, Renken R, van Hilten JJ, et al. Cerebral activation during motor imagery in complex regional pain syndrome type 1 with dystonia. *Pain*. 2008; 134(3):302 – 309.

[163] Parsons LM. Temporal and kinematic properties of motor behavior reflected in mentally simulated action. *Journal of Experimental Psychology: Human Perception and Performance*. 1994;20(4):709.

[164] Parsons LM, Fox P. The neural basis of implicit movements used in recognising hand shape. *Cognitive Neuropsychology*. 1998;15:583 – 616.

[165] Schwoebel J, Friedman R, Duda N, Coslett HB. Pain and the body schema evidence for peripheral effects on mental representations of movement. *Brain: a journal o neurology*. 2001;124(10):2098 – 2104.

[166] Sirigu A, Daprati E, Pradat-Diehl P, Franck N, Jeannerod M. Perception of self-generated movement following left parietal lesion. *Brain: a journal of neurology*. 1999;122(10):1867 – 1874.

[167] Reinersmann A, Haarmeyer GS,Blankenburg M, Frettloh J, Krumova EK, Ocklenburg S,et al. Left is where the L is right. Significantly delayed reaction time in limb laterality recognition in both CRPS and phantom limb pain patients. *Neuroscience letters*. 2010;486(3):240 – 245.

[168] Walz AD, Usichenko T, Moseley GL, Lotze M. Graded motor imagery and the impact on pain processing in a case of CRPS. *The Clinical journal of pain*. 2013;29(3):276 – 279.

[169] Moseley GL. Graded motor imagery for pathologic pain A randomized controlled trial. *Neurology*. 2006; 67(12):2129 – 2134.

[170] Lagueux E, Charest J, Lefrancois-Caron E, Mauger M-E, Mercier E, Savard K, et al. Modified graded motor imagery for complex regional pain syndrome type 1 of the upper extremity in the acute phase:a patient series. *International Journal of Rehabilitation Research*. 2012;35(2):138 – 145.

[171] Sekiyama K, Miyauchi S, Imaruoka T, Egusa H, Tashiro T. Body image as a visuomotor transformation device revealed in adaptation to reversed vision. *Nature*. 2000;407(6802):374 – 377.

[172] Sumitani M, Rossetti Y, Shibata M, Matsuda Y, Sakaue G, Inoue T, et al. Prism adaptation to optical deviation alleviates pathologic pain. *Neurology*. 2007;68(2):128 – 133.

[173] Moseley GL, Gallace A, Di Pietro F, Spence C, Iannetti GD. Limb-specific autonomic dysfunction in complex regional pain syndrome modulated by wearing prism glasses. *Pain*. 2013;154(11):2463 – 2468.

[174] Sato K, Fukumori S, Matsusaki T, Maruo T, Ishikawa S, Nishie H, et al. Nonimmersive Virtual Reality Mirror Visual Feedback Therapy and Its Application for the Treatment of Complex Regional Pain Syndrome:An Open-Label Pilot Study. *Pain medicine*. 2010;11(4): 622 – 629.

[175] Diers M, Kamping S, Kirsch P, Rance M, Bekrater-Bodmann R, Foell J, et al. Illusion-related brain activations:A new virtual reality mirror box system for use during functional magnetic resonance imaging. *Brain research*. 2014.

[176] Hwang H, Cho S, Lee J-H. The effect of virtual body swapping with mental rehearsal on pain intensity and body perception disturbance in complex regional pain syndrome. *International Journal of Rehabilitation Research*. 2014;37(2):167 – 172.

[177] Jeon B, Cho S, Lee J-H. Application of Virtual Body Swapping to Patients with Complex Regional Pain Syndrome:A Pilot Study. *Cyberpsychology, Behavior, and Social Networking*. 2014;17(6):366 – 370.

[178] Villiger M, Estévez N, Hepp-Reymond M-C, Kiper D, Kollias SS, Eng K, et al. Enhanced activation of motor execution networks using action observation combined with imagination of lower limb movements. *PLoS One*. 2013;8(8):e72403.

[179] Lloréns R, Noé E, Colomer C, Alcañiz M. Effectiveness, usability, and cost-benefit of a virtual reality-based telerehabilitation program for balance recovery after stroke:a randomized controlled trial. *Archives of physical medicine and rehabilitation*. 2014.

[180] Hagenberg A, Carpenter C. Mirror Visual Feedback for Phantom Pain: International Experience on Modalities and Adverse Effects Discussed by an Expert Panel: A Delphi Study. *PM&R*. 2014.

[181] Tran DQ, Duong S, Bertini P, Finlayson RJ. Treatment of complex regional pain syndrome: a review of the evidence. *Canadian Journal of Anesthesia/Journal canadien d'anesthésie*. 2010;57(2):149 – 166.

[182] McCabe C. Mirror visual feedback therapy. A practical approach. *Journal of Hand Therapy*. 2011;24(2):170 – 179.

[183] Di Pietro F, McAuley JH, Parkitny L, Lotze M, Wand BM, Moseley GL, et al. Primary somatosensory cortex function in complex regional pain syndrome:a systematic review and meta-analysis. *The journal of pain: official journal of the American Pain Society*. 2013;14(10):1001 – 1018.

[184] Di Pietro F, McAuley JH, Parkitny L, Lotze M, Wand BM, Moseley GL, et al. Primary motor cortex function in complex regional pain syndrome:a systematic review and meta-analysis. *The journal of pain: official journal of the American Pain Society*. 2013;14(11):1270 – 1288.

[185] Deconinck FJ, Smorenburg AR, Benham A, Ledebt A, Feltham MG, Savelsbergh GJ. Reflections on Mirror Therapy A Systematic Review of the Effect of Mirror Visual Feedback on the Brain. *Neurorehabilitation and neural repair*. 2014;1545968314546134.

[186] Melzack R, Dennis S. Neurophysiological foundations of pain. *The psychology of pain*. 1986;1 – 24.

［187］Lethem J, Slade P,Troup J, Bentley G. Outline of a fear-avoidance model of exaggerated pain perception— I . *Behaviour research and therapy*. 1983;21(4):401 - 408.

［188］Crombez G, Vervaet L, Lysens R, Baeyens F, Eelen P. Avoidance and confrontation of painful, back-straining movements in chronic back pain patients. *Behavior Modification*. 1998;22(1):62 - 77.

［189］Fordyce WE, Shelton JL, Dundore DE. The modification of avoidance learning pain behaviors. *Journal of Behavioral Medicine*. 1982;5(4):405 - 414.

［190］Crombez G, Vlaeyen JW, Heuts PH, Lysens R. Pain-related fear is more disabling than pain itself: evidence on the role of pain-related fear in chronic back pain disability. *Pain*. 1999;80(1):329 - 339.

［191］Rose MJ, Klenerman L, Atchison L, Slade PD. An application of the fear avoidance model to three chronic pain problems. *Behaviour research and therapy*. 1992;30(4):359 - 365.

［192］Klenerman L, Slade P,Stanley 1, Pennie B,Reilly J, Atchison L, et al. The prediction of chronicity in patients with an acute attack of low back pain in a general practice setting. *Spine*. 1995;20(4):478 - 484.

［193］Kori S,Miller R, Todd D. Kinesiophobia: a new view of chronic pain behavior. *Pain Manag*. 1990;3(1):35 - 43.

［194］Hapidou EG, O'Brien MA, Pierrynowski MR, de las Heras E, Patel M, Patla T. Fear and Avoidance of Movement in People with Chronic Pain: Psychometric Properties of the 11-Item Tampa Scale for Kinesiophobia (TSK-11). *Physiotherapy Canada*. 2012;64(3):235 - 241.

［195］Vlaeyen JW, Kole-Snijders AM, Rotteveel AM, Ruesink R, Heuts PH. The role of fear of movement/(re) injury in pain disability. *Journal of occupational rehabilitation*. 1995;5(4):235 - 252.

［196］Waddell G, Newton M, Henderson I, Somerville D, Main CJ. A Fear-Avoidance Beliefs Questionnaire (FABQ) and the role of fear-avoidance beliefs in chronic low back pain and disability. *Pain*.1993;52(2):157 - 168.

［197］Vlaeyen JW, Kole-Snijders AM, Boeren RG, Van Eek H. Fear of movement/(re) injury in chronic low back pain and its relation to behavioral performance. *Pain*. 1995;62(3):363 - 372.

［198］Crombez G, Vervaet L, Baeyens F, Lysens R, Eelen P. Do pain expectancies cause pain in chronic low back patients? A clinical investigation. *Behaviour research and therapy*. 1996;34(11):919 - 925.

［199］McCracken LM, Gross RT, Sorg P, Edmands TA. Prediction of pain in patients with chronic low back pain: effects of inaccurate prediction and pain-related anxiety. *Behaviour research and therapy*. 1993;31(7):647 - 652.

［200］Zale EL, Lange KL, Fields SA, Ditre JW. The relation between pain-related fear and disability: a meta-analysis. *The Journal of Pain*. 2013;14(10):1019 - 1030.

［201］Cipher DJ, Fernandez E. Expectancy variables predicting tolerance and avoidance of pain in chronic pain patients. *Behaviour research and therapy*. 1997;35(5):437 - 444.

［202］Marinus J, Perez RS,van Eijs F, van Gestel MA, Geurts JW, Huygen FJ, et al. The role of pain coping and kinesiophobia in patients with complex regional pain syndrome type 1 of the legs. *The Clinical journal of pain*. 2013;29(7):563 - 569.

［203］de Jong JR, Vlaeyen JW, de Gelder JM, Patijn J. Pain-related fear, perceived harmfulness of activities, and functional limitations in complex regional pain syndrome type I . *The Journal of Pain*. 2011;12(12):1209 - 1218.

[204] Bean DJ, Johnson MH, Kydd RR. Relationships Between Psychological Factors, Pain and Disability in Complex Regional Pain Syndrome and Low Back Pain. *The Clinical journal ofpain*. 2013.

[205] Bandura A. Self-efficacy: toward a unifying theory of behavioral change. *Psychological review*. 1977;84 (2):191.

[206] Vlaeyen JW, de Jong J, Geilen M, Heuts PH, van Breukelen G. The treatment of fear of movement/ (re) injury in chronic low back pain: further evidence on the effectiveness of exposure in vivo. *The Clinical journal of pain*. 2002;18(4):251 – 261.

[207] Nijs J, Girbés EL, Lundberg M, Malfliet A, Sterling M. Exercise therapy for chronic musculoskeletal pain: Innovation by altering pain memories. *Manual therapy*. 2014.

[208] Bailey KM, Carleton RN, Vlaeyen JW, Asmundson GJ. Treatments addressing pain-related fear and anxiety in patients with chronic musculoskeletal pain: a preliminary review. *Cognitive behaviour therapy*. 2010;39(1):46 – 63.

[209] Wicksell RK, Melin L, Lekander M, Olsson GL. Evaluating the effectiveness of exposure and acceptance strategies to improve functioning and quality of life in longstanding pediatric pain—a randomized controlled trial. *Pain*. 2009;141(3):248 – 257.

[210] Hayes SC, Strosahl KD, Wilson KG. Acceptance and commitment therapy: An experiential approach to behavior change: *Guilford Press*; 1999.

[211] LeDoux JE, Cicchetti P, Xagoraris A, Romanski LM. The lateral amygdaloid nucleus: sensory interface of the amygdala in fear conditioning. *The Journal of neuroscience*. 1990;10(4):1062 – 1069.

[212] Kwon J-T, Nakajima R, Kim H-S, Jeong Y, Augustine GJ, Han J-H. Optogenetic activation of presynaptic inputs in lateral amygdala forms associative fear memory. *Learning & Memory*. 2014;21(11):627 – 633.

[213] Duvarci S, Pare D. Amygdala Microcircuits Controlling Learned Fear. *Neuron*. 2014;82(5):966 – 980.

[214] Strobel C, Hunt S, Sullivan R, Sun J, Sah P. Emotional regulation of pain: the role of noradrenaline in the amygdala. *Science China Life Sciences*. 2014;57(4):384 – 390.

[215] Minami M. Neuronal Mechanisms for Pain-Induced Aversion: Behavioral Studies Using a Conditioned Place Aversion Test. *International review of neurobiology*. 2009;85:135 – 144.

[216] Jasmin L, Burkey AR, Card JP, Basbaum AI. Transneuronal labeling of a nociceptive pathway, the spino-(trigemino-)parabrachio-amygdaloid, in the rat. *The Journal of neuroscience*. 1997;17(10):3751 – 3765.

[217] Lei L-G, Zhang Y-Q, Zhao Z-Q. Pain-related aversion and Fos expression in the central nervous system in rats. *Neuroreport*. 2004;15(1):67 – 71.

[218] Neugebauer V, Li W, Bird GC, Han JS. The amygdala and persistent pain. *The Neuroscientist*. 2004;10 (3):221 – 234.

[219] Sehlmeyer C, Schöning S, Zwitserlood P, Pfleiderer B, Kircher T, Arolt V, et al. Human fear conditioning and extinction in neuroimaging: a systematic review. *PLoS One*. 2009;4(6):e5865.

[220] Simons LE, Moulton EA, Linnman C, Carpino E, Becerra L, Borsook D. The human amygdala and pain: Evidence from neuroimaging. *Hum Brain Mapp*. 2014;35(2):527 – 538.

[221] Gao Y-J, Ren W-H, Zhang Y-Q, Zhao Z-Q. Contributions of the anterior cingulate cortex and amygdala to pain-and fear-conditioned place avoidance in rats. *Pain*. 2004;110(1):343 – 353.

[222] Maren S, Aharonov G, Stote DL, Fanselow MS. N-methyl-D-aspartate receptors in the basolateral amygdala are required for both acquisition and expression of conditional fear in rats. *Behavioral neuroscience*. 1996;110(6):1365.

[223] Dahlström A, Fuxe K. Localization of monoamines in the lower brain stem. *Cellular and Molecular Life Sciences*. 1964;20(7):398 – 399.

[224] Berridge CW, Waterhouse BD. The locus coeruleus—noradrenergic system: modulation of behavioral state and state-dependent cognitive processes. *Brain research reviews*. 2003;42(1):33 – 84.

[225] Cedarbaum JM, Aghaj anian GK. Afferent projections to the rat locus coeruleus as determined by a retrograde tracing technique. *Journal of Comparative Neurology*. 1978;178(1):1 – 15.

[226] Jodo E, Aston-Jones G. Activation of locus coeruleus by prefrontal cortex is mediated by excitatory amino acid inputs. *Brain research*. 1997;768(1):327 – 332.

[227] Jodoj E, Chiang C, Aston-Jones G. Potent excitatory influence of prefrontal cortex activity on noradrenergic locus coeruleus neurons. *Neuroscience*. 1998;83(1):63 – 79.

[228] Van Bockstaele E, Chan J, Pickel V. Input from central nucleus of the amygdala efferents to pericoerulear dendrites, some of which contain tyrosine hydroxylase immunoreactivity. *Journal of neuroscience research*. 1996;45(3):289 – 302.

[229] Samuels ER, Szabadi E. Functional neuroanatomy of the noradrenergic locus coeruleus: its roles in the regulation of arousal and autonomic function part I: principles of functional organisation. *Current neuropharmacology*. 2008;6(3):235 – 253.

[230] Reyes BA, Valentino RJ, Xu G, Van Bockstaele EJ. Hypothalamic projections to locus coeruleus neurons in rat brain. *European Journal of Neuroscience*. 2005;22(1):93 – 106.

[231] Hellhammer DH, Wust S, Kudielka BM. Salivary cortisol as a biomarker in stress research. *Psychoneuroendocrinology*. 2009;34(2):163 – 171.

[232] Kirschbaum C, Hellhammer DH. Salivary cortisol. *Encyclopedia of stress*. 2000;3(379 – 383).

[233] Generaal E, Vogelzangs N, Macfarlane GJ, Geenen R, Smit JH, Penninx BW, et al. Reduced hypothalamic-pituitary-adrenal axis activity in chronic multi-site musculoskeletal pain: partly masked by depressive and anxiety disorders. *BMC musculoskeletal disorders*. 2014;15(1):227.

[234] Johansson AC, Gunnarsson LG, Linton SJ, Bergkvist L, Stridsberg M, Nilsson O, et al. Pain, disability and coping reflected in the diurnal cortisol variability in patients scheduled for lumbar disc surgery. *European Journal of Pain*. 2008;12(5):633 – 640.

[235] Muhtz C, Rodriguez-Raecke R, Hinkelmann K, Moeller-Bertram T, Kiefer F, Wiedemann K, et al. Cortisol response to experimental pain in patients with chronic low back pain and patients with major depression. *Pain medicine*. 2013;14(4):498 – 503.

[236] Sudhaus S, Held S, Schoofs D, Bültmann J, Dück I, Wolf OT, et al. Associations between fear-avoidance and endurance responses to pain and salivary cortisol in the context of experimental pain induction. *Psychoneuroendocrinology*. 2014.

[237] Merz CJ, Stark R, Vaitl D, Tabbert K, Wolf OT. Stress hormones are associated with the neuronal correlates of instructed fear conditioning. *Biological psychology*. 2013;92(1):82 – 89.

[238] Hannibal KE, Bishop MD. Chronic Stress, Cortisol Dysfunction, and Pain: A Psychoneuroendocrine Rationale for Stress Management in Pain Rehabilitation. *Physical therapy*. 2014;94(12):1816 – 1825.

[239] Meuret AE, Trueba AF, Abelson JL, Liberzon I, Auchus R, Bhaskara L, et al. High cortisol awakening response and cortisol levels moderate exposure-based psychotherapy success. *Psychoneuroendocrinology*. 2015;51:331 – 340.

[240] Bomholt SF, Harbuz MS, Blackburn-Munro G, Blackburn-Munro RE. Involvement and role of the hypothalamo-pituitary-adrenal (HPA) stress axis in animal models of chronic pain and inflammation. *Stress: The International Journal on the Biology of Stress*. 2004;7(1):1 – 14.

[241] Wang Q, Verweij E, Krugers H, Joels M, Swaab D, Lucassen P. Distribution of the glucocorticoid receptor in the human amygdala: changes in mood disorder patients. *Brain Structure and Function*. 2013: 1 – 12.

[242] Turner-Cobb JM, Osborn M, da Silva L, Keogh E, Jessop DS. Sex differences in hypothalamic-pituitary-adrenal axis function in patients with chronic pain syndrome. *Stress: The International Journal on the Biology of Stress*. 2010;13(4):293 – 301.

[243] Aloisi AM, Buonocore M, Merlo L, Galandra C, Sotgiu A, Bacchella L, et al. Chronic pain therapy and hypothalamic-pituitary-adrenal axis impairment. *Psychoneuroendocrinology*. 2011;36(7):1032 – 1039.

[244] Tajerian M, Leu D, Zou Y, Sahbaie P, Li W, Khan H, et al. Brain neuroplastic changes accompany anxiety and memory deficits in a model of complex regional pain syndrome. *Anesthesiology*. 2014;121 (4):852 – 865.

[245] Ulrich-Lai YM, Xie W, Meij JT, Dolgas CM, Yu L, Herman JP. Limbic and HPA axis function in an animal model of chronic neuropathic pain. *Physiology & behavior*. 2006;88(1):67 – 76.

[246] Li W, Shi X, Wang L, Guo T, Wei T, Cheng K, et al. Epidermal adrenergic signaling contributes to inflammation and pain sensitization in a rat model of complex regional pain syndrome. *Pain*. 2013;154 (8):1224 – 1236.

[247] Xanthos DN, Bennett GJ, Coderre TJ. Norepinephrine-induced nociception and vasoconstrictor hypersensitivity in rats with chronic post-ischemia pain. *Pain*. 2008;137(3):640 – 651.

[248] Harden RN, Rudin NJ, Bruehl S, Kee W, Parikh DK, Kooch J, et al. Increased systemic catecholamines in complex regional pain syndrome and relationship to psychological factors: a pilot study. *Anesthesia & Analgesia*. 2004;99(5):1478 – 1485.

[249] Drummond PD, Finch PM, Skipworth S, Blockey P. Pain increases during sympathetic arousal in patients with complex regional pain syndrome. *Neurology*. 2001;57(7):1296 – 1303.

[250] Drummond PD. A possible role of the locus coeruleus in complex regional pain syndrome. *Frontiers in integrative neuroscience*. 2012;6.

[251] Linnman C, Becerra L, Lebel A, Berde C, Grant PE, Borsook D. Transient and persistent pain induced connectivity alterations in pediatric complex regional pain syndrome. *PLoS One*. 2013;8(3):e57205.

[252] Park JY, Ahn RS. Hypothalamic – pituitary – adrenal axis function in patients with complex regional pain syndrome type 1. *Psychoneuroendocrinology*. 2012;37(9):1557 – 1568.

[253] Rodriguez-Raecke R, Niemeier A, Ihle K, Ruether W, May A. Brain gray matter decrease in chronic pain is the consequence and not the cause of pain. *The Journal of neuroscience*. 2009;29(44):13746 -13750.

[254] Lüming Bergsten C, Lundberg M, Lindberg P, Elfving B. Change in kinesiophobia and its relation to activity limitation after multidisciplinary rehabilitation in patients with chronic back pain. *Disabil Rehabil*. 2012;34(10):852-858.

[255] Craske MG, Kircanski K, Zelikowsky M, Mystkowski J, Chowdhury N, Baker A. Optimizing inhibitory learning during exposure therapy. *Behaviour research and therapy*. 2008;46(1):5-27.

[256] de Jong JR, Vlaeyen JW, Onghena P, Goossens ME, Geilen M, Mulder H. Fear of movement/(re) injury in chronic low back pain: education or exposure in vivo as mediator to fear reduction? *The Clinical journal of pain*. 2005;21(1):9-17.

[257] Leeuw M, Goossens ME, van Breukelen GJ, de Jong JR, Heuts PH, Smeets RJ, et al. Exposure in vivo versus operant graded activity in chronic low back pain patients: results of a randomized controlled trial. *Pain*. 2008;138(1):192-207.

[258] Ek J-W, Van Gijn JC, Samwel H, Van Egmond J, Klomp FP, van Dongen RT. Pain exposure physical therapy may be a safe and effective treatment for longstanding complex regional pain syndrome type 1: a case series. *Clin Rehabil*. 2009;23(12):1059-1066.

[259] van de Meent H, Oerlemans M, Bruggeman A, Klomp F, van Dongen R, Oostendorp R, et al. Safety of "pain exposure" physical therapy in patients with complex regional pain syndrome type 1. *Pain*. 2011;152(6):1431-1438.

[260] McCracken LM, Eccleston C. A prospective study of acceptance of pain and patient functioning with chronic pain. *Pain*. 2005;118(1):164-169.

[261] Wicksell RK, Olsson GL, Hayes SC. Psychological flexibility as a mediator of improvement in Acceptance and Commitment Therapy for patients with chronic pain following whiplash. *European Journal of Pain*. 2010;14(10):1059.e1-e11.

[262] Rodham K, Boxell E, McCabe C, Cockburn M, Waller E. Transitioning from a hospital rehabilitation programme to home: exploring the experiences of people with complex regional pain syndrome. *Psychology & health*. 2012;27(10):1150-1165.

[263] Cho S, McCracken LM, Heiby EM, Moon D-E, Lee J-H. Pain acceptance-based coping in complex regional pain syndrome Type I: daily relations with pain intensity, activity, and mood. *Journal of Behavioral Medicine*. 2013;36(5):531-538.

[264] Smith GT, Hughes LB, Duvall RD, Rothman S. Treatment outcome of a multidisciplinary center for management of chronic pain: a long-term follow-up. *The Clinical journal of pain*. 1988;4(1):47-50.

[265] Lee BH, Scharff L, Sethna NF, McCarthy CF, Scott-Sutherland J, Shea AM, et al. Physical therapy and cognitive-behavioral treatment for complex regional pain syndromes. *The Journal of pediatrics*. 2002;141(1):135-140.

[266] Monticone M, Ambrosini E, Rocca B, Magni S, Brivio F, Ferrante S. A multidisciplinary rehabilitation programme improves disability, kinesiophobia and walking ability in subjects with chronic low back

pain;results of a randomised controlled pilot study. *European Spine Journal.* 2014;23(10):2105 –
2113.

[267] Bliokas VV, Cartmill TK, Nagy BJ. Does systematic graded exposure in vivo enhance outcomes in mul-
tidisciplinary chronic pain management groups? *The Clinical journal of pain.* 2007;23(4):361 –374.

第 8 章

补充和替代医学

Delano Ramsoomair, *Arvinder Gill*

引 言

复杂性区域疼痛综合征(CRPS)是包含多种临床表现的综合术语,以慢性持续性疼痛为特征,疼痛程度与损伤不成比例,并且不局限于特定周围神经的分布[1]。CRPS 的特征在于与有害事件不成比例的持续疼痛、异常性疼痛或痛觉过敏。CRPS 不局限于单个周围神经支配区域,多与汗液分泌情况相关。CRPS 病因尚不明确,建议采用多学科联合治疗[2]。

CRPS 诊断明确后,应尽早开始治疗。推荐包括康复治疗和心理治疗的综合方法[2]。康复治疗包括使用抗惊厥药物、抗抑郁药物、阿片类药物及局部药物治疗疼痛。物理治疗、职业治疗和介入性疼痛治疗也是康复治疗的一部分。可以根据 CRPS 的严重程度如严重、中度和轻度进行针对性治疗。严重的 CRPS 在休息和活动时剧烈疼痛,治疗应集中注重疼痛管理、功能康复、物理治疗和交感神经阻滞。中度 CRPS 则在休息时无疼痛而活动时出现疼痛,治疗应注重疼痛管理和物理治疗,以及职业治疗。轻度 CRPS 为休息时无疼痛和活动时无疼痛,治疗应注重加强物理治疗和职业治疗。如果 CRPS 是难治性的,那么可以考虑神经调节、硬膜外可乐定注射和鞘内巴氯芬注射。CRPS 的心理治疗包括疼痛应对技能、生物反馈、放松训练和认知行为治疗。如果患者对心理治疗不适应或仅有部分反应,则应增加治疗的频率和强度。

治疗的重点是综合多种治疗以恢复功能,实现疼痛缓解和康复的目的[3]。此外,应采用个体化治疗。治疗包括动机、活动和脱敏,可以选择药物治疗和介入治疗。使用热疗、按摩、压力、冷疗、振动和运动的伤害性刺激可以帮助恢复正常的感觉处理。还建议患者克服运动恐惧进行适当运动和肢体触摸。目标是维持温和的主动运动范围,但应避免过度或被动运动范围测试。治疗应引导实现姿势正常化、保持肢体稳定和平衡。皮肤异常性疼痛可能是限制因素,可能需要其他的额外治疗,包括按摩、药物治疗、区域性介入治疗或一些补充和替代疗法中的一种或多种。

各种治疗方式包括药物和微创介入性疼痛治疗技术已在本书的其他章节中详细描述。在本章中,重点将放在补充和替代医学(CAM),治疗方式包括针灸、镜像治疗、淋巴引流,以及已经在复杂性区域疼痛综合征的治疗中尝试的各种其他罕见的替代技术。

针　灸

针灸用于治疗疾病和疼痛已有两千多年历史,它是世界范围内最常见的补充治疗手段。针灸的描述最早见于公元前 1 世纪到公元 1 世纪初的《黄帝内经》。这部著作包含了当时已知的自然科学的核心。著作的中心思想是人体是一个小宇宙,疾病恢复源于内部和外部环境重建平衡[4,5]。

针灸的出现源于农业,之后几经发展。法国人由于对中印半岛的殖民而接触了解传统中医,其中就包括针灸。针灸的实践和理论由法国针灸医师引入法国并进行改良。1971 年之前针灸治疗在美国并没有广泛开展,可能仅在亚裔社区零星开展,1971年纽约时报发表了一篇关于针灸的文章,描述了 James Reston 在急诊阑尾切除术期间使用针灸进行外科镇痛的经历[6]。3 个月后,美国医生团队在中国医院观察了针灸的手术麻醉疗效,对这篇报道内容进行了确认,并发表在美国医学协会杂志上(JA-MA)[7]。

1997 年,NIH 共识声明对针灸治疗的潜在益处做了阐明,其中包括治疗疼痛、药物和尼古丁成瘾、卒中、哮喘、手术镇痛及控制化疗引起的恶心和呕吐的效果[8]。2005 年,由NIH 资助在马里兰大学综合医学中心进行的研究也提供了针灸对继发于骨关节炎的膝关节疼痛的疗效证据[9]。最近,耳针对治疗战场伤害所致急性疼痛的效果促进了针灸治疗用于急性疼痛的发展[10]。

来自全球范围的临床试验和国际论坛提高了大众对针灸的认识并接受其是一种切实有效的治疗手段。因此,每年有数百万美国人从针灸中受益。美国针灸医学学院制定了针灸治疗实践标准和合适的培训方案。医师领袖如 Joseph Helms 负责管理培训,迄今已经负责培训 5000 多名针灸医师。

针灸镇痛机制

针灸临床治疗效果的内在机制是主要的争议内容。中华人民共和国早在 20 世纪 50年代就开始汇编相关著作进行研究探讨。针灸对身体的影响主要为调节功能。该调节功能能够在机体不够活跃时起激活作用,或相反,在机体过度活跃时加强抑制作用。一些出版著作已经探讨了针灸在代谢、内分泌、神经元传递以及免疫功能和内脏器官系统方面的生理调节作用。

针灸镇痛也可用于手术麻醉。外科手术中的疼痛信号一般通过细的有髓神经纤维传入大脑。针灸、针刺和电针产生传入信号并通过粗和细的有髓神经纤维传导。这两种类型的神经纤维通过共同的脊髓上行传导通路将信号传递到大脑皮层感知疼痛的区域。1965 年，Melzack 和 Wall 提出闸门控制理论，推测粗的神经纤维能够调节和减少细的有髓神经纤维信号的传入。闸门控制理论可以解释肌梭内针刺激活的感觉传入能够抑制脊髓背角内细的有髓神经纤维疼痛信号的传入。

据报道，针刺镇痛持续时间超过诱导期的持续时间，在此期间进行针刺，针刺结束后镇痛效果持续存在。1959 年，首次有学者提出这个效果是体液因素作用的结果。交叉循环动物试验很好地证明了这一点。利用皮层诱发电位检测疼痛传入。试验在 Sinica 医学院完成，研究人员通过颈动脉连接两只猫的血液循环。在其中一只猫的特定穴位施以针刺电刺激，发现在该猫和受体猫中，内脏大神经刺激引出的皮层诱发电位被抑制，抑制程度与疼痛调节持续时间相关。

进一步研究发现，针刺镇痛的体液因素包括内源性阿片样物质和几种神经递质（如 5 - 羟色胺、多巴胺和乙酰胆碱）。在各种体液因子中，内啡肽和脑啡肽是介导针灸镇痛最重要的因子。纳洛酮和内啡肽抗体可以抑制针灸的镇痛作用，这进一步证实了体液因素参与电针产生的镇痛作用。

fMRI 研究发现了针刺镇痛机制中的中枢神经系统激活。哈佛医学院的 Hui 等证实了这一点，通过针刺特定穴位，如合谷，发现某些区域如伏隔核、杏仁核的 fMRI 信号减少，前扣带皮质嘴部、杏仁核和海马复合体不激活。这与躯体感觉皮层的信号增加形成鲜明对比。这表明针刺可以调节边缘系统和皮层下灰质结构[11]。中枢神经系统在针灸镇痛中的作用发生于各个水平。疼痛刺激和针刺的传入信号通过脊髓中的感觉神经传递。初始的疼痛调节可能发生在脊髓背角，疼痛传入信号主要通过脊髓丘脑束传入到丘脑，然后投射到大脑皮层的疼痛感知区域。虽然信号的整合几乎发生在中枢神经系统的各个水平，但是主要的整合发生在丘脑水平。已经有研究提出针刺更容易抑制非特异性感觉信号，而抑制特定的感觉信号需要选择特定的穴位并在相应穴位进行更大的刺激才能达到疼痛调节的目的。

弥漫性伤害抑制控制（DNIC）是疼痛调节和手术麻醉的另一种可能的机制。由 Le Bars 提出的 DNIC 通过对看似不相关的躯体部位或穴位施加伤害性刺激来产生对全身的伤害性感受的抑制。DNIC 理论认为，神经解剖学模型缺乏躯体定位组构，强烈刺激身体任何部位都可能产生镇痛作用。该机制似乎涉及脊髓背角中大范围的神经元以及脊髓内复杂的神经环路而不直接涉及脊髓丘脑束纤维。神经递质如内啡肽、肾上腺素和 5 - 羟色胺在脑干水平参与镇痛[12,13]。

上述机制是对电针的复杂生理反应的基本概述。对电针的临床反应总体上似乎是在中枢和周围神经系统的各个水平的神经元和神经递质反应的汇总。上述信息仅是对人和动物急性疼痛模型研究的简要概述，如果要应用于慢性疼痛模型和特定的疼痛综合征，尚需要进一步研究和试验来验证。

针刺应用的临床证据

一项旨在评估针灸结合康复治疗对卒中后肩–手综合征的治疗效果的大型研究发现，针刺结合康复治疗可显著改善上肢运动功能、疼痛和关节活动[14]。将卒中后肩–手综合征患者随机分为三组：针刺加康复组、针刺组和康复组。针刺加康复组给予针刺联合运动疗法治疗（康复训练）；针刺组仅用针刺治疗；康复组采用运动疗法治疗。上肢运动功能、疼痛和肩关节活动范围用于评估治疗效果。研究发现，针刺加康复组的功能状态明显优于针刺组和康复组。

另一项病例对照研究发现针灸治疗使 CRPS 受累肢体的血流量增加[15]。该研究纳入了单侧 CRPS 患者并将其与健康人进行性别和年龄匹配。该研究调查了针灸是否对血流量有影响，以及这种影响与临床评估的关系。在针灸治疗之前、期间和之后通过超声检查测量血流量。在针灸治疗期间，与患者未治疗的肢体相比，受累肢体的血流量显著增加。与对照组的治疗肢体相比，血流量也升高。除一例患者外，所有患者的症状都有所缓解。功能的主观改善与血流量的增加呈正相关，但是疼痛的改善没有发现类似相关性。因此，本研究得出结论，针刺介导血流量的显著增加与 CRPS 患者的功能改善相关。

Ernst 等进行了一项随机双盲对照试验，评估传统针灸治疗 CRPS 的疗效[16]。研究纳入的是病程为 1~4 个月的经临床或核素显像诊断为上肢或下肢 CRPS 的患者。患者随机分为两组：传统针灸治疗组和假针灸组。主要评估结果是疼痛变化（通过视觉模拟量表测量）。两组基础疼痛水平相似，而最终结果发现与假针灸组相比，传统针灸组患者的疼痛评分减少更明显。可惜的是，这个结果并无统计学差异。

针灸一直被认为是有效控制 CRPS 疼痛的治疗方法。简言之，两例 CRPS 患者接受强烈的低频率电针治疗后表现出可喜的临床结果[17]。Chan 和 Chow 报道了 20 例 RSD 患者通过电针治疗，其中 14 例成功治愈[18]。Leo 也报道了一例 CRPS 患儿用电针治疗成功的案例[19]。

手法淋巴引流

已有学者将手法淋巴引流（MLD）作为 CRPS 的一种治疗方法而进行了相关研究。MLD 是一种温和的按摩，旨在促进淋巴的自然引流。手法淋巴引流使用一定的压力和有节奏的圆周运动来刺激淋巴液流动。关于 MLD 治疗 CRPS 的前瞻性随机干预的研究很少，但是仍提示 MLD 可能是 CRPS 治疗方法之一。MLD 和物理治疗应尽早用于 CRPS 患者以避免主要的功能障碍[20]。与单独的运动疗法相比，运动疗法联合手法淋巴引流治疗 6 周以上，其临床参数（疼痛、肿胀、温度和运动范围）没有显著改善（译者注：结合上下文，意思为两组的临床参数没有显著差异）。两组患者都观察到了临床参数的显著改善,但研究同时指出,当与运动疗法治疗联合使用时,手法淋巴引流没有提供额外的益处[20]。

另一项随机研究比较了 MLD 治疗对 CRPS 肢体水肿的治疗效果。对照组接受三种治疗方式(非甾体抗炎药、物理治疗和系统化的运动计划),而干预组接受相同的治疗,同时再加 MLD。干预组患者的水肿仅在短期内得到显著改善,但是这种改善在治疗后随访期间并不明显[21]。

镜像治疗

镜像治疗已在第 7 章(物理治疗和功能康复)中进行了详细讨论。但在这里也简要地提及,因为一些人认为这是补充和替代疗法的一种。

在镜像治疗中,患者活动未受累的肢体,同时注视其叠加在受累肢体上的镜像反射。这产生受累肢体运动的视觉错觉(并且因此产生对运动皮层的正反馈)。受累肢体运动的视觉错觉会对运动皮层产生正反馈,进而反过来打断慢性疼痛的循环[22]。

虽然镜像治疗最初应用于其他患者如幻肢痛患者,现已有 CRPS 治疗中的应用证据。在 2009 年的研究中,脑卒中伴上肢 CRPS 患者被随机分配至常规的卒中康复治疗组和常规的卒中康复治疗加镜像治疗组。镜像治疗组中主要结果(静息和运动时的 VAS 疼痛评分以及刷子诱导的触觉异常性疼痛)和次要结果(运动功能)显著改善。在对照组中所有结果都没有观察到统计学上的显著改善。结果表明,镜像治疗可以有效减轻疼痛,增强卒中伴上肢 CRPS I 型患者的上肢运动功能[23]。

分级运动想象

与镜像治疗一样,分级运动想象(GMI)已在第 7 章(物理治疗和功能康复)中详细讨论。但在这里也简要地提及,因为它也被一些人认为是补充和替代疗法的一种。GMI 遵循镜像治疗的主要原理。它以一种最初并不涉及受累肢体运动的方式激活包括运动前区在内的大脑皮层网络。因此,GMI 治疗涉及运动想象,它激活类似的皮层网络以执行运动,但不涉及身体运动。有学者以随机化的方式评价 GMI 在慢性 CRPS I 型患者中的疗效,其研究结果支持 GMI 可用于治疗 CRPS I 型患者[24]。

电磁场治疗

电磁场治疗(EFT)同样也是 CRPS 治疗的方法之一。EFT 使用定向磁场穿过受累组织。磁场由电能产生,可以使用多种商业化的设备实施。一项随机双盲安慰剂对照研究评估了 EFT 对 CRPS I 型患者的疗效，但是与对照组相比，EFT 组患者的评价指标并没有达到显著的统计学改善[25]。所有患者均接受了为期 6 周的降钙素治疗和运动训练，干预组与对照组的区别在于干预组同时接受 EFT，而对照组则接受安慰剂治疗。接受 EFT 的患者相比降钙素治疗和运动训练没有统计学意义上的明显额外获益。

总　结

物理治疗和心理治疗，以及药物治疗、介入性疼痛治疗和手术治疗，一直是治疗 CRPS 的主要手段。CAM 策略，包括针灸和其他治疗，正作为 CRPS 治疗的选择被认可。有效的 CRPS 治疗应采取多种手段综合治疗。物理治疗和康复技术可以有效恢复 CRPS 患者的关节活动范围。针灸可以有效减轻严重的异常性疼痛和恢复功能状态。淋巴引流可能有助于减轻急性期受累肢体的水肿。

尽管有证据表明可使用 CAM 治疗，每种类型的治疗还需要进一步的研究，以证明其作为单一和组合治疗的有效性。还应当注意，本文所描述的针灸和其他治疗的疗效也有部分与操作者相关。

CAM 与药物管理、微创治疗和外科手术联合使用时可能疗效更佳。功能 MRI 和其他新兴成像技术（见第 9 章：治疗技术的未来研究与进展）将有助于指导 CAM 疗法的应用，并用于评估 CAM 对 CRPS 患者的疗效。

参考文献

[1] Bruehl S, Harden RN, Galer BS, Saltz S, Bertram M, Backonja M, et al. External validation of IASP diagnostic criteria for Complex Regional Pain Syndrome and proposed research diagnostic criteria. International Association for the Study of Pain. *Pain*. 1999;81(1-2):147-154.

[2] Stanton-Hicks MD, Burton AW, Bruehl SP, Carr DB, Harden RN, Hassenbusch SJ, et al. An updated interdisciplinary clinical pathway for CRPS: report of an expert panel. *Pain practice: the official journal of World Institute of Pain*. 2002;2(1):1-16.

[3] Stanton-Hicks M, Baron R, Boas R, Gordh T, Harden N, Hendler N, et al. Complex Regional Pain Syndromes: guidelines for therapy. *The Clinical journal of pain*. 1998;14(2):155-166.

[4] Yang LM. [Medico-psychology in Huang di nei jing (Yellow Emperor's Inner Canon)]. *Zhonghua yi shi za zhi*. 2004;34(1):21-26.

[5] Liao SJ. Acupuncture for low back pain in huang di nei jing su wen. (Yellow Emperor's Classic of Internal Medicine Book of Common Questions). *Acupuncture & electro-therapeutics research*. 1992;17(4):249-258.

［6］ Reston J. Now about my operation in Peking. *New York Times*. 1971 July 26, 1971.

［7］ Bonica JJ. Acupuncture anesthesia in the People's Republic of China Implications for American medicine. *JAMA*. 1974; 229(10):1317 – 1325.

［8］ NIH Consensus Conference. Acupuncture. *JAMA*. 1998; 280(17):1518 – 1524.

［9］ Berman BM, Singh BB, Lao L, Langenberg P, Li H, Hadhazy V, et al. A randomized trial of acupuncture as an adjunctive therapy in osteoarthritis of the knee. *Rheumatology* (Oxford). 1999; 38(4):346 – 354.

［10］ Niemtzow RC. Battlefield Acupuncture. *Medical acupuncture*. 2007; 19(4):225 – 228.

［11］ Hui KK, Liu J, Makris N, Gollub RL, Chen AJ, Moore CI, et al. Acupuncture modulates the limbic system and subcortical gray structures of the human brain: evidence from fMRI studies in normal subjects. *Human brain mapping*. 2000; 9(1):13 – 25.

［12］ Pud D, Granovsky Y, Yarnitsky D. The methodology of experimentally induced diffuse noxious inhibitory control(DNIC)-like effect in humans. *Pain*. 2009; 144(1 – 2):16 – 19.

［13］ Le Bars D, Villanueva L, Bouhassira D, Willer JC. Diffuse noxious inhibitory controls (DNIC) in animals and in man. *Patologicheskaia fiziologiia i eksperimental'naia terapiia*. 1992(4):55 – 65.

［14］ Shang YJ, Ma CC, Cai YY, Wang DS, Kong LL. [Clinical study on acupuncture combined with rehabilitation therapy for treatment of poststroke shoulder-hand syndrome]. *Zhongguo zhen jiu = Chinese acupuncture & moxibustion*. 2008; 28(5):331 – 333.

［15］ Bar A, Li Y, Eichlisberger R, Angst F, Aeschlimann A. Acupuncture improves peripheral perfusion in patients with reflex sympathetic dystrophy. *Journal of clinica rheumatology: practical reports on rheumatic & musculoskeletal diseases*. 2002; 8(1):6 – 12.

［16］ Ernst E, Resch K, Fialka V, Ritter-Dittrich D, Alcamioglu Y, Chen O, et al. Traditional acupuncture for reflex sympathetic dystrophy: a randomised, sham-controlled, double-blind trial. *Acupunct Med*. 1995; 13(2):78 – 80.

［17］ Melzack R. Prolonged relief of pain by brief, intense transcutaneous somatic stimulation. *Pain*. 1975; 1(4):357 – 373.

［18］ Chan CS, Chow SP. Electroacupuncture in the treatment of post-traumatic sympathetic dystrophy (Sudeck's atrophy). *British journal of anaesthesia*. 1981; 53(8):89 – 902.

［19］ Leo KC. Use of electrical stimulation at acupuncture points for the treatment of reflex sympathetic dystrophy in a child. *A case report. Physical therapy*. 1983; 63(6):957 – 959.

［20］ Uher EM, Vacariu G, Schneider B, Fialka V. [Comparison of manual lymph drainage with physical therapy in complex regional pain syndrome, type I. A comparative randomized controlled therapy study]. *Wiener klinische Wochenschrift*. 2000; 112(3):133 – 137.

［21］ Duman I, Ozdemir A, Tan AK, Dincer K. The efficacy of manual lymphatic drainage therapy in the management of limb edema secondary to reflex sympathetic dystrophy. *Rheumatology international*. 2009; 29(7):759 – 763.

［22］ McCabe CS, Haigh RC, Ring EF, Halligan PW, Wall PD, Blake DR. A controlled pilot study of the utility of mirror visual feedback in the treatment of complex regional pain syndrome (type 1). *Rheumatology* (Oxford). 2003; 42(1):97 – 101.

［23］ Cacchio A, De Blasis E, Necozione S, di Orio F, Santilli V. Mirror therapy for chronic complex regional pain syndrome type 1 and stroke. *The New England journal of medicine*. 2009;361(6):634 – 636.

[24] Moseley GL. Graded motor imagery is effective for long-standing complex regional pain syndrome: a ran-domised controlled trial. *Pain*. 2004;108(1 – 2):192 – 198.

[25] Durmus A, Cakmak A, Disci R, Muslumanoglu L. The efficiency of electromagnetic field treatment in Complex Regional Pain Syndrome Type Ⅰ. *Disability and rehabilitation*. 2004;26(9):537 – 545.

第 9 章

治疗技术的未来研究与进展

Ognjen Visnjevac

引 言

在未来的数十年中,CRPS 各方面的研究将会涌现无限可能。这一章的目的是让读者知晓,虽然目前在 CRPS 和 CRPS 的相关领域涌现出各种各样新的研究,但目前的证据仍存在不足。同时,为了鼓励 CRPS 治疗相关的原创性研究,本章向读者介绍了一些新技术、新药物以及一些来自其他领域不直接与 CRPS 或疼痛治疗相关的新兴细胞学和分子学证据。最后,本章也旨在对目前证据和未来研究的潜在方向所存在的分歧进行讨论,以鼓励来自不同学科的临床医生共同合作。然而,读者都需要认识的一点是,本章所指的"目前"为 2015 年初,所以本章的内容需放在这个背景下来考虑。

手术植入脊上刺激器

概述

神经调节包含一系列干预手段,如脊上神经刺激。从其核心来看,所有的神经刺激装置的研发,都是运用了门控理论的基本原则(该理论最早在 1965 年提出),但是之后也出现了几种其他的生理机制,这些都将在后文中说明[1]。从本质上来看,任何神经元结构都能成为神经刺激设备的治疗靶点,不论是周围神经,还是背根神经节、脊髓、颅神经、双侧皮层和深部脑组织。

神经刺激设备不仅局限于镇痛治疗,事实上可以说更广泛地应用于其他医疗及外科领域。自从 20 世纪 70 年代起,就将脊髓刺激用于治疗神经源性膀胱,将深部脑刺激(DBS)用于治疗帕金森病[2,3]。经皮神经电刺激应用于各种疼痛相关治疗已经有 40 年历史,且已被广泛认可。在 20 世纪的后 50 年里,周围刺激和脊髓刺激都已成为研究主题,虽然研究资助差异很大,但是随着媒体关注增加和大量证据的涌现,最近所获接受度更广[4]。

DBS 首先出现于 60 年前,最早成功用于精神病患者的止痛治疗,自此以后,不断扩大适应证，直到 1986 年 FDA 撤销了对 DBS 治疗的批准[5]。在 1996 年，FDA 同意再次将该治疗用于改善运动障碍，不久之后开展了 DBS 脱标植入用于治疗各种难治性疼痛综合征。不幸的是，在慢性疼痛适应证上，直到现在，DBS 仍处于脱标实验探索阶段。另一个脊上神经刺激方法，也就是运动皮层刺激，也已经通过了 FDA 的认证，但这两种也是目前仅有的两种可用于疼痛治疗的可植式脊上调节技术。

　　虽然有证据支持其用于慢性疼痛综合征的治疗，但是深部脑刺激和运动皮层刺激干预用于 CRPS 治疗还比较保守，并代表了镇痛治疗和功能改善的未来潜在治疗靶点。

深部脑刺激（DBS）

神经解剖靶区

　　DBS 常见治疗靶区是刺激感觉辨别区[6-15]。因此，导水管周围灰质、脑室周围灰质、丘脑腹后外侧核及腹后内侧核这些区域是 DBS 用于镇痛治疗的经典靶区。导水管周围灰质及脑室周围灰质通过下行通路来抑制伤害感受，同样也会促进额叶和丘脑的上行镇痛活性[9,16,17]。这表明在导水管周围或脑室周围灰质内植入神经刺激设备能导致可逆性纳洛酮脑内啡肽的合成和释放[7,9,16,18-20]。虽然丘脑腹后外侧核及腹后内侧核也是 DBS 缓解疼痛的经典治疗靶区，但是最近丘脑腹侧尾部核团也同样被认为是有效的治疗靶区[21]。

外科手术技术

　　DBS 电极放置及植入是通过在额叶旁矢状面钻孔定向完成的。立体定位框架放置完成后，利用薄层 MRI 图像识别治疗靶区和设计操作过程。使用静脉镇静，额外需要时辅以局麻。顾名思义，DBS 的治疗靶点位置很深，在完成这项创伤较大的操作时，必须制定详细的计划来避开血管，避免损伤其他神经结构[6]。我们必须认识到，立体定位只是初步措施，必须在术中通过生理微电极和（或）大电极的记录和刺激来更精确地定位[13,22]。同时，也需要注意，虽然一些机构在手术当日能够进行立体 MRI 成像，而对于一些没有这样条件的机构，则需要在术前完成 MRI，然后在手术当天使用立体框架的 CT 成像用来合成图像。

　　一旦术中确定了生理定位，永久性电极将被植入，并且导联外置进行试验刺激。术后通常完善 CT 或 MRI 来确认是否存在颅内出血，同时也确认电极的位置。刺激试验在患者术后恢复后继续进行，一般持续 5～9 天。之后，试验成功的患者将回手术室将导联连接永久脉冲发生器，而试验失败患者将移除导联[5]。

疗效

　　DBS 疗效与疼痛适应证和刺激器导联放置的神经解剖靶点相关，所以各不相同。靶点包括丘脑感觉核（腹后外侧核、腹后内侧核以及腹后尾部）及导水管周围和脑室周围灰质，在治疗慢性丛集性头痛时则包括下丘脑后部。不同报道中的适应证各不相同，广义的描述包括伤害性疼痛和神经病理性疼痛，狭窄定义的疼痛综合征还包括幻肢痛、丘脑疼痛综合征以及卒中后疼痛。到目前为止，DBS 尚未用于治疗 CRPS 的疼痛或 CRPS 的其他症状。因此,这里所列的证据旨在作为一个数据集用于设计 CRPS 相关的 DBS 治疗试验。

　　一篇关于 DBS 的综述发现 50% (561/1114) 的 DBS 患者经历过长期的无痛期,但是根据受试者群体及刺激的神经解剖点的不同,结果也相差甚远(19% ~79%)[5]。例如直接刺激丘脑,尤其是丘脑腹后外侧核,却不常有止痛效果。据报道,56% (228/409) 的神经病理性疼痛患者接受丘脑腹后外侧核刺激有长期的疗效,而 51 例慢性伤害性疼痛的患者中接受 DBS 治疗后却没有人经历过持续的疼痛缓解。相对的,当刺激脑室周围灰质后,只有 23% (35/155) 的神经病理性疼痛患者出现疼痛持续缓解,而伤害性疼痛患者却有 59% (172/291) 出现长期的疗效。我们需要认识到一些疼痛综合征(如腰椎手术失败综合征),其病理生理机制并不单纯,同时包含了伤害性疼痛(如腰痛)和神经病理性(根性)疼痛。因此,对这些患者,为了得到最佳的疗效,需要将深部脑刺激植入丘脑感觉核团和导水管周围灰质(或脑室周围灰质),但是在这项干预技术基于证据的推荐之前,必须先进行更多的研究。

　　一项研究报道,DBS 植入用于治疗幻肢痛时,疼痛缓解率达到 55% ~70% ,而在另一项随访 1 年的研究中平均疼痛缓解率却仅为 39%[23,24]。有趣的是,一项研究所纳入的受试者是虽然接受过脊髓刺激治疗但仍存在持续性疼痛的幻肢痛患者,并让这些患者接受DBS、MCS,或同时接受 DBS 和 MCS。在接受 DBS 治疗的患者中,60% 的患者得到了长期的疼痛缓解[25]。

　　另一项针对脑卒中后疼痛的 Meta 分析指出,DBS 的治疗有效性低于其他综合征,50% 的患者治疗成功,但只有 29% 的患者得到了持续缓解[23]。一项后续的研究报道,脑卒中后疼痛的患者接受 DBS 治疗的成功率只有 33%[26]。目前最大的前瞻性研究,一项为期 12 年 DBS 治疗神经病理性疼痛的前瞻性研究指出,脑卒中后疼痛患者在 1 年随访时疼痛缓解率平均为 44%[24]。

　　在治疗中枢性疼痛综合征如丘脑痛综合征时,DBS 基本无效,很少有患者能获得治疗成功,并且几乎没有长期治疗成功的例子[42,28]。部分原因或许是与丘脑痛综合征相关的脑梗死后脑软化,导致导联置于受损的丘脑靶区上而尝试无效[6]。同样,DBS 治疗脊髓损伤后疼痛效果一般,22 例患者中只有 6 例达到持续缓解[24,28]。总而言之,DBS 对于中枢性疼痛综合征不是一种有效的手段[5,6]。

　　慢性丛集性头痛是 DBS 治疗有效的最恒定的适应证。60.5% 的患者在治疗后 12 ~23 个月的随访时能达到完全缓解或“几乎无痛”;在 5 年随访时,无痛天数从 2% 增加至71%[29-31]。这些数据中囊括了一项随机双盲假 DBS 对照研究,在所有文中提到的疼痛综合征中,它代表了 DBS 治疗慢性丛集性头痛的最高级别证据[30]。关于这个子研究,有几个有趣的发现需要强调。其一,在这个随机对照研究中,当患者在 1 个月随访评估时,DBS 治疗组和假刺激组没有差异;而在 1 年的随访时,DBS 治疗组有了显著的改善,与假刺激组有了明显的差异。其二,该研究的刺激靶区为下丘脑后部,这与其他研究都不同。这两个发现为未来研究提供了新思路,不仅包括治疗靶区和最佳的评估随访时间,而且也可以从神经生理和病理生理方面进行研究,从而为 DBS 治疗制定更广和更多样化的适应证(包括 CRPS)。

并发症

　　颅内出血是 DBS 植入最严重的并发症,据报道,在植入电极和去除电极时都可能会发生颅内出血。在 4 例因疼痛行 DBS 植入治疗而死亡的患者中,3 例死于颅内出血。有报道称,颅内出血发生率在 1.9% ~ 4.1%,使用临时同轴 DBS 电极能够降低其发生率。在 649 例接受评估的患者中,14 例患者存在永久的神经损伤,主要也是由于颅内出血[5]。大部分颅内出血发生于电极进入皮层的位置并且无症状,而在个别有症状的病例中则需要引流或移除装置[6]。感染性并发症往往与硬件相关,很少发生在颅内,据报道发生率为 2.4%[32]。

　　头痛是最常见的轻微并发症(51.5%),在导水管周围及脑室周围灰质刺激的不良反应大多是短暂性的视觉现象,包括复视(14.2%)、恶心(10.6%)、垂直凝视麻痹(9.9%)、视力模糊(9.2%)、水平眼震(4.3%)和持续性振动幻觉(3.5%)[5]。

未来研究

　　在本章中描述了许多 DBS 治疗疼痛的适应证,包括疗效和并发症,但是目前尚无 DBS 治疗 CRPS 的研究或报道。未来 DBS 治疗 CRPS 的研究内容广泛但不局限,包括神经解剖治疗靶点、研究类型、安全性、有效性和伦理因素等。

　　DBS 的神经解剖治疗靶点及其对于不同类型疼痛的疗效已经明确,如伤害性疼痛刺激导水管周围和脑室周围灰质,神经病理性疼痛刺激丘脑腹后外侧核和腹后内侧核。这两种疼痛类型均是 CRPS 的主要组成,提示未来有可能进行 DBS 相关的研究。慢性丛集性头痛治疗时选择的是特定的神经解剖靶区(下丘脑后部),并且在所有慢性丛集性头痛的研究中其持续止痛效果是一致的,这靶区可能也是治疗 CRPS 的潜在靶区。与腰椎手术失败综合征相似,当进行多靶区试验和植入时,针对 CRPS 的 DBS 研究可能会有更加喜人的结果[5]。

　　关于研究类型,需要考虑数个方面。尽管最简单的方法是发表回顾性病例报道或队列研究,但是进行前瞻性观察研究也不会太过繁复。因为目前 FDA 仍然将 DBS 作为脱标研究探索阶段,所以无论 DBS 是用于研究或非研究目的,都需要告知并征得患者同意,包括 DBS 治疗 CRPS 的实验性或探索性研究的本质,也要详细讨论风险、获益和随访安排。在已经讨论了试验本质之后,就能将以实验为目的的数据记录以及术后长期随访数据在采集时可能遇到的阻碍降到最低。这样的前瞻性观察性研究中得出的数据比回顾性病例报道和队列研究有更高的价值。

　　为了得出安全性和有效性的结果,应该通过设计和完成一项随机对照研究来获得具有高级别证据的数据。但是值得注意的是,假刺激组在伦理上存在争议,一是因该治疗本质为侵袭性,其二是患者群体的脆弱性。交叉对照设计的研究(刺激器有"开"和"关"两种状态)更可能被实现。仔细记录接受导水管周围和脑室周围灰质刺激的非 CRPS 患者群体所出现的一过性不良反应可能会使安全评估更加复杂,会混淆盲法(保持随机对照研究的有效性所必须),并且也可能增加患者选择不参加研究的治疗部分或失访的风险。

因此,就像其他疼痛状态一样,在选择干预手段时,患者的选择十分重要。因为 DBS 可能存在较严重的并发症和一过性的不适症状,所以纳入那些对物理治疗、心理治疗、药物治疗和其他干预技术无效的难治性 CRPS 患者是较为明智的选择。如一项已结束的将 DBS 用于治疗幻肢痛的研究中,所纳入的受试者均是接受脊髓刺激治疗而失败的患者,因此为了获得更好的风险 – 获益效益,招募 CRPS 患者时可以采用相似的纳入策略,这样使所有的患者都是接受其他潜在治疗失败后才接受 DBS 试验的。这类难治性的 CRPS 患者群体能够提供 DBS 治疗 CRPS 安全性和有效性的首证。

运动皮层刺激(MCS)

神经解剖靶区

相比 DBS,运动皮层刺激(MCS)的首要功能是增加脑干和丘脑的血供,上调导水管周围灰质中内源性阿片类物质的产生[33 – 35]。也有证据表明,MCS 能通过激活下行抑制通路来抑制脊髓背角,但是能达到何种镇痛程度尚有争议[6,36]。MCS 也能够通过诱导前扣带回和岛叶的高代谢状态来影响疼痛情绪[34,37 – 40]。

虽然与感觉皮层相比似乎脱标,但与感觉皮层相比,运动皮层是更有效的治疗靶区[41 – 46]。考虑到身体的各部位在运动皮层上的分布以经典侏儒形态表示,必须认识到,定位不同的治疗靶区的难度不一。尽管 MCS 的外科技术在第 6 章(介入技术与神经调节)有具体讨论,但注意到下述情况也是很重要的,如在治疗下肢疼痛时,医生会遇到定位大脑半球间沟时的手术和逻辑困难,但是治疗上肢及面部的疼痛时刺激皮质凸面就不会面临上述困难。为了克服解剖障碍来确定最佳的导联位置,一些外科医生通过增加中线硬膜导联的刺激强度来间接让电流更深入地到达下肢运动皮层,而其他的则选择硬膜下途径来直接刺激半球间沟[5,47]。

未来研究

我们已经描述了 MCS 治疗 CRPS 的初步研究结果。事实上,尽管第一例 MCS 治疗疼痛综合征的研究发表于 20 多年前,但是植入性 MCS 治疗疼痛的适应证仍缺乏高级别的证据支持[5,48,49]。未来 MCS 治疗 CRPS 的研究可以分为几个部分,包括神经解剖和生理、设备和有效性。

与 DBS 相比,MCS 的神经解剖靶区不同,最主要表现在:运动皮层是唯一的治疗靶区。因此,神经解剖定位问题不是主要问题,主要问题在于如何最有效地刺激最理想的运动皮层。造成这一困难的部分原因是解剖定位困难(如,定位下肢 CRPS 时,所对应的神经解剖靶区为大脑间裂沟),而另一部分原因是电极的设计,其他的还包括刺激器或脉冲发生器的编程和优化。MCS 最初是用刺激脊髓的铲形电极来完成的，其解剖设计并不理想，植入运动皮层时也不存在区分作用。近期，一个八极导联用于实验，但是导联的设计和优化仍然是一个非常大的研究和发展领域[50]。同样，神经解剖定位以及电极研发代表了一个广阔的探究领域，包括：跨越神经生理学或疾病特异病理生理学的问题、治疗有效性和并发症。然而，神经解剖研究不仅局限于经验主义，也可以利用正电子发射断层成像（PET）技术，最近的一项 CRPS 病例对照研究和针对其他人群的数项研究正是利用了上述技术[34,37]。事实上，PET 综合性研究可以提供临床观察以外的客观性预后相关数据，可能改善 CRPS 治疗有效性的结果。

与 DBS 类似，在推荐将 MCS 用于治疗 CRPS 之前，必须有更高级别的证据支持。尽管在已经发表的将 MCS 用于治疗 CRPS 的 4 篇报道中，有两篇是随机双盲交叉对照研究，并且也证明了 MCS 对 CRPS 治疗有效，但是样本量太小，总共才 7 例。未来的研究不仅需要扩大样本量，也需要关注不同的研究热点，如优化预后、为成功逆转病情的患者界定预测值或设备参数，以及更深入地探明 MCS 治疗 CRPS 所涉及的病理生理和（或）手术机制。

在设计大规模试验时，MCS 较 DBS 有一个显著的优势，即无 DBS 治疗后常见的感觉异常或其他相关症状。刺激器激活时患者所感受到的唯一效果就是疼痛缓解或消失并伴有功能的改善，在治疗 CRPS 患者时，同时还会有交感神经症状的改善。因此，接受假刺激治疗的 CRPS 患者与接受 MCS 治疗的患者并不知道他们所接受的治疗方案。虽然交叉对照设计的研究仍是体现疗效的理想选择，但在将 MCS 作为推荐应用于 CRPS 患者的治疗前还需要进行大型、多中心长期研究和安全性研究。

最后，即使在未来的大型研究中证实了其有效性，MCS 仍是一种高度有创性的干预方法，因此不应该作为一线治疗。在近期文献中描述的患者是经过药物、物理治疗、心理治疗无效，甚至是接受过脊髓刺激治疗或其他干预技术均无效的 CRPS 患者（难治性 CRPS 患者），这些患者可以考虑进行 MCS 治疗。

总结

- 脊上刺激是 CRPS 治疗的一种选择，特别适合对所有其他治疗手段都耐受的难治性 CRPS 患者，但是 DBS 和 MCS 对于该适应证的应用都是处于研究阶段或脱标研究阶段。

- DBS 对治疗神经病理性疼痛和伤害性疼痛有效，而 CRPS 同时包括这两种类型的疼痛，但是 DBS 尚未应用于 CRPS 患者中。

- MCS 对 CRPS 治疗有效，但是在其成为推荐治疗之前，必须先进行设备的优化和更大规模的临床研究。

- 在慢性疼痛状态的优化治疗中，无论 CRPS 还是其他疾病，患者的选择和技术因素都是决定深部脑或运动皮层神经调节设备植入与否的主要因素。

经颅磁刺激

概述

本章已经提及,DBS 和 MCS 能够有效地治疗各种难治性慢性疼痛综合征,但是由于是有创性治疗所以需要仔细的围术期护理,并存在发生严重并发症的风险,乃至死亡[5,6]。经颅磁刺激(TMS)能够实现一种类似 DBS 和 MCS 的神经调节,而无须手术。TMS 是一种无创磁场驱动的神经调节技术,通过在治疗脑区诱导电流产生(去极化或超极化),从而调节相应神经网络的活性[51-53]。这项技术可同时用于预测预后(预测手术植入 MCS 是否成功)和治疗。TMS 的治疗方法各有不同,包括神经解剖靶区选择、所应用的电磁线圈的种类、刺激频率和刺激强度、脉冲数、电流的导向、治疗次数,以及患者自身病理生理情况。可以预计的是,治疗处方的异质性会导致治疗的个体结果相差很大。

TMS 工作原理是多方面的,不仅与刺激靶区有关,也与治疗的技术参数和患者病理生理情况相关。重要的是要认识到,关于 TMS 作用机制的知识体系仅来自动物实验,或来自针对同一神经解剖靶区的其他治疗技术相关的人体研究。靶向刺激初级运动皮层可以通过兴奋皮质丘脑通路的抑制性伽马氨基丁酸(GABA)神经元,来抑制过度活跃的丘脑核团,从而减轻伤害性感受。在健康患者中,TMS 刺激单侧初级运动皮层可以纳洛酮可逆的方式诱导双侧痛阈增加,表明阿片介导信号参与该疼痛通路[54,55]。尽管有文献报道刺激前额叶背外侧皮层能够镇痛,但也有其他文献发现刺激该部位对疼痛感知的情绪影响更为显著而直接镇痛的效果却一般[54,56,57]。刺激任何一侧的额叶背外侧皮层区都可引发远隔脑区的活动来调节整合和处理疼痛信息的通路,包括丘脑内外侧、前扣带回皮层、脑干和岛叶[55-61]。有趣的是,有证据表明 NMDA 的兴奋在脊髓疼痛输入的抗伤害性感受调节中起到作用,研究结果发现氯胺酮会减弱 TMS 刺激运动皮层和前额叶背外侧皮层时产生的镇痛效果[62]。

然而,TMS 不单用于疼痛治疗,最早在 1985 年报道将此技术用于获取运动诱发电位[53]。在 20 世纪 90 年代初,技术更新后能够提供重复的刺激或脉冲,即研制出了重复刺激经颅磁刺激(rTMS)。在观察到 rTMS 能够诱导神经调节并能延续疗效后,早期临床应用关注于刺激前额叶背外侧皮层治疗抑郁症[51,63-65]。在首次报道手术植入 MCS 治疗疼痛 10 年后,rTMS 作为一种非侵袭性治疗手段,以及一种可能的预测方法,用于 MCS 手术植入之前的患者选择[49,66,67]。

自 TMS 问世,其就用于神经生理检查并作为抑郁症治疗的一种手段,目前也在积极探索 TMS 是否有潜力成为治疗急慢性疼痛的手段[52,53,68-71]。既往已经证实了 TMS 可有效治疗各种抑郁症,刺激靶点通常在前额叶背外侧皮层[71-75]。近期,正在研究将 TMS 用于疼痛的治疗(包括 CRPS),但是这些研究的结果各不相同,治疗方案也相差甚远,这些都限制了试验结果的推广[68,69,76-81]。

TMS 治疗 CRPS 的证据

TMS 治疗 CRPS 的证据特别缺乏[81-87]。大多数研究关注于识别皮层兴奋性的改变[81,83-85]。至今只有两项随机研究针对 TMS,共收集了 33 例难治性 CRPS 患者[82,87]。由于缺乏 CRPS 相关的 TMS 数据,未来的研究有许多方向,包括:研究不同亚型 CRPS 患者的神经网络活性,或利用动物模型来优化 TMS 治疗参数从而达到特定的治疗目标(如,调节抗伤害性刺激、抗焦虑或抗抑郁通路)。

第一项关于 rTMS 治疗 CRPS 的随机交叉假刺激对照研究在 2004 年开始进行,在 rT-MS 治疗组 10 例患者中,有 7 例得到阳性结果,结果提示治疗开始后 30 秒即出现可见的镇痛效果,并在 15 分钟达到高峰。但是镇痛维持时间有限,约在治疗后 45 分钟后开始减弱。假 rTMS 组没有得到任何阳性结果。TMS 治疗副作用极小。rTMS 治疗组接受的治疗是通过一个 8 字形磁刺激线圈定位初级运动皮层区,1 次治疗参数如下:10 组 rTMS 治疗,脉冲 10Hz,每组刺激 1.2 秒,刺激强度为运动阈值的 110%,每组间隔 10 秒。这个研究的纳入标准和排除标准限于累及单侧手且症状持续 24～72 个月的 CRPS Ⅰ型患者[87]。

第二项 rTMS 治疗 CRPS 的随机假刺激对照研究中,rTMS 作为已经接受药物治疗患者的一种辅助治疗。这个研究同样使用了 8 字形线圈和 10Hz 的刺激频率刺激初级运动皮层中患手的代表区,但是其他治疗参数与第一个研究有所区别。患者不止接受一次治疗,而是在两周内连续接受 10 次 rTMS 治疗。每次治疗为 25 组,每组持续 10 秒钟,频率 10Hz,每组间隔 60 秒,每次治疗总脉冲数为 2500 次(远超第一个研究中的 120 个脉冲刺激),刺激强度为 100% 的运动阈值[82]。患者的疼痛评分和生活质量在 rTMS 治疗过程中得到改善,最后一次治疗后疼痛评分较峰值减少 50.9%。但是这些阳性结果在治疗后 1 周和 3 个月的随访评估时变得不再明显。这个研究也在假刺激组的患者内设置内部对照来观察安慰剂效应,研究者让内部对照的患者来辨别假刺激和真刺激,体现了患者盲法的有效性。盲法有效性的问题也在 TMS 抑郁症的研究中出现,因为真正的治疗会带来皮肤刺激的不良反应,但是有一项 Meta 分析针对 TMS 治疗抑郁假刺激对照的研究进行分析,认为在真假 TMS 治疗组中能做到有效盲法[88]。

TMS 对其他慢性疼痛的治疗

最近一篇关于 rTMS 治疗神经病理性疼痛的 Meta 分析指出了成功治疗的数个要素,包括:强度低于 100% 运动阈值、使用 8 字形线圈并将其放置在初级运动皮层的手部或面部所对应的区域(表明在下肢 CRPS 患者中,定位运动皮层的难度)、频率为 10～20Hz、总数大于 1000 次的脉冲,以及线圈朝向为前后向而不是内外向[78]。

唯一的一项观察 rTMS 长期维持效果的随机假刺激对照研究显示,两次治疗间的持续镇痛效果可达 1 个月,但是该研究的局限性在于仅进行了 6 个月的随访,并且所纳入的受试者仅仅是纤维肌痛的患者。rTMS 组的受试者在右侧初级运动皮层接受了刺激,除了镇痛的疗效外,患者的生活质量(疲劳、早晨无力、总体活动、步行和睡眠)也得到了长期的改善[89]。在一项 10 周的随机假刺激对照研究中,rTMS 的治疗靶区为左侧初级运动皮层,该研究中并未显示出镇痛的效果,但在 PET 成像中表现右侧边缘区的活跃,这可能与生活质量改善相关(应用纤维肌痛影响问卷进行评价),也与 SF - 36 中的心理部分改善相关[90,91]。

也有 rTMS 治疗失败的例子。比如,在腰椎术后的患者中,术后的 rTMS 治疗对减轻疼痛无效,对患者自行控制给药的吗啡用量也无影响[92]。也同样发现,rTMS 无法缓解脊髓损伤后的中枢痛[76]。

未来研究

未来 rTMS 治疗 CRPS 的研究可能归属于下面三个方向中的一个或数个:

- 病理生理学和机制相关的研究。
- rTMS 的技术改良和参数优化。
- CRPS 相关的临床应用和目标特异性治疗方案的制定。

病理生理学和机制相关研究包含神经网络兴奋性和调节的研究。可设计相关研究在人和动物模型中对疼痛或功能预后进行评估。这些研究也可进一步深入,可与其他影像技术结合(如 PET 或功能性 MRI)来阐明区域性神经网络的活性。动物研究可以更深入地将细胞学、神经生理学和神经药理学的研究与 rTMS 相结合来明确各种机制,从而得到一些新的基础科学数据,并通过转化性研究将其用于 CRPS 治疗。可能的发现包括基因表达的改变、受体和基质的调节和信号的改变,以及关于药物 – rTMS 的协同或拮抗作用的数据。

更早的研究是关注 rTMS 技术改进和参数优化。研究目标可能包括所使用的磁线圈型号、刺激的频率及强度、持续或间断刺激、脉冲总数和治疗次数。

比如,尽管 rTMS 在治疗抑郁症方面显示出稳定的效果,但是在治疗疼痛方面的疗效却各不相同,可能与线圈的设计相关,此类线圈无法作用到深部的脑组织。因此,新型设计的 H 型线圈,已用于糖尿病神经病的患者来定位更深的结构[70]。为了 rTMS 更广泛的应用,已有研究着手其他的线圈设计。

rTMS 频率跨度大,从 $1\sim20\,\mathrm{Hz}$ 不等,刺激强度的优化可能与靶组织的病理生理相关。大多数研究因强调设定频率而使用间断 rTMS,但持续 TMS 也是可选的治疗方案。Theta – 爆发持续 TMS 可能比高频 rTMS 治疗更有效,但是其应用相关的研究是有限的[93,94]。一项纳入健康志愿者的随机研究,将其分为三组:Theta – 爆发 rTMS 组、高频 rTMS 组和假 rTMS 组(对照组)。研究发现 rTMS 治疗组和 Theta – 爆发 rTMS 组都有显著的镇痛效果,但是在患者预后和技术实施的便利性上,Theta – 爆发 rTMS 组较高频 rTMS 组更具优势[95]。临床预后和安全性分析需要针对优化脉冲数和治疗次数。尽管 rTMS 治疗基本安全,但是仍然需要研究来确定治疗中导致不适副反应的影响因素[71,96]。

CRPS 的特异性临床应用关注患者个体的症状,研究在设计时就需针对多个特异性的病理情况(如疼痛、抑郁、本体感觉和运动受限)。因此,高质量的研究在患者选择过程中就需要高度注意从而使得混杂因素最小化。疼痛的病理生理机制、功能障碍和精神病学症状可能指导方案的优化并且影响 rTMS 神经解剖学定位选择的有效性[97]。前额叶背外侧皮层已用于治疗疼痛和抑郁症,它或许会成为又一神经解剖学靶点的研究热点。至今,有两项探究 rTMS 治疗 CRPS 有效性的假刺激随机对照研究将刺激靶区定位于初级运动皮层(该靶区与镇痛的关系更加密切)[82,87]。针对纤维肌痛的研究表明左侧和右侧 MCS 治疗的镇痛效果不一,但是在这些研究的设计中仍存在许多方法学上的差异[89,90]。当 MCS 在术中植入时,仔细定位运动皮层上的受累区域是一种标准流程,在 TMS 治疗中为了得到最佳治疗结果,神经导航技术变得越来越重要[98]。针对 rTMS 维持期的唯一研究是在纤维肌痛患者中进行的,因此也需要进行长期的 rTMS 研究来明确其在治疗 CRPS 中的有效性,当然也需要探究维持治疗中的最佳治疗方案。

总结

- 在治疗不同病因引起的慢性疼痛上,rTMS 已经显示一定的治疗优势,但是方法学和并存的结果差异较大。
- 已经有两个针对单侧上肢病理改变的 CRPS 患者的随机假刺激对照研究,有证据显示该治疗具有镇痛效果并可能长期缓解症状,但是还需要其他的研究数据来优化长期疗效及安全性。这些数据可能不适用于其他表型的 CRPS 患者,因为 rTMS 疗效似乎具有治疗靶区依赖性。
- rTMS 可用于改善精神症状以及功能性病理情况,但是需要 CRPS 特异的研究来评估这些发现是否可用于其他患者群体。
- 随着优化线圈类型、参数及刺激种类的主动研究探索,TMS 技术发展迅速。

功能性疼痛成像

概述

许多形式或者研究所探究的是单个机制、工具或治疗,但是功能疼痛成像研究有潜力将多个研究整合在一起。它也可以用于证实其他机制中得出的数据。而且,因为影像很少会有混杂因素,所以它不可能妨碍实验设计且更容易整合到其他研究中。现在信息处理正变得更有效和更符合经济 – 成本效益,数据分享变得更加无痕,强大的图像处理算法只需要终身安装较小的硬件,这一切都使得上述可能更容易实现。虽然已存在一些证据来引导功能性疼痛成像在 CRPS 中的作用,但其他的研究也是必需的。下文主要是关于功能性疼痛成像未来可能的研究方向。

理解 CRPS 特有病理生理学的神经机制

尽管既往有病理生理学证据或动物证据,但是许多研究不能提供相应的因果关系或确立作用机制,这就把他们的研究结果限制为经验性发现。此外,中枢神经系统的病理生理学机制往往不明,或者缺乏实时活动证据。随着更新的影像技术的引入,实时评估变为可能,并且也有了一些初步的 CRPS 特异性数据。

通过 fMRI 的评估发现,CRPS 病理生理学中存在前额叶和运动皮层的改变[99,100]。fMRI 也用于识别岛叶的活性所对应的患者疼痛的中枢分布,并且验证了来自神经炎症研究的数据[101,102]。在儿童 CRPS 患者中,fMRI 用于识别一过性和持久性疼痛所诱导的大脑连接模式[103]。PET 也被应用于研究 CRPS 的中枢变化,但是在 CRPS 治疗和研究中还需要许多额外的研究来优化影像检查的应用[37,104]。

慢性疼痛患者有疼痛恶化和镇痛效果减弱的表现,fMRI 也已用于明确其中枢机制[105]。同样,这个方法也用于阐明慢性疼痛患者的神经生理学基础与情感(性欲和爱)的内在联系[106]。未来研究将建立在这些研究之上,比较这一成像技术与其他方法的有效性,更深入地阐明 CRPS 相关的病理生理学机制,以及运用此技术来客观预测患者对各种治疗的反应。

诊断

目前 CRPS 的诊断标准是基于国际疼痛研究协会所概括的定义,但是由于它未达最佳确诊标准而遭到批判,因此也未在研究中得到充分应用[107-113]。目前这些标准也不包含功能性神经成像的数据,但是有证据显示通过功能性疼痛成像可区别 CRPS 特异性模式,这可能会使这样的方法成为 CRPS 诊断标准的一部分[99,101,103,114]。疼痛功能成像所面临的一个主要的挑战是与其他疼痛状态比较时,如何辨别和区分 CRPS 特征性成像模式[115,116]。

评估治疗有效性

随着新的成像技术的引入,可在治疗前、治疗中和治疗后进行实时评估。这些类型的评估不仅有助于机制性研究(确定发生功能性改变的神经解剖结构),也有助于评估各种治疗的疗效或协同效应。如此,功能性成像会逐渐广泛应用于 CRPS 相关各类治疗方法疗效的客观重复性评估,或用于预后预测。当然,不同的成像方法可能得出不同的结果,因此需要进行效度研究。

至今,很少有研究应用功能性成像来评估 CRPS 治疗的有效性。已有队列研究对接受周围交感神经阻滞的 CRPS 患者应用 fMRI 来显示皮层正常化[117]。同样,儿童 CRPS 患者在接受 3 周高强度的物理治疗和心理治疗后,固有大脑网络也会显示正常化[118]。在比较氯胺酮治疗前后 MRI 脑成像时,静息态中枢神经系统成像已经明确了发生神经解剖改变的数个位点[119]。这样的发现有助于在未来设计对治疗进行实时评估的前瞻性研究。

影像治疗

正电子发射断层扫描已被用于引导其他治疗，如 MCS 和 DBS[37]。实时 fMRI 已用于辅助生物反馈治疗，并在患者控制自身疼痛、自我知觉和精神症状中起到重要作用[120-122]。在 CRPS 患者中可用骨显像来显示各种核素模式，并且有助于骨变化的相关研究[123]。经颅磁刺激用于引出运动诱发电位，以及评估患者在手术植入 MCS 前的反应[124]。经颅磁刺激也已用于 CRPS 的治疗（见本章"经颅磁刺激"部分的内容）。目前，实时 fMRI 是一个非常热门的研究或功能性成像研究领域，涉及的领域包括疼痛、精神、神经科学和康复医学。为了发展中枢神经系统医学，功能成像已是一种必备工具，而且也在发展新治疗技术或验证目前 CRPS 的治疗手段中起到重要作用[125]。

预测的价值

随着 CRPS 特异的中枢神经病理生理机制的阐明，加之新的诊断标准和治疗特异性功能影像学数据，功能性疼痛成像逐渐成为预测该综合征预后或治疗进程的有利方法。目前与治疗相关的功能性成像的数据仅限于对作用机制的探索，其他的研究仍关注从经验上区分治疗的有效性和无效性。比如，一项纳入了 CRPS Ⅰ 型和 Ⅱ 型患者的系列病例研究，将患者分为对氯胺酮治疗有反应和无反应两组。在该研究中，氯胺酮软膏在一些患者中能有效治疗 CRPS 症状和体征（包括营养障碍体征的改善），但是仅在受累肢体没有萎缩的患者中出现[126]。尽管功能性成像已经可以提供线索来确定识别氯胺酮治疗有效和无效患者的机制，但是这项研究并没有使用这样的方法，这也为未来的研究留下了空间。另一项研究支持神经成像可以辅助辨别对药物存在反应和不存在反应患者，提示在氯胺酮治疗前后静息态 MRI 可显示数个位点发生神经解剖的改变[119]。这只是一个举例，说明将功能性神经成像结合到研究设计中不仅能阐明对治疗无反应者治疗失败的机制，也提供了一种新的技术来预测治疗的效果。类似的设计能运用于绝大多数的 CRPS 治疗方法和 CRPS 患者亚群的研究中，从而提供大量未来潜在的研究机遇。

总结

- 功能性疼痛成像已经用于 CRPS 患者的研究。
- 功能性疼痛成像在未来有可能用于明确基于 CRPS 病理生理基础的中枢神经机制。
- 这些手段有助于 CRPS 的诊断，也可作为辅助治疗和评估其他治疗手段有效性的工具。
- 功能性疼痛成像有预测价值，但是目前仍处于研究起步阶段。

药物优化：精炼并扩大目前证据

目前，药物治疗或医学管理仍是 CRPS 治疗的主要手段。药物优化可分为两个部分：①精炼和扩大目前证据；②潜在的药物。

二膦酸盐类

虽然二膦酸盐类药物是治疗病理性骨代谢性疾病(如骨质疏松或 Paget 病)的经典手段,但是 CRPS 相关的神经病理性骨痛的治疗中,二膦酸盐类药物也应用得愈加广泛并显示出有效性[127-136]。尽管不断有治疗成功的报道,但是对二膦酸盐类药物的质疑也一直存在。

虽然有些人认为二膦酸盐类的研究中每项研究的患者例数较少从而限制了结果的推广,但是无论研究设计如何抑或是二膦酸盐类药物的选择如何,研究结果都呈绝对阳性。小样本量的确限制了安全性数据的可信性和推广,但是在大样本量的有效性和前瞻性评估完成之前,安全性仍是一个值得关注的问题。在每一类二膦酸盐类药物的最佳治疗剂量和治疗时间上,目前仍缺乏基于循证的推荐。目前也没有针锋相对的研究来比较不同二膦酸盐类药物对 CRPS 患者治疗的有效性。最后,所使用的二膦酸盐类药物的多样性以及不同研究的数据分析缺乏一致性导致无法得出 Meta 分析的结论[129]。证据中所存在的差异为未来的研究探索提供了机遇。

NMDA 拮抗剂:氯胺酮、美金刚和苯环己哌啶衍生物

关于 N-甲基-D-天冬氨酸(NMDA)受体亚型变异性、活性、神经解剖及时间分布和表达的证据的持续出现,都提示了未来需要针对调节 CRPS 的症状和体征进行研究,但是本部分内容中我们仍然主要要讨论 NMDA 受体(因为包含氯胺酮治疗)。在 CRPS 的治疗中,已经对多种形式的氯胺酮进行了研究,包括异构对映体输注、亚麻醉剂量输注(住院患者和门诊患者),以及需要重症监护的大剂量诱导昏迷的治疗[137-148]。但是,研究结果差异很大(从无效到疼痛症状以及自主神经体征都持续完全缓解)。患者对治疗的反应差异,从基础科学研究到大规模临床研究为研究者未来的研究提供了广阔空间。

氯胺酮治疗有效性差异的可能机制

在脊髓后角重塑、长期异常性疼痛和痛觉过敏中都存在 NMDA 受体的激活,氯胺酮有效性的差异可能是受体-神经元-皮层疼痛轴成熟后的一个功能,且氯胺酮治疗在不同的神经解剖结构(注意这些结构的可塑性)或不同阶段 CRPS 的治疗中有着不同的疗效[149,150]。在 CRPS 累及区域对局麻药治疗抵抗(一例 CRPS 儿童患者通过硬膜外导管接受麻醉剂量的局麻药治疗,结果自主神经症状明显缓解,而疼痛却无任何改善)则进一步支持了上述观点[151]。这可能是因为在这种情况下,已经发生了可塑的神经元的变化和中枢性疼痛,从而限制了氯胺酮在脊髓后角中的作用。氯胺酮药膏对急性 CRPS 治疗有效,但是当萎缩发生后却不再有效,这也证明了上述观点[126]。未来研究可将氯胺酮治疗与成像技术相结合来评价中枢性疼痛,以及评估不同剂量-治疗时间的氯胺酮治疗方案的效果。这或能证实,对接受了低剂量输注或局部药膏治疗但治疗失败的患者而言,中枢性疼痛的治疗需要更大的剂量或更长的时间。在一项 DBS 治疗慢性丛集性头痛的随机对照研究中,诱导治疗期超过 1 个月,这表明在治疗各种疼痛综合征(包括 CRPS)的中

枢症状时,也需要延长诱导期的治疗时间[30]。

NMDA 通过在海马(在疼痛中枢化和疼痛记忆形成的脊上部分起到作用)中的数个 NMDA 受体亚型的不同作用参与短期和长期记忆的形成[162]。氯胺酮对 CRPS 患者疼痛记忆的短时程和长时程增强的效果尚需要进一步研究,包括急性期和慢性期对治疗抵抗的 CRPS 患者,但是研究者必须考虑到,经验性证据提示忘记中枢性疼痛是可能的[140,142,143,153,154]。

脊髓后角的广动力域神经元对不同刺激(从轻机械性刺激到伤害性输入)均存在反应,并且包含了不同类型的纤维。它们在交感神经维持的疼痛中起到至关重要的作用,各种不同的病因都会导致异常性疼痛和痛觉过敏[155]。这些生理过程中的一部分可能对氯胺酮存在反应,而另一部分则没有,仍然需要进一步的研究来阐明 CRPS 患者中氯胺酮与广动力域神经元之间的相互作用。

药物遗传学可能也有作用,进一步的研究可帮助医生识别适合氯胺酮治疗的患者人选[156]。例如,近期的一项 Meta 分析发现基因多变性显著影响了人类对阿片类药物的反应[157]。除了基因多样性,也必须考虑到 NMDA 受体亚型的分布以及它在不同症状的患者中存在何种区别。在 20 世纪 90 年代中期发现了不同神经元结构中 NMDA 活性不同,从而发现了数个亚型的 NMDA 受体。NMDA 受体形态学上有一种异四聚体结构,分别由亚基 GluN1、GluN2 和 GluN3 组成[158-161]。每种亚基都有其各自的亚型。据说它们在不同神经解剖结构中的表达各不相同(中枢和外周),但这仍是一个十分年轻的研究领域,在 NMDA 受体亚型的分布、活性、调节或与 CRPS 患者相关的病理学上仍缺乏决定性证据[162-164]。例如,在疼痛中枢敏化的病理生理过程中,GluN2B 亚型在脊髓后角神经元中有着整合作用,但这一现象只在神经病性老鼠中进行过研究,在 CRPS 患者中并没有研究过[165]。过去认为 GluN3B 受体是 NMDA 受体活性的显性负性调节因素,但是近期发现它的一个变异体能够激活 NMDA[166]。同样地,尽管一些证据显示氯胺酮对某些亚型有效,但是仍然需要相关临床和一系列的研究来证实和调节在 CRPS 患者中多种 NMDA 受体亚型-氯胺酮组织特异性相互作用[167]。

输注的剂量或治疗时间也可能起到一定作用,既往研究中所报道的治疗剂量和治疗时间各不相同,但是目前并没有随机对照研究来比较不同的治疗方案。有报道记录的最长输注时间为 20 天[142]。多个研究将其治疗方案描述为以患者为中心的个体化治疗方案,开始时为一个剂量,然后逐步提升剂量至出现阳性效果或不良反应[137-139,142]。在一些患者中也存在二次治疗效应或二次注射效应,即首次注射后仅存在部分反应的患者在第二次治疗后最终得到了改善,表现出大部分或完全反应[142]。猜测造成这种现象的可能原因是,由于首次注射改善了部分症状,使患者在疼痛有所减轻的情况下开始第二次治疗,从而使第二次注射达到了预期的效果。这种现象也可能是在首次治疗后,疼痛部分去中枢化的神经元可塑性改变的结果,或是受累神经解剖结构中基因表达改变的结果(上述过程由 NMDA 受体介导),但是也可能是其他过程作用的结果。然而这些理论都没有得到证实,病理生理的机制研究与成像技术的出现可能帮助医生更好地筛选那些首次注射疗效一般的患者进行第二次氯胺酮治疗。

我们也需要考虑到在氯胺酮治疗之前,阿片类药物在神经系统的准备中起到怎样的效果。使用阿片类药物本身就能够诱导痛觉过敏、急性耐受和戒断症状。此外,无论是在突触前还是在突触后,阿片类药物对 NMDA 受体和其通路都存在直接作用。同样,NMDA 激活也会诱导阿片类受体的活性[168,169]。吗啡-3-葡糖苷酸是一种吗啡代谢活性产物,在动物模型中已经显示它能通过激活 NMDA 诱导异常性疼痛,并且也能降低 NMDA 受体对氯胺酮的敏感性[170,171]。氢化吗啡-3-葡糖苷酸也有相似的效应,但是其作用比吗啡-3-葡糖苷酸更强[172]。这些阿片类代谢产物能够对突触传递产生脊上抑制,能激活海马区 NMDA 离子流,这表明多种机制参与阿片类药物诱导的疼痛中枢化[173,174]。在脊髓后角的初级传入神经元末端,蛋白激酶 C 介导的 NMDA 受体活性增加与阿片类诱导的痛觉过敏和阿片类耐受的发生相关[175]。同样的,拮抗 NMDA 作用能够减弱这些现象[175,176]。因为 CRPS 是一种表型多变的综合征,并且许多 CRPS 患者服用阿片类药物,所以可以在表型不同的 CRPS 患者群体中进行阿片类-氯胺酮相互作用的研究。此外,阿片类诱导的痛觉过敏、异常性疼痛和疼痛中枢敏化也可能是患者对氯胺酮治疗无反应的原因,或能预测患者氯胺酮治疗的失败。同样,这些先前氯胺酮治疗失败的患者一旦在停用阿片类药物后仍会从氯胺酮治疗中获益。

氯胺酮和交感神经系统

近期的一项研究通过刺激杏仁核评估了老鼠的自主神经兴奋性,为解释此答案提供了一些暗示。这项研究的作者用乙醇来刺激杏仁核的中央沟,诱导腰椎和内脏的交感神经兴奋,引起平均动脉压升高,而在应用 NMDA 拮抗剂后这种反应减弱。该研究反映了杏仁核中央沟内的 GluN1 NMDA 亚基的活性[177]。这项研究只说明了存在于从杏仁核至腰椎及内脏交感神经系统的 NMDA 依赖的一条通路,但是还可能有其他通路的存在。一项关于接受周围交感神经阻滞的 CRPS 患者群的病例系列研究显示 fMRI 中皮层的变化并不只限于杏仁核[117]。另一项研究将腹侧海马作为 NMDA 介导的交感神经作用靶点[178]。通过 fMRI 评估 CRPS 患者也发现了前额叶和运动皮层的改变,这也可能在交感神经处理过程中起到一定作用[99]。这两个结构中的任何一个都很可能与 CRPS 患者交感神经系统的脊上调节有一定联系。事实上,这些神经解剖结构对 CRPS 病理生理机制的作用已被另一项研究的结果所确证,该研究是将单侧 CRPS 患者的中枢阿片类处理过程与健康对照组进行配对研究,结果提示阿片受体结合电位在对侧杏仁核与海马旁回减少,而在对侧前额叶皮层区增加。阿片受体结合电位用于替代大脑某区域内的阿片受体,但是该研究并未特别研究交感神经系统[179]。

虽然具有应用前景,但这些发现仍遗留有多个问题。其一,其中的部分研究是在老鼠中进行的,而非人类,这需要进一步研究来证实这些数据可用于人类的病理生理学中。第二,在很多方面,CRPS 是一种神经疾病状态,因此在 CRPS 患者中,其交感神经系统的中枢处理环路可能与健康人大不相同。这样的差别可能包含大体的解剖学改变或组织学的改变(如基因表达产物的变异),但是仍需继续寻找这些数据。第三,动物研究中应用的 NMDA 拮抗剂往往与氯胺酮不同,限制了对研究结果进行推论。NMDA 拮抗剂的亲和性及其临床效果常是多变的,在比较氯胺酮和美金刚对 NMDA 受体活性的影响时,两者就存在明显的区别,因此,必须考虑到在人类中应用氯胺酮所得到的结果可能不同于在动物模型研究中应用其他 NMDA 拮抗剂的结果[180]。

这里也提到另外一个理论,前根纤维包含交感神经的传出纤维,这也是 CRPS 出现交感体征的部分原因[36]。对氯胺酮治疗反应的差异可能是由于交感神经束分布和相关病变部位在神经解剖上的差异。这个理论也没有得到广泛的研究,但是该理论可能同时涉及了中枢和外周机制。

氯胺酮治疗的预后

疼痛成像可能会成为一个越来越有用的客观评价和预测氯胺酮疗效的工具。因此,需要研究来确定方案以及证实目前的证据,包括关于疼痛中枢机制和使用这些评估手段来评价疼痛治疗的前、中、后疗效的证据。已经应用 fMRI 来评价 CRPS 患者群接受周围交感神经阻滞后皮质的正常化[117]。比较患者在氯胺酮治疗前后的影像学结果,可以发现许多神经解剖位点存在显著的中枢神经系统变化[119]。未来的研究可基于这些研究,将这一成像技术与其他手段进行有效性比较,进一步阐明 CRPS 所涉及的病理生理机制,并将此技术用于客观预测患者对不同治疗的反应。早期应用在引导氯胺酮(或其他)治疗上或能证实更为有效,若能及时应用合适的替代治疗,或也能有助于避免阿片类药物滥用或耐受。PET 已经用于 CRPS 中枢层面的研究,但是该技术并未广泛应用于氯胺酮治疗的预后研究中[37,104]。

氯胺酮相关肝毒性

虽然氯胺酮治疗往往能有效治疗 CRPS,但是也有发生肝毒性的相关风险[142,181,182]。然而氯胺酮相关肝毒性的机制仍不明确,但有数个因素可能会引起这种病理生理改变,而且这也在患者中存在差异。

遗憾的是,包含氯胺酮的 CRPS 研究一般不涉及探测氯胺酮相关的肝毒性病理生理机制的生物标记研究。肝酶升高可能是该不良事件的标志,但是至今尚无致命反应或严重肝病的报道。事实上,一般都会出现缓解。在一例患者中发现抗核抗体阳性,另一例中发现嗜酸性粒细胞增多,这提示可能存在自身免疫机制[181]。在首次注射氯胺酮时,转氨酶往往并不升高,而在之后的治疗中升高[141,181]。这一发现支持存在免疫系统所参与的高敏反应,而且建议在临床研究中限制氯胺酮药物的重复暴露,在临床实践中也需避免[183]。

在 CRPS 研究中一般并不列出可能的药物相互作用和患者目前的用药,但是这些在氯胺酮相关的肝毒性反应的病理生理机制中起到至关重要的作用。因为氯胺酮由肝细胞色素 P450 酶所代谢,并且还有许多代谢产物,延长输注可能会影响到同时应用药物的代谢以及容易增加患者代谢性反应或药物间的相互作用,或导致血清肝转氨酶水平升高[138,142,184,185]。

氯胺酮诱导的肝毒性的因果关系的研究将有助于未来寻找患者血清学中存在的自身抗体和应用代谢物序列(如液体色谱分析法、高分辨率质谱分析法)识别涉及特定药物相互作用的代谢物,或其他病因。

CRPS Ⅰ型和 CRPS Ⅱ型患者间氯胺酮的不同效果

这个问题要追溯至病理生理学,主要是与每个患者疾病状态相关的神经解剖结构。氯胺酮对中枢和外周病因的治疗效果不同,特别是在考虑 NMDA 受体异质性的证据时[158 - 162]。因为既往报道 CRPS Ⅰ 型和 CRPS Ⅱ型患者既有治疗有效也有治疗失败的例子,所以该假说并无强有力的经验性证据支持,但是氯胺酮对这两型 CRPS 患者的疗效目前尚无研究。

在改善 CRPS 体征和症状时氯胺酮的抗抑郁作用

氯胺酮是一种典型的谷氨酸能抗抑郁药,类似于在慢性疼痛文献中所述,其疗效不一:在很多患者中有短期效果,而仅在个别患者中长期有效[186]。慢性疼痛合并抑郁或焦虑很常见且记录完善,它们之间有内在病理生理学关联[187]。因此,有理由假定氯胺酮的抗抑郁疗效可能优于或促进其镇痛活性。氯胺酮的作用并不局限于 NMDA 受体抑制作用,还包括 5 - 羟色胺、多巴胺和去甲肾上腺素再摄取的抑制作用,弱 μ 阿片和 κ 阿片受体激动作用,一氧化氮合成酶抑制剂,上调哺乳类西罗莫司靶点和脑源性神经营养因子的基因表达,而这些蛋白质参与了多种药物的抗抑郁作用并与神经生长、分化、突触形成和维持健康的神经功能有关[188 - 191]。也有报道指出氯胺酮通过神经元一氧化氮合成酶来刺激 L - 精氨酸/一氧化氮/环 GMP 通路,来诱导外周的抗伤害性感受作用[192]。因此,氯胺酮有许多潜在的通路可以发挥作用并且未来需要一系列研究来识别每条通路在治疗和理解 CRPS 病理生理过程中的不同作用。

并不是所有 NMDA 拮抗剂都有这些特点。比如,美金刚并不是一个有效的抗抑郁药[193]。培养的老鼠海马神经元显示氯胺酮在阻滞 NMDA 受体功能中更优越,因为美金刚并不会抑制真核细胞延长因子 2 的磷酸化,也不会增加脑源性神经营养因子的后续表达[180]。

值得注意的是,氯胺酮是苯环己哌啶衍生物,但是新的苯环己哌啶衍生物也已发现。虽然新品并不能用于临床,但是却为未来研究指引了可能的方向[194,195]。还需要注意的是,氯胺酮是局部用药,而不是静脉应用,并且已证实局部用药能有效改善一些患者的异常性疼痛,但是关于替换氯胺酮给药方式(如口服或鼻喷)的未来研究可能会产生一些有趣的结果,也可能会减少有创治疗,因为这些给药方式并不需要留置静脉针[126,196]。

镁

镁剂注射广泛用于各种急慢性疼痛的治疗,包括超前镇痛[197 - 200]。该药物的应用、效果、耐受性和不良反应等特征并没有在不同亚型 CRPS 患者中进行研究。在镁剂存在的情况下,尽管同时激活急性疼痛受体和通路,谷氨酸盐都不会诱导 NMDA 离子流,因此在 CRPS 的治疗中,补充镁剂来抑制中枢敏化是一种潜在的治疗方式。有证据表明,补充镁剂或能通过抑制老鼠海马区肿瘤坏死因子 α 的表达和减少 NMDA 受体离子流来改善记忆和神经病理性疼痛症状[201]。这支持了下述假说,即补充的镁剂可以通过调节 NM-

DA 受体而使患者受益。遗憾的是，不同研究中镁剂治疗的方案和结果相差甚远，但是累积性证据提示成功治疗可能与镁剂治疗的时间有关。

针对 CRPS 患者镁剂治疗的初步研究提示，静脉应用镁剂治疗能显著改善疼痛、功能障碍和生活质量，并且在随后的第 1、3、6、12 周的随访中患者耐受性良好[202]。随后，一项针对 CRPS 患者镁剂治疗的随机安慰剂对照研究用了与预实验同样的方案，治疗组接受为期 5 天、每天 4 小时的注射，但是并未发现优于安慰剂组的镇痛效果[203]。然而，值得注意的是，在其他神经病理性疼痛人群中该治疗有效。在一项关于神经病理性背痛的随机安慰剂对照研究中，受试者静脉镁剂应用 2 周，随后口服镁剂 4 周，在治疗后 6 个月时患者有显著的获益[200]。造成结果不同可能有很多的原因，不仅是因为 CRPS 与慢性背痛病理生理机制不同，而且镁剂治疗的剂量和时间也不同。CRPS 患者不一定在所有阶段都对镁剂治疗存在反应，因为有证据显示在 CRPS 的早期和晚期使用氯胺酮药膏的效果不同[126]。还需要进一步研究疾病特定阶段患者对药物治疗的反应。在镁剂治疗神经病理性疼痛中，老鼠海马可塑性的动物证据提示，即使在慢性疼痛阶段仍能获得镇痛疗效，要有足够的剂量与时间才能使神经元细胞外镁浓度达到合适的水平[201]。值得注意的是，该研究中的老鼠接受了 2 周的镁剂治疗，这一时间显著长于上文所提到的阴性结果 CRPS 对照研究中的治疗时间。

总结

- 二膦酸盐类药物能有效治疗 CRPS 相关的神经病理性骨痛，但是仍存在关于安全性和优化方案的问题。
- 氯胺酮是极具应用前景的治疗，但是不同患者中其疗效相差甚远，因此需要更多研究来确定治疗成功与失败的机制。
- 氯胺酮相关的肝毒性仍是需要注意的问题，必须确定其病理生理学原因。
- 镁剂有望成为由谷氨酸激活的 NMDA 的抑制剂。它能作用于许多神经解剖结构，或也具有 TNF - α 的免疫调节功能。

药物治疗优化：精炼并扩大现有证据

免疫溶解

免疫溶解，也称为特殊溶解后介质（SRM），是一个极具吸引力和实际性、新的和扩大的脂质代谢物的药物种类，涉及大量免疫调节、组织再生和镇痛过程[204-208]。有发现表明炎症消解不是被动过程，而是一个主动过程，并且被视为能加速炎症消解的介质。

这些脂质代谢物是 Ω - 3 脂肪酸的衍生物，尤其是二十碳五烯酸（EPA）和二十二碳六烯酸（DHA），这些脂质代谢物也呈现了许多系统发育的保存。这些既往未被发现的原始分子现在则被认为是免疫溶解剂，是在系统发育的远隔器官中的生理保存，包括人类、海洋动物（鲑鱼、虹鳟鱼和秘鲁凤尾鱼）以及被越来越多地用于组织再生研究的棕色涡虫

（一种简单非寄生的扁虫）[209 - 214]。

虽然早在 1929 年就将 Ω - 3 脂肪酸描述为对医学有益的物质，但是这个生药产物仍处于起步阶段[215]。自 20 世纪 90 年代的第一篇报道起，新的复合物不断被发现，包括新发现的前体——n - 3 廿二碳五烯酸（DPA）[204,205,216 - 219]。虽然复合物 n - 3 DPA 是 EPA 转化为 DHA 之间的一个中间产物，现在将其视为是一个独立的免疫溶解的前体[204,205]。这在某种程度上是因为 EPA、DPA 和 n - 3 DPA 代谢产物结构的不同，以及这些分子的受体位点的立体特异性也不同，因此具有各自独特的生理特点[205,209]。此外，在一系列哺乳动物组织中（包括心、血浆、大脑和视网膜）中，n - 3 DPA 浓度与 DHA 和 EPA 相仿，表明其除了是中间代谢产物外还有一定的生理功能[205,220]。

免疫溶解剂在 CRPS 中的应用前景巨大，但是对这类药物的研究仍处在初期阶段，并且在已发表的文献中也少有其用于 CRPS 患者的报道，因此仍需谨慎使用[221]。首先，这些分子拥有抗炎和消炎的特点，因为它们并不会抑制炎症反应而是主动促进炎症消退，所以与糖皮质激素不同。这存在广泛的研究可能，并具有明显的治疗前景。第二，过去的研究者使用大量的酶和效应点抑制剂来证实这些脂质代谢物的下游效应，从而建立了这些生理机制作为 CRPS 病理生理中炎症过程的研究基础（包括外周与中枢机制和组织特有的成分）[222 - 224]。第三，因为 CRPS 的特点部分表现为多方面的神经免疫性障碍，并且 DHA 储存于神经元细胞膜中（由磷脂酶释放转变为免疫溶解剂），EPA 和 DHA 的供求或成为 CRPS 研究中又一个有趣的领域[225,226]。已知低 DHA 状态与心血管疾病的高发病率相关，促炎花生四烯酸复合物与它们各自的免疫溶解剂对应物间存在的不平衡可能不仅在 CRPS 的发作中起作用，也对其病理生理改变（包括中枢化）起作用。事实上，在 2010 年已经有一项与此相关的初步研究发表，为此研究领域提供了广阔的潜在研究空间[221]。另外，单独核苷酸多态性与酶突变相关，这会对脂质代谢产生影响。例如，编码脂肪酸延长酶 2（ELOVL2）的基因，诱导了 n - 3 DPA 水平的升高和 DHA 浓度的降低[227]。基因多变的影响包括脂质代谢中所包含的酶的基因多变性，无论是大规模的突变还是单核苷酸多态性，在 CRPS 相关的病理生理机制和任何潜在治疗靶点方面还没有进行相关研究。

目前，已经确定了四种免疫溶解剂：消退素、保护素、神经保护素和 Maresins。这几种免疫溶解剂相关的现有证据将在下文讨论，但是并没有就 CRPS 相关的适应证进行针对性讨论，因为此类适应证相当多，知识体系也在飞速增加，并且在各种免疫溶解剂之间也存在协同作用。值得注意的是，当协同作用出现，外源性免疫溶解剂与内源性天然对应物有着相同的生物活性，这一点很重要，因为这提示它们可能成为临床治疗药物。

消退素

与其他几类相似，消退素是脂质代谢产物，其命名反映它在消解阶段相互作用产物中的作用[207]。他们根据其前体复合物命名[207]。EPA 衍生物表示为 E 系列消退素（如消退素 Ei 或 RvE1），而 DHA 衍生物则表示为 D 系列消退素（如消退素 D1 或 RvD1）。一个研究提示它们减少了老鼠的皮肤炎症和多形核白细胞浸润，另外两个研究则提示可以促进腹膜炎和结肠炎的消解[218,219,228]。在兔子模型中，局部应用 RvE1 后减少牙周炎相关的炎症诱导的骨缺失,在老鼠模型中则能减轻肾脏缺血性损伤和减少炎症细胞中细胞因子的表达[229-231]。在脊髓后角神经元中 Rv E1 能通过抑制瞬时电位感受器阳离子通道 1(TRPV1)和肿瘤坏死因子 α 引起的 NMDA 受体高兴奋性来减少炎症性疼痛[232]。这会直接影响 CRPS 的治疗。

保护素

与消退素相同,保护素在炎症消解中有着不可或缺的作用,也按消退素相同的方式,以 EPA 或 DHA 前体命名(如保护素 E1 或 PE1,或保护素 D1 或 PD1)。它们由多形核白细胞所合成[222]。在腹膜炎中,PD1 是多形核白细胞浸润的有效调节剂,即使在腹膜炎发生数小时后作为外源性药物使用仍然有效,这表明它可能具有临床相关效用。此外,当对腹膜炎炎症消解进行定量时,保护素能诱导产生对消退素的累加效应[219,231]。在体实验中,PD1 会阻滞 T 细胞迁移以及抑制 TNF - α 和干扰素 - γ 的分泌[233]。

神经保护素

神经保护素是一种重要的保护素,它们主要在神经组织中合成,而非由多形核白细胞所合成,它们在神经组织中发挥数种作用,包括防止氧化应激、加速组织愈合和调控炎症[222,234]。在脑卒中小鼠中,神经保护素 D1 能减弱缺血性脑损伤,在阿尔兹海默病中起到抗凋亡和抗炎作用,也能对抗年龄相关的视网膜上皮细胞损伤[235-238]。

Maresins

Maresins 是最近才发现的由巨噬细胞 - 生物合成的脂质介质[224]。除了在炎症内环境、血小板 - 嗜中性粒细胞相互反应和巨细胞吞噬凋亡的嗜中性粒细胞中起到积极作用外,在组织再生和镇痛中也起到一定作用[223,239,240]。在组织再生的棕色窝虫模型中,Maresin 1 可增强组织再生率,表现为浓度依赖性[223]。Maresin 1 对老鼠后根神经节中的 TRPV1 有很强的抑制效应,显著减少了辣椒素诱导的炎症性疼痛。Maresin 1 对化疗诱导的神经病理性疼痛也有显著的影响,在老鼠中能减少因腹膜内注射长春新碱后产生的机械性异常性疼痛[223]。Maresin 1 不能抑制由瞬时电位锚蛋白受体 1(TRPA1)激活所介导的炎症性疼痛,然而,当 Maresin 1 浓度较高时,TRPAS 电流无明显变化[237]。在痛觉过敏的老鼠模型中,提示局部外周机械性痛觉过敏是由周围性 TRPA1 和 NMDA 受体激活介导的,伴有外周一氧化氮生成[241]。Maresins 通过抑制 TRPV1 诱导炎症性痛觉缺失,对 TRPA1 介导的疼痛无影响,将 Maresins 和其他药物相结合的治疗方案或能改善 CRPS 的治疗获益。

最后一个注意点,n - 3 DPA 的代谢产物是以"n - 3 DPA"的下标后缀命名,遵循衍生至 n - 3 DPA 的免疫溶解物的名称(如:$RvD1_{n-3DPA}$)。已经描述了阿司匹林处理的免疫溶解物,并在每个免疫溶解物前加用前缀"AT - "(如 AT - RvE1)。这些阿司匹林处理过的免疫溶解物出现了有趣的对映体转化,但是他们的效能仍与未经处理的对应物相似[207]。

合成代谢类固醇

氧甲氢龙作为一个合成的睾酮类似物,已用于处理烧伤患者严重分解代谢炎症期,有充分证据证明其能够改善功能、增加肌肉、改善蛋白质合成，并能诱导合成代谢产物的基因表达上调，以及降低住院时间和烧伤急性期净氮的丢失[242-246]。因为它对内分泌轴的影响很小甚至于无影响，所以一般而言，在男性和女性患者中的应用都是安全的。它可以安全地应用于成人、儿童和老年人，包括出院后的延长应用也是安全的[247-250]。在儿童烧伤患者中，12 个月的氧甲氢龙的治疗获益可持续至烧伤后 5 年[248]。

氧甲氢龙通过其药物反应能够诱导系统性炎症状态从分解代谢转化为合成代谢，这个过程类似于在治疗 CRPS 或其他患者过程中，使用的物理治疗和功能性康复训练所带来的生理性合成代谢的变化[251-254]。不同治疗方法带来的生理效应在分解代谢 - 合成代谢轴中汇聚，这使得氧甲氢龙成为可用于 CRPS 治疗的潜在药物，无论是与其他治疗结合还是单独就氧甲氢龙进行研究，在未来都有很多新的研究机会。当萎缩性变化已经形成且其他治疗都无效时，氧甲氢龙的合成代谢效应尤为有效[126]。

一氧化碳

数个研究针对低浓度一氧化碳在急性炎症性疾病过程中的潜在获益进行了研究[255-258]。一氧化碳也在这些综合征中进行了试验性应用[256,259]。也发现了数个潜在相关的病理生理机制[255,256,259]。在一个急性肺损伤的模型中，一氧化碳能介导多个通路内的信号，包括细胞分裂素活化蛋白激酶、缺氧诱导因子 - 1 - α、半胱氨酸天冬氨酸蛋白酶、热休克蛋白和纤维蛋白溶解因子[255]。其他的研究表明，在多形核白细胞介导的急性肺损伤过程中，应用一氧化碳能够保护肺部抵抗缺血 - 再灌注损伤[260]。在败血症模型中，能够观察到内源性和外源性一氧化碳带来的抗炎和抗细胞凋亡的效果，将低浓度的一氧化碳用于啮齿动物时，会减少在体实验中的发病率和死亡率[256,261]。外源性一氧化碳也能有效加速急性炎症消散、增强巨噬细胞吞噬作用，以及暂时调节局部免疫溶解物水平[259]。鉴于这些免疫调节的特点，低浓度一氧化碳或能调节 CRPS 中的炎症，但是不论在人类还是在动物中都尚未进行这方面的研究。

新型局部麻醉药物

局部麻醉药物能抑制脊髓后角的 NMDA 信号[252,253]。局部麻醉药物也能抑制海马锥体神经元中的中枢性 NMDA 受体，因此可以解释为什么利多卡因注射能够在慢性疼痛患者中诱导出满意的镇痛效果[254]。局部麻醉药物可能会成为预防 CRPS 中枢化的有用工具，但是因为以下两个原因的存在尚需要进行进一步的研究。一是不同局部麻醉药物阻滞 NMDA 离子流的能力存在很大差异；二是不同 NMDA 受体可聚合成各种四聚体，目前仍缺乏数据检测局部麻醉药物对它们的效果，并且目前也在积极地研究这些受体的不同神经解剖分布。

近期，概念研究为磁化局部麻醉药物提供了证据，在小鼠中，将磁铁置于小鼠踝关节处，同时静脉应用带有罗哌卡因的磁性纳米粒子，从而证实了磁化局部麻醉药物进行踝关节神经阻滞的可行性[255]。这样的神经麻醉能更好地定位特异性神经病变（CRPS Ⅱ）或 CRPS 累及的疼痛区域。

最近,丁哌卡因脂质体作为长效局部麻醉药物已上市并得到了广泛的应用[266-269],有研究就患者对该药物的耐受性和其安全性进行了广泛评估[270]。虽然,其在慢性疼痛治疗中数据很少,但是由于其已被成功用于硬膜外注射和周围神经阻滞,因此已证实其有助于 CRPS 的诊断和治疗,另有报道称其成功治疗手指缺血(作用类似于交感神经阻滞治疗 CRPS 相关的血管收缩性症状)[271-274]。

总结

- 免疫溶解物是一类新的脂质代谢产物的药物种类,它能够在一系列的过程和细胞-细胞相互作用中主动介导炎症消散,在神经元结构中发挥抗凋亡功能,以及在动物模型中对炎症和化疗诱导的神经性疼痛进行有效镇痛。
- 类似于氧甲氢龙这样的合成类固醇在介导炎症状态从分解代谢到合成代谢的转化中起作用,或在 CRPS 的萎缩期最为有效。
- 低浓度一氧化碳有免疫调节的作用,但是研究刚起步。
- 新型局部麻醉药物和技术的疗效在不同患者中各不相同。

遗传学、基因组和表观遗传学

概述

在人类基因组计划之前,孟德尔已经提供了将遗传性状传给后代的基本证据[275]。在过去的 20 多年中,众多研究不仅关注基因和基因排序,还包括基因学(研究整个基因组)和表观遗传学(研究基因表达变化所带来的机体的改变或功能的变化,而不是 DNA 排序的变化)[276,277]。最近,这些领域正成为疼痛研究中的支柱,因为这些领域有望带来新的应用和更安全的治疗[278-280]。

虽然确定突变的基因对疼痛专科医师的提示更为直接,但表观遗传学或更适用于未来的研究,因为表观遗传学不需要,基因工程,也不受 DNA 排序的伦理限制[281]。表观遗传学是一个自然的过程,简单来说,它主要描述了细胞、组织或器官(如人眼)表达与其功能相适应的基因或不表达其他基因的机制,以及虽然某一器官的所有组织都有一套相同的基因,但某些组织(如人股四头肌)只表达与其功能相符的基因。表观遗传变化中包含三个主要过程:DNA 甲基化、组蛋白乙酰化或染色质重塑,但是参与这些过程的酶在不同细胞和组织中表达也不同[282]。

这些过程的变化可能是生理性的(上文所提及)、病理性的、内源性的或外源性的。病理性机制可始于宫内,或在妊娠前,主要是环境诱导的应激源所导致的基因表达的改变,并传递给后代[283,284]。与其他器官系统相似,表观遗传变化会影响神经发育,在疼痛、记忆、应激、焦虑、抑郁和神经退行性过程中起到一定作用。然而,有趣的发现是,这种改变不局限于宫内或发育早期,成年期所发生的表观遗传改变或能传递给配子从而在后代中持续体现[285]。相似地,有证据显示此类病理变化或是可逆的,无论其起自何时。

后文所描述的是一些基础的与疼痛过程及其发病机制、心理疾病和 CRPS 相关的表观遗传发现。这是一个快速发展的领域，仅在 2014 年就有 3000 篇文献发表，以后所出现的新知识可能极大地改变本文中所描述的发现和结果。

母 - 胎转移：环境诱导的表观遗传变化

目前存在很多环境介导遗传过程的例子。母亲和父亲饮食的很多方面(包括多量元素和微量元素)都导致基因表达变化或与基因表达变化相关，并且其中一些变化是全基因组变化。虽然其中的一些变化是积极的(如母亲摄入叶酸降低胎儿神经管缺陷发生的风险)，营养素摄入的时机和量也存在于病理过程中[284]。例如，母亲在妊娠期间吸烟会导致婴儿出生后第一个月时的基础和反应性皮质醇水平持续减低(与没有暴露史的胎儿相比)。母亲在妊娠期吸烟也与一个胎盘基因启动子(NR3C1)的甲基化改变相关，并且其甲基化的程度与婴儿皮质醇水平相关[286]。啮齿类动物中母亲的行为能诱导后代糖皮质激素的表观遗传学变化。海马血清素水平增加会介导糖皮质激素受体表达增加。转录因子 NGFI - A 介导的特异表观遗传变化会诱导组蛋白乙酰转移酶活性增加、组蛋白乙酰化和 DNA 甲基化的增加。此外，组蛋白乙酰化和 DNA 甲基化是动态过程，因此该研究作者的结论是，虽然所观察到的表观遗传变化出现在生命的早期，但是它们在成年期有逆转的可能[283]。目前尚无证据提示 CRPS 的病理过程起自母 - 胎表观遗传转移，也没有人研究这种可能性是否存在。然而，若能理解表观遗传变化能发生在生命的任何时期，或能在将来验证与 CRPS 病理过程和治疗相关的众多假说。

焦虑、抑郁和其他心理障碍

杏仁核内的表观遗传程序在慢性焦虑和疼痛的维持中起到重要作用。这一过程似乎是由组蛋白去乙酰化所介导，而后者会导致糖皮质激素受体的皮质醇发生调节，两者在杏仁核介导的焦虑中都起到一定作用。此外，将组蛋白去乙酰化抑制剂注入杏仁核内可减轻焦虑的体征，即使同时暴露在皮质醇中也有相似的结果。该研究也发现了将组蛋白去乙酰化抑制剂注入杏仁核还能改善躯体和内脏的超敏反应，为同时治疗疼痛和精神疾病建立了可能的适应证[287]。在多个精神疾病及其相关的早期逆境中也存在 BDNF 表达和 DNA 甲基化的改变。血清 BDNF 基因甲基化是脑 BDNF DNA 甲基化的有效预测因子，这是个体易出现多种病理的全基因组表观遗传变化的另一个实例[288]。在另一个研究中，在产前受到应激的小鼠的海马 DNA 甲基化模式也会诱导全基因组启动子甲基化依赖过程，从而导致行为的变化（与对照组相比）[289]。这些精神病理的倾向或是宫内、出生后表观遗传变化的结果，或是上一代通过受影响的配体将此种变化传递给后代[290]。

表观遗传变化在精神状态中的作用对 CRPS 和其他慢性疼痛也有提示意义。首先，大部分慢性疼痛状态同时伴有抑郁或焦虑的可能性很高，这可能是由表观遗传机制所致。其次，既然直接调节基因表达的治疗在疼痛中有一定作用，那么就会有一系列潜在的药物可对造成 CRPS 症状和体征的基因进行靶向调节，从而起到治疗作用。当然，未来也需要进行安全性研究、确定疾病特异性过程、引入潜在的治疗方案，以及构建现有的知识基础。

疼痛易感性

数个研究已经证实表观遗传学可作用于急慢性疼痛、确定易感因素和药物遗传学指征[280]。据推测,在个体对慢性疼痛的易感性或恢复性上,有很多潜在的机制或过程参与,包括细胞水平启动效应、中枢反馈网络变化和皮质－脊髓下行控制,但将这些结果用于 CRPS 患者治疗之前,还需要进行额外的研究[291]。最具显著意义的是,疼痛易感性的结果可用于制定预防方案,以及开发筛查工具以用于手术或已知的危险性活动之前。

疼痛感知

通过小鼠模型研究,可以发现脊髓通路可以通过表观遗传形式进行调节,无论是在急性期还是在感觉过敏的潜伏期,组蛋白修饰都在切割伤诱发的伤害性感觉过敏的调节中起到重要作用[292]。另一项研究则发现在啮齿类动物中,生命后期的疼痛感知可能受到围生期甲基化供者饮食的影响,这也是基因表达表观遗传修饰的一个例子[293]。其他的研究发现,TRPA1 基因启动子的不同 DNA 甲基化程度与疼痛感知呈显著相关[294]。TRPA1 在神经病理性疼痛中起到一定作用[295]。DNA 甲基转移酶是基因表达表观遗传修饰的关键酶,在急性炎症性疼痛中起到一定作用,而慢性炎症性疼痛则是由脊髓小RNA 表达的表观遗传修饰所调节[296,297]。

疼痛感知是 CRPS 的实质,痛觉过敏和异常性疼痛是患者发病的两大表现,两者直接源于疼痛知觉紊乱。因此,未来针对疼痛感知表观遗传机制的研究,从研究结果中进行研究转化,继之以临床预后研究,这些都将引起疼痛专科医师和 CRPS 患者的极大兴趣。

涉及阿片类药物的表观遗传学

以阿片类药物为中心的表观遗传学研究由于与疼痛处理过程(包括 CRPS 特异的病理和治疗)相关,因此,此类研究仍然非常重要。阿片类药物相关的表观遗传机制代表了一个快速发展的知识体系,任何以此为主题的综述在发表之日,其中的内容可能就已经过时了。因此,本节中介绍了一些涉及 μ 受体和阿片类诱导的痛觉过敏表观遗传学证据,目的在于为未来有志于进行 CRPS 表观遗传学研究的研究者提供一些知识和充足的灵感。

μ 阿片类受体在大脑不同区域的表达不同。在老鼠模型中,这种受体表达的异质性与这些细胞内的 DNA 甲基化和组蛋白修饰相关,这些为受体转录、定位和转运的表观遗传机制提供了一些证据[298]。其他的研究发现这个受体的基因表达由完全分化的神经元细胞内影响基因启动子区域的染色质重构、DNA 甲基化和转录因子所介导[299－301]。

阿片类诱导的痛觉过敏会给慢性疼痛患者造成严重的疾病感,尤其是那些依赖于阿片类药物来减轻疼痛的患者。阿片类诱导的痛觉过敏的病理生理中也涉及表观遗传机制。在长期使用阿片类药物的小鼠模型中,同时给予组蛋白去乙酰化酶抑制剂会增加阿片类诱导的痛觉过敏的发生率,其中两个基因(BDNF 和强啡肽原)在脊髓组织中起到显著作用,提示它们可能是未来的治疗靶点[302]。其他的研究发现表观遗传机制所造成的CXCL1/CXCR2 信号通路的中断在切割伤痛觉过敏中起到作用,提示这一通路可作为长期使用阿片类药物的患者在接受手术之前的治疗靶点[303]。

神经病理性疼痛

在神经病理性疼痛的病理生理中存在数个表观遗传调节的机制[304]。炎症介质对神经病理性疼痛的发病机制中的表观遗传机制有促进作用[305,306]。一项研究指出,在减少了单核细胞趋化蛋白 3 基因启动子区域组蛋白 H3 的三甲基化后,进行部分坐骨神经结扎能显著增加脊髓神经元中(大部分为星形胶质细胞)单核细胞趋化蛋白 3 的表达(又称CCL - 7)。在对照组小鼠中,这一效应能持续 4 周,但是在敲除了白介素 - 6 的小鼠中,却观察不到此种表观遗传修饰。为了进一步支持白介素 - 6 的整合作用,研究者在敲除了白介素 - 6 的小鼠中进行鞘内注射白介素 - 6,结果显示单核细胞趋化蛋白 3 的 mRNA显著增加,并且与对照组小鼠类似,组蛋白启动子三甲基化水平也出现了降低[306]。前列腺素 E2 也在神经病理性疼痛的产生中起到一定作用,主要是通过上调神经损伤后背根神经节神经元中 BDNF 的表达[305]。

周围神经损伤后,背根神经节中的 BDNF 水平上调,这是神经病理性疼痛的病理机制。尽管 BDNF mRNA 水平在损伤 14 天内都有升高,但是此 BDNF 介导的通路表现出时间依赖性,因为只有在神经损伤后第 2 天进行鞘内注射抗 BDNF 抗体,才能有效减轻对刺激的痛觉过敏和异常疼痛[307]。另一项研究也支持上述这些时间性发现,该研究指出,在神经损伤后神经病理性疼痛起始的最初 2 天内,BDNF 起到整合作用,但是该研究也注意到在第 2~14 天的疼痛持续状态的维持过程中,激活的 NMDA GluN2B 受体亚基起到更大的作用。此外,研究还发现在所有试验的动物中,亚型特异性 NMDA 受体拮抗剂能阻滞 BDNF 介导的异常疼痛,这提示这一信号通路中所涉及的 BDNF 促进脊髓后角 NM-DA GluN2B 受体激活参与神经损伤所引起的神经病理性疼痛的病理机制[308]。

组蛋白去乙酰化酶抑制剂也能减轻神经病理性疼痛,但是相关数据尚存在争议。例如,在一项研究中,组蛋白去乙酰化酶抑制剂能减轻机械性痛觉过敏和热引起的痛觉过敏,但是仅在创伤之前应用才有效,并且在脊髓的其他组织中能体现疗效,而在背根神经节中观察不到疗效[309]。另一项研究的结果则和上述结果相反,该研究发现在痛觉过敏的模型中,背根神经节中所存在的一个特异性钠通道的表观遗传表达,可经由组蛋白去乙酰化酶抑制剂所激活,并且此种抑制剂或能重建 C 纤维的敏感性[310]。

细胞周期依赖性激酶 5(Cdk5)基因是另一个表观遗传作用的靶点。脊髓后角神经元的 Cdk5 表达上调参与了大鼠神经病理性疼痛的病理机制[311]。此外,Cdk5 抑制剂Roscovitine 能下调背根神经节中的 NMDA GluN2A 受体亚基(对 GluN2B 或 GluN1 表达无激活作用),从而减轻神经病理性疼痛的症状[312]。在另一项研究中,鞘内注射 Roscovitine 能显著减少 NMDA GluN2B mRNA 的表达,从而改善肿瘤性疼痛的症状,但是该研究使用RT - PCR 的方法对脊髓组织进行了遗传组织鉴定,没有特异性地评估其在背根神经节中的表达[313]。有趣的是,Cdk - 5 介导的神经病理性疼痛的病理机制中包含一条 BDNF 介导的信号通路,提示在这个病理性表观遗传调控级联反应中存在多个治疗靶点[314]。

因此,未来针对 CRPS 神经病理性疼痛成分的表观遗传机制和潜在干预手段的研究有很多。BDNF、NMDA、TRPA1、Cdk5 和炎症介质（白介素－6 和前列腺素 E2）已被认定为神经病理性疼痛表观遗传的调节因素。未来的研究可以靶向针对受体（如 NMDA）、亚基、基因启动子区域、信号通路、基因转录和产物修饰、炎症介质和不同蛋白在表观遗传调节因素中的作用，以及所有潜在干预方式的安全性研究，当然也有很多假说尚未被验证。

疼痛的中枢敏化

疼痛的中枢敏化是 CRPS 中常见的和难以治疗的一个方面。可以想象，当疼痛从急性和外周性转变为中枢性和病理性时，存在疼痛处理所必需的可塑性改变，其中很可能涉及诱导神经元功能变化的基因表达的重新编码。该领域是一个新出现但快速发展的领域，其中的证据表明有很多潜在的研究可针对 CRPS 治疗进行进一步探索。

在老鼠中，周围神经损伤后可出现前额叶皮层细胞的慢性全基因组改变[315]。持续炎症的存在会导致 BDNF 上调，从而通过下行通路造成 α－氨基－3－羟基－5－甲基－4－异恶唑丙酸（AMPA）受体 GluA1 亚基的启动子传递增强。在它们的作用靶点，AMPA 受体 GluA1 亚基的磷酸化在下行疼痛易化中起到关键的作用，并为疼痛的中枢化提供了表观遗传学证据[316]。中枢敏化机制在不同物种和门属间也是保守的[317]。

目前存在的 CRPS 特异性的表观遗传数据证据

CRPS 的表观遗传学是一个崭新的领域。至今，仅有一份手稿描述了 CRPS 的表观遗传学，但是这些并非原创性研究[318,319]。因此，在将来进行针对 CRPS 患者或动物模型的表观遗传学研究时，有大量潜在的研究方向。

总结

- 表观遗传学是通过改变基因表达来调节某一器官或其部分功能的研究，而不是改变 DNA 的排序。
- 表观遗传学机制是调节单个基因或整个基因组，这样的变化可以是遗传性的、环境所诱导的或药物造成的变化。
- 表观遗传学机制也影响患者对慢性疼痛、焦虑、抑郁、其他精神疾病和神经退行性疾病的易感性。
- 表观遗传学在疼痛感知、神经病理性疼痛的发生和疼痛的中枢敏感化中起到一定作用。
- 表观遗传学机制在 CRPS 的一系列过程中起到作用，但是需要特异性针对此综合征的研究来证实从其他患者群体或动物模型中所得到的理论和结论。

筛查策略

概述

尽管有很多研究关注 CRPS 的病理生理机制或治疗，但是很少有研究涉及预测模型或筛查策略。已经有学者试图明确 CRPS 的高危群体,主要是肢体骨折的患者,但是在容易发生 CRPS 的患者和手术因素之间尚未达成一致性。至今尚无普遍应用的针对 CRPS 患者的筛查算法或工具,未来设计出这样一个工具将是极为有用的。

正是认识到了 CRPS 的病理发生机制和病理生理机制是多因素的,一项研究通过关注显著的高危群体(接受手术的肢体骨折患者)来试图明确容易发生 CRPS 的患者和手术因素[320]。在一项回顾性研究中,纳入了 2007—2010 年在日本接受肢体骨折切开内固定术的 185 378 例患者,该研究利用了多变量 Logistic 回归分析明确了数个显著的变量。前臂、腕关节和手部骨折的患者发生 CRPS 的风险是上臂或肩关节骨折患者的 2.81 倍(比值比 2.81,95% 置信区间为 1.25 ~ 6.30,$P = 0.012$)。股骨骨折与 CRPS 的发生呈负相关,比值比为 0.05(95% 置信区间为 0.01 ~ 0.28,$P < 0.001$)。多发性骨折和肢体其他部位的骨折与 CRPS 的发生并无显著的相关性。年龄和性别与 CRPS 的发生并无显著的相关性;所使用的麻醉类型(局部麻醉与全身麻醉)与 CRPS 的发生也无显著的相关性。然而,麻醉的时间却与 CRPS 的发生显著相关。在麻醉时间超过 2 小时的患者中,CRPS 的发生风险增加 3.15 倍(比值比 3.15,95% 置信区间为 1.24 ~ 7.97,$P = 0.016$),而在麻醉时间超过 3 小时的患者中发生风险增加 5.73 倍(比值比 5.73,95% 置信区间为 2.31 ~ 14.24,$P < 0.001$)。麻醉的时间或反映了手术的复杂性,并且止血带使用的时间也更长,所以肢体更易缺血,但是相关的数据并无报道。还需要注意的是,该群体中的 CRPS 发生率相对较低(39 例),显著低于数项腕关节骨折的前瞻性研究中报道的结果。但是,这些数据为未来的研究指明了数个方向,包括围术期预防策略,尤其是针对高危患者(腕关节或手部手术,手术时间较长)。

在一项纳入 596 例单部位骨折患者的前瞻性研究中(其中 7.0% 发生了 CRPS Ⅰ 型),没有发现与 CRPS 发生相关的精神心理因素。事实上,该研究的作者发现研究中患者的评分与一般人群相似,精神症状的发生率较一般的疼痛或精神疾病者少[321]。尽管没有精神心理因素与 CRPS 的发生相关,但是该研究发现踝关节骨折、骨折 – 脱位、关节内骨折可预测 CRPS 的发生。

另有一项研究,虽然规模较小($n = 27$),但是该前瞻性研究纳入了桡骨骨折的患者,在监测是否发生 CRPS 的同时,评估比较了患者交感紧张性和对热和冷的反应。在 27 例患者中有 4 例表现出了 CRPS 的症状,2 例得到了确诊。虽然仅有数例 CRPS 患者,该研究的作者仍然发现交感神经紊乱(使用激光多普勒流量计进行评估)与 CRPS 发生之间存在显著相关性[322,336]。这样的发现虽然为 CRPS 的筛查、早期诊断和治疗或预防提供了应用前景,但是仍然需要更大型和有力的研究来精炼筛查技术和验证目前的发现。

总结

• 很少有研究提供数据来确定 CRPS 发生的预测因素。

• 研究间的结果差异显著。

• 至今尚无针对 CPRS 发生的通用筛查工具。

• 针对 CRPS 发生的可靠的筛查工具在很大程度上有助于 CRPS 的预防、早期诊断和有利治疗。

表 9.1 CRPS 发生的预测因素总结

研究	Sumitani 2014[320]	Beerthuizen 2011[321]	Zollinger 2007[323]	Schurmann 2000[324]
人群	·肢体骨折患者，接受切开内固定术，日本	·急诊室的单个肢体骨折患者，荷兰	·腕关节骨折患者，荷兰	·桡骨远端骨折患者，德国
阳性预测因素	·肢体骨折部位（前臂、腕关节或手） ·麻醉时间	·踝关节骨折 ·骨折脱位 ·关节内骨折	·早期术后石膏相关的激惹 ·女性	·交感神经系统紊乱（应用激光多普勒流量计评估）
阴性预测因素	·肢体骨折部位（股骨）	·未报道	·未报道	·未报道
没有预测价值的因素	·其他肢体骨折部位 ·多发肢体骨折 ·年龄 ·性别 ·局部麻醉和全身麻醉	·所有分析的精神因素（症状检查表-90） ·年龄 ·性别 ·教育 ·骨折治疗的类型 ·优势侧手	·骨折在身体的哪一侧 ·优势侧手 ·骨折的类型 ·脱位 ·骨折治疗的类型	·未报道

自由基清除剂

概述

在某些情况下,CRPS 的发病率会显著高于普通人群。在手部手术后或腕关节骨折术后的患者中,据报道 CRPS 的发病率为 4.2% ～38.3%[323－339]。在足踝手术后的患者中,据报道 CRPS 的发病率为 1.7% ～9.6%[330]。

在 20 世纪 80 年代,报道指出活性氧在 CRPS 病理生理过程中可能发挥了显著作用[331,332]。自此,数个研究证明了这一结果,并且将知识体系扩展至炎症和活性氧自由基在 CRPS 病理生理过程中起到的作用[333－335]。最近,将自由基清除剂作为 CRPS 的一个潜在的治疗手段,自由基清除剂或在 CRPS 的预防和早期治疗中起到双重作用。已经评估了抗坏血酸(维生素 C)、甘露醇、二甲基亚砜(DMSO)和 N－乙酰半胱氨酸(NAC)在这方面的作用。

维生素 C(抗坏血酸)

两项随机对照安慰剂双盲研究和一项观察性研究对维生素 C 进行了评估[313,326,329]。1999 年进行了第一项安慰剂对照研究,该研究中接受腕关节骨折手术的受试者自手术当天开始口服 500mg 维生素 C,共服用 50 天,结果提示口服维生素 C 能显著降低 CRPS 的发病率(维生素 C 组为 7%,安慰剂组为 22%)。该研究的作者也发现佩戴石膏时的不适也与 CRPS 的发生显著相关,这在腕关节骨折的患者中具有预测价值[329]。第二项研究为观察性研究,该研究所纳入的受试者为桡骨远端骨折的患者,在 1999 年前未给予维生素 C 治疗的受试者作为对照组,之后在 1999—2002 年期间,所有的桡骨远端骨折患者在手术当天都开始接受 1g 维生素 C 的口服治疗,用药时间为 45 天(干预组)。研究发现,CRPS 的发病率在干预组显著降低(2.1%),在对照组中则为 10%[326]。第三项研究是一项多中心随机双盲安慰剂对照、剂量反应性研究,该研究中显著扩大了样本量,研究中又分为 3 个治疗剂量(分别是每日 200mg、500mg 和 1500mg 维生素 C)。所有的受试者(安慰剂组和治疗组)都在手术当天开始治疗,治疗时间持续 50 天。与安慰剂对照组相比,200mg 剂量组并未显示出显著改善,但是 500mg 剂量组和 1500mg 剂量组在随访中所出现的 CRPS 患者显著减少,在这两个剂量组之间并不存在显著差异(这两组与安慰剂组分别进行比较的相对危险度都为 0.17)。因此,该研究的作者认为 500mg 的维生素 C 是能取得期望疗效的适宜剂量。该研究的作者也发现早期石膏固定不适也是造成 CRPS 发病的显著预测因素(比值比为 5.35,95% 置信区间为 2.13～13.42),这一结果与 1999 年所进行的研究结果一致[323,329]。

2009 年发表的一项单项观察性研究评估了维生素 C 对足踝手术的影响。2002—2003 年的患者没有接受维生素 C 治疗,而 2003—2004 年的患者则自手术之日开始口服 1g 维生素 C,治疗持续 45 天。该研究的结果与上文所提及的腕关节手术研究结果一致,表现为与非治疗组相比,维生素 C 组中发生 CRPS 的受试者显著减少[330]。在 2010 年,一项前瞻性开放式标签观察性研究纳入了接受拇指基底部假体手术的患者,在手术前即给予每日口服 500mg 维生素 C,该研究的结果也与之前腕关节骨折手术研究的结果相符。该研究中的 40 例患者都未出现 CRPS 的症状或体征。该研究结果与历史文献报道进行了比较,后者所纳入的 38 例患者中有 5 例在接受相同的手术后出现了 CRPS[336]。

综合上述研究,这些数据都支持使用维生素 C 治疗,但是仍然存在很多问题,如药物作用的特异机制、治疗的时机和持续时间,以及治疗失败的决定因素,这些问题都需要进一步研究。此外,针对不同 CRPS 亚型(如急性或慢性、皮温高或皮温低)患者的特异性研究有助于优化这一预防性治疗的疗效。

甘露醇

与维生素 C 相似,甘露醇也是一种自由基清除剂,也在 CRPS 患者中进行研究。然而,需要明确的是,虽然甘露醇也用于 CRPS 的治疗,但是维生素 C 是唯一用于 CRPS 患者预防性治疗的自由基清除剂。之后所讨论的其他自由基清除剂(包括甘露醇在内),都已用于急慢性 CRPS 的治疗,尚未有研究探讨它们的预防性作用。

在 1994 年,有一项前瞻性研究纳入了 30 例 CRPS 患者,这些患者每日静滴甘露醇,共计 1 月,研究发现,这些患者手部握力增加,并且闪烁扫描成像所显示的骨密度有所改善[337]。在 2008 年,有一项针对 CRPS Ⅰ型患者的(症状出现少于 4 个月)前瞻性开放式标签观察性研究,该研究中所有的患者都接受甘露醇和地塞米松静滴,时间持续 1 周,在患者入组时、1 周治疗结束时和治疗后 9 个月时分别对其进行评估。该研究的作者发现所纳入患者的症状和体征(包括疼痛、关节活动度和手握力)都有显著和持续的改善[338]。该研究所获得的成功也支持上文所提及的腕关节、手、足和踝关节手术研究的结果,但是治疗成功也可能是治疗时机的作用。所有的这些研究所纳入的受试者都是还没有发展至 CRPS 的患者或 CRPS 早期患者("皮温高"的 CRPS)。

2010 年,有研究将甘露醇作为补救疗法进行了评估(与已经接受过的 CRPS 治疗相结合),研究所纳入的受试者是急慢性期的 CRPS Ⅰ型患者。在 1 个月随访时,79.3% 患者的疼痛得到了改善,85.5% 患者受累部位的皮温得到了改善,61.0% 患者关节活动度得到了改善。与"皮温低"和慢性期 CRPS 患者相比,甘露醇治疗对"皮温高"(比值比为 6.30,95% 置信区间为 2.37~16.75)和急性期 CRPS(比值比为 6.15,95% 置信区间为 1.54~24.50)患者更有效[339]。

2008 年的一项随机双盲安慰剂对照研究也应用了 10% 的甘露醇,但并未发现在缓解 CRPS 症状方面甘露醇较安慰剂更有效。该研究在方法学上较既往研究有所不同,并且也纳入了较多慢性期患者(症状较轻)[340]。因此,需要进一步的研究来证实阳性结果或阴性结果,所设计的研究要能阐明甘露醇在不同亚型的 CRPS(如急性/慢性、皮温高/皮温低)患者中起效的机制,这将有助于指导设计大型的临床试验。

二甲基亚砜(DMSO)和 N - 乙酰半胱氨酸(NAC)

DMSO 是一种自由基清除剂,可以 50% 浓度的乳膏的形式用于 CRPS 患者。发表于 1996 年的一项前瞻性随机双盲安慰剂对照研究的报道结果是,与安慰剂组的受试者相比,治疗组受试者的疼痛评分和患者症状改善更为显著[341]。2003 年报道的另一项安慰剂对照前瞻性随机研究也证实了上述研究的结果,2003 年的研究还增加了一个 NAC 治疗组,但不同治疗组中的差异极小。对患者亚组进行 Post‑hoc 分析发现,DMSO 对"皮温高"的 CRPS 患者更有效,而 NAC 对"皮温低"的 CRPS 患者更有效[340]。对该研究人群进行单独分析发现,DMSO 的成本‑效益更高[342]。

综合上述研究,这些数据支持使用 DMSO 或 NAC,并为未来的研究预留了空间。首先,DMSO 和 NAC 都有除自由基清除剂以外的作用,关注其个体作用的研究或能更深入地洞悉如何进一步优化 CRPS 的治疗。尽管未来可针对不同亚组的 CRPS 患者、剂量‑反应性和剂量‑治疗时间优化性进行研究,但仍需要将 DMSO 和 NAC 与维生素 C、甘露醇或其他自由基清除剂进行疗效比较。

总结

- 氧自由基在 CRPS 的病理生理学中起到重要作用。
- 对腕关节骨折的患者若自手术当日给予每日口服维生素 C 500mg 及以上剂量并维持 45~50 天,则能有效减少 CRPS 在此类患者中的发病率。
- 至今,维生素 C 是唯一经研究验证可用于预防 CRPS 发生的治疗方案。
- 将甘露醇作为氧自由基清除剂静滴也能用于 CRPS 治疗。虽然早期证据显示该治疗有效,但唯一的盲法安慰剂对照研究并未显示出治疗相较于安慰剂的优势。
- DMSO 和 NAC 也能有效减轻 CRPS 的症状,并且 DMSO 所具有的成本‑效益更高。
- 有些证据提示甘露醇和 DMSO 或对急性期和"皮温高"的 CRPS 患者更有效,而 NAC 或对"皮温低"的 CRPS 患者更有效。

麻醉策略

概述

在与 CRPS 发生相关的麻醉药物、技术、因果关系和方案方面,鲜有研究存在。这仍然是一个开放的领域,可供未来研究者进一步探索 CRPS 病理机制和病理生理相关的各个方面。肢体骨折的外科患者较一般人群而言更容易发生 CRPS,由于麻醉与 CRPS 的发生有关,因此需要探讨麻醉适应证。然而至今为止,仅评估了麻醉的类型(局部麻醉与全身麻醉)和麻醉时间。

麻醉的类型和时间

从理论上而言,使用局部麻醉能够预防 CRPS 的发生[343,344]。但是,既往的一例病例报道中指出,局部麻醉所造成的臂丛损伤也是造成 CRPS 发生的原因[345]。巴西的一项研究纳入了 301 例拟接受腕管松解术后的患者,前瞻性地将其分为局部麻醉组或全身麻醉组,研究者未发现麻醉技术和 CRPS 发生之间存在联系。该研究似乎也未受到样本量的限制,因为该研究中有共有 25 例患者出现 CRPS,其发生率为 8.3%[327]。相似地,日本利用日本国家数据库中对肢体骨折的患者进行回顾性分析,结果提示麻醉类型和 CRPS

之间不存在联系,但是该研究的确反映出麻醉时间和 CRPS 发生之间存在阳性相关。与麻醉时间在 2 小时以内的患者相比,麻醉时间超过 2 小时和 3 小时的患者发生 CRPS 的可能性分别增加 3.15 倍和 5.73 倍。这种联系可能是由损伤或手术类型、止血带使用的时间或其他延长麻醉时间的因素综合作用而成,而并非是麻醉和 CRPS 病理过程间的直接因果关系[320]。

总结

- 麻醉药物、技术、因果关系和策略与 CRPS 病理发生过程的相关性尚未得到充分研究。
- 根据目前现有的数据,全身麻醉和局部麻醉在 CRPS 病理过程中所起的作用并无显著差异。
- 切开内固定术的麻醉时间与 CRPS 发生可能之间呈阳性相关,但是这一联系可能是损伤或手术、止血带使用时间或其他延长麻醉时间的因素综合作用所造成的,而不是麻醉和 CRPS 病理过程之间的直接因果联系。还需要进行进一步的前瞻性研究来评估造成这些结果的原因。

参考文献

[1] Melzack R, Wall PD. Pain mechanisms:a new theory. *Science*. 1965,150(3699), 971 – 979. PubMed PMID, 5320816.

[2] Sarramon JP, Lazorthes Y, Buffet J, Sedan R, Bourhis A, Sarrazin L. [Spinal cord neurostimulation in neurogenic bladder]. *J Urol Nephrol* (Paris). 1974, 80(12 pt 2), 287 – 289. PubMed PMID, 4469297.

[3] Smirnov VM, Iovlev BV. [Mathematical-statistical analysis of changes in Parkinsonian tremor during diagnostic electric stimulation of deep brain structures]. *Vopr Neirokhir*. 1974(5), 40 – 46. PubMed PMID, 4420771.

[4] Dubois MY, Gallagher RM, Lippe, PM. Pain medicine position paper. *Pain Med*. 2009, 10(6), 972 – 1000. doi: 10.1111/j.1526 – 4637.2009.00696. x. PubMed PMID, 19772540.

[5] Levy R, Deer TR, Henderson J. Intracranial neurostimulation for pain control: a review. Pain Physician. 2010, 13(2), 157 – 165. *PubMed PMID*,20309382.

[6] Parmar VK, Gee L, Smith H, Pilitsis JG. Supraspinal stimulation for treatment of refractory pain. *Clin Neurol Neurosurg*. 2014, 123, 155 – 163 . doi: 10.1016/j. clineuro. 2014. 05. 026. PubMed PMID, 24956545.

[7] Hosobuchi Y, Adams JE, Linchitz R. Pain relief by electrical stimulation of the central gray matter in humans and its reversal by naloxone. *Science*. 1977,197(4299), 183 – 186. PubMed PMID, 301658.

[8] Mazars GJ. Intermittent stimulation of nucleus ventralis posterolateralis for intractable pain. *Surg Neurol*. 1975,4(1),93 – 95. PubMed PMID,1080908.

[9] Richardson DE, Akil H. Pain reduction by electrical brain stimulation in man. Part 1 : Acute administration in periaqueductal and periventricular sites. *J Neurosurg*. 1977, 47(2), 178 – 183. doi:10.3171/jns.

1977. 47. 2. 0178. PubMed PMID, 327030.

[10] Richardson DE, Akil H. Pain reduction by electrical brain stimulation in man. Part 2: Chronic self-administration in the periventricular gray matter. *J Neurosurg*. 1977, 47(2), 184 – 194. doi:10. 3171/jns. 1977. 47. 2. 0184. PubMed PMID, 301558.

[11] Schvarcz JR. Chronic self-stimulation of the medial posterior inferior thalamus for the alleviation of deafferentation pain. *Acta Neurochir Suppl*(Wien). 1980, 30, 295 – 301. PubMed PMID, 6937110.

[12] Tsubokawa T, Yamamoto T, Katayama Y, Moriyasu N. Clinical results and physiological basis of thalamic relay nucleus stimulation for relief of intractable pain with morphine tolerance. *Appl Neurophysiol*. 1982,45(1 – 2), 143 – 155. PubMed PMID, 6977315.

[13] Turnbull IM, Shulman R, Woodhurst WB. Thalamic stimulation for neuropathic pain. *J Neurosurg*. 1980, 52(4), 486 – 493. doi:10. 3171/jns. 1980. 52. 4. 0486. PubMed PMID, 6966326.

[14] Young RF, Kroening R, Fulton W, Feldman RA, Chambi I. Electrical stimulation of the brain in treatment of chronic pain. Experience over 5 years. *J Neurosurg*. 1985, 62(3),389 – 396. doi:10. 3171/jns. 1985. 62. 3. 0389. PubMed PMID, 3871844.

[15] Levy RM, Lamb S, Adams JE. Treatment of chronic pain by deep brain stimulation: long term follow-up and review of the literature. *Neurosurgery*. 1987,21(6), 885 – 893. PubMed PMID, 3325851.

[16] Boivie J, Meyerson BA. A correlative anatomical and clinical study of pain suppression by deep brain stimulation. *Pain*. 1982,13(2), 113 – 126. PubMed PMID, 6750509.

[17] Sillery E, Bittar RG, Robson MD, Behrens TE, Stein J, Aziz TZ, Johansen-Berg H. Connectivity of the human periventricular-periaqueductal gray region. *J Neurosurg*. 2005,103(6), 1030 – 1034. doi:10. 3171/jns. 2005. 103. 6. 1030. PubMed PMID, 16381189.

[18] Dionne RA, Mueller GP, Young RF, Greenberg RP, Hargreaves KM, Gracely R, Dubner R. Contrast medium causes the apparent increase in beta-endorphin levels in human cerebrospinal fluid following brain stimulation. *Pain*. 1984, 20(4), 313 – 321. PubMed PMID, 6097857.

[19] Adams JE. Naloxone reversal of analgesia produced by brain stimulation in the human. *Pain*. 1976, 2(2), 161 – 166. PubMed PMID,800249.

[20] Hosobuchi Y, Rossier J, Bloom FE, Guillemin R. Stimulation of human periaqueductal gray for pain relief increases immunoreactive beta-endorphin in ventricular fluid. *Science*. 1979,203(4377), 279 – 281. PubMed PMID,83674.

[21] Hamani C, Schwalb JM, Rezai AR, Dostrovsky JO, Davis KD, Lozano AM. Deep brain stimulation for chronic neuropathic pain, long-term outcome and the incidence of insertional effect. *Pain*. 2006, 125(1 – 2), 188 – 196. doi: 10. 1016/j. pain. 2006. 05. 019. PubMed PMID, 16797842.

[22] Kumar K, Toth C, Nath RK. Deep brain stimulation for intractable pain: a 15-year experience. *Neurosurgery*. 1997,40(4), 736 – 746, discussion 746 – 737. PubMed PMID, 9092847.

[23] Bittar RG, Kar-Purkayastha I, Owen SL, Bear RE, Green A, Wang S, Aziz TZ. Deep brain stimulation for pain relief: a meta-analysis. *J Clin Neurosci*. 2005,12(5), 515 – 519. doi:10. 1016/j. j ocn. 2004. 10. 005. PubMed PMID, 15993077.

[24] Boccard SG, Pereira EA, Moir L, Aziz TZ, Green AL. Long-term outcomes of deep brain stimulation for

neuropathic pain. *Neurosurgery*. 2013,72(2), 221 – 230, discussion 231. doi:10. 1227/NEU. 0b0 13 e31827b97d6. PubMed PMID, 23149975.

[25] Katayama Y, Yamamoto T, Kobayashi K, Kasai M, Oshima H, Fukaya C. Motor cortex stimulation for phantom limb pain: comprehensive therapy with spinal cord and thalamic stimulation. *Stereotact Funct Neurosurg*. 2001,77(1 –4), 159 – 162. doi:64593. PubMed PMID, 12378068.

[26] Owen SL, Green AL, Nandi DD, Bittar RG, Wang S, Aziz TZ. Deep brain stimulation for neuropathic pain. *Acta Neurochir Suppl*. 2007,97(Pt 2), 111 – 116. PubMed PMID, 17691296.

[27] Hosobuchi Y. Subcortical electrical stimulation for control of intractable pain in humans. Report of 122 cases(1970 – 1984). *J Neurosurg*. 1986, 64(4), 543 – 553. doi: 10. 3171/jns. 1986. 64. 4. 0543. PubMed PMID, 3485191.

[28] Previnaire JG, Nguyen JP, Perrouin-Verbe B, Fattal C. Chronic neuropathic pain in spinal cord injury: efficiency of deep brain and motor cortex stimulation therapies for neuropathic pain in spinal cord injury patients. *Ann Phys Rehabil Med*. 2009,52(2), 188 – 193. doi:10. 1016/j. rehab. 2008. 12. 002. PubMed PMID, 19909709.

[29] Broggi G, Franzini A, Leone M, Bussone G. Update on neurosurgical treatment of chronic trigeminal autonomic cephalalgias and atypical facial pain with deep brain stimulation of posterior hypothalamus: results and comments. *Neurol Sci*. 2007,28 Suppl 2, S138 – 145. doi:10. 1007/s10072 – 007 – 0767 – 3. PubMed PMID, 17508161.

[30] Fontaine D, Lazorthes Y, Mertens P, Blond S, Geraud G, Fabre N, Navez M, Lucas C, Dubois F, Gonfrier S, Paquis P, Lanteri-Minet M. Safety and efficacy of deep brain stimulation in refractory cluster headache: a randomized placebo-controlled double-blind trial followed by a 1-year open extension. *J Headache Pain*. 2010, 11(1), 23 – 31. doi: 10. 1007/s 10 194 – 009 – 0169 – 4. PubMed PMID, 1993 6616.

[31] Leone M, Franzini A, Broggi G, Bussone G. Hypothalamic stimulation for intractable cluster headache: long-term experience. *Neurology*. 2006, 67(1), 150 – 152. doi: 10. 1212/01. wnl. 0000223 319. 56699. 8a. PubMed PMID,16832097.

[32] Videnovic A, Metman LV. Deep brain stimulation for Parkinson's disease: prevalence of adverse events and need for standardized reporting. *Mov Disord*. 2008,23(3),343 – 349. doi:10. 1002/mds. 21753. PubMed PMID, 17987644.

[33] Garcia-Larrea L, Peyron R. Motor cortex stimulation for neuropathic pain: From phenomenology to mechanisms. *Neuroitnage*. 2007, 37 Suppl 1, S71 – 79. doi: 10. 1016/j. neuroimage. 2007. 05. 062. PubMed PMID,17644413.

[34] Peyron R, Faillenot I, Mertens P, Laurent B, Garcia-Larrea L. Motor cortex stimulation in neuropathic pain. Correlations between analgesic effect and hemodynamic changes in the brain. A PET study. *Neuroimage*. 2007, 34(1), 310 – 321. doi: 10. 1016/j. neuroimage. 2006. 08. 037. PubMed PMID, 17055297.

[35] Meyerson B. Motor cortex stimulation-effective for neuropathic pain but the mode of action remains illusive. *Pain*. 2005, 118(1 – 2), 6 – 7. doi: 10. 1016/j. pain. 2005. 07. 019. PubMed PMID,

16202535.

[36] Velasco F, Carrillo-Ruiz JD, Castro G, Arguelles C, Velasco AL, Kassian A, Guevara U. Motor cortex electrical stimulation applied to patients with complex regional pain syndrome. *Pain*. 2009, 147(1 – 3), 91 – 98. doi:10. 1016/j. pain. 2009. 08. 024. PubMed PMID, 19793621.

[37] Fonoff ET, Hamani C, Ciampi de Andrade D, Yeng LT, Marcolin MA, Jacobsen Teixeira M. Pain relief and functional recovery in patients with complex regional pain syndrome after motor cortex stimulation. *Stereotact Funct Neurosurg*. 2011, 89 (3), 167 – 172. doi: 10. 1159/000324895. PubMed PMID, 21494069.

[38] Garcia-Larrea L, Peyron R, Mertens P, Gregoire MC, Lavenne F, Bonnefoi F, Mauguiere F, Laurent B, Sindou M. Positron emission tomography during motor cortex stimulation for pain control. *Stereotact Funct Neurosurg*. 1997, 68(1 – 4 Pt 1), 141 – 148. PubMed PMID, 9711707.

[39] Garcia-Larrea L, Peyron R, Mertens P, Gregoire MC, Lavenne F, Le Bars D, Convers P, Mauguiere F, Sindou M, Laurent B. Electrical stimulation of motor cortex for pain control: a combined PET-scan and electrophysiological study. *Pain*. 1999, 83(2), 259 – 273. PubMed PMID, 10534598.

[40] Peyron R, Garcia-Larrea L, Deiber MP, Cinotti L, Convers P, Sindou M, Mauguiere F, Laurent B. Electrical stimulation of precentral cortical area in the treatment of central pain: electrophysiological and PET study. *Pain*. 1995, 62(3), 275 – 286. PubMed PMID, 8657427.

[41] Brown JA, Barbaro NM. Motor cortex stimulation for central and neuropathic pain: current status. *Pain*. 2003, 104(3), 431 – 435. PubMed PMID, 12927615.

[42] Nguyen JP, Keravel Y, Feve A, Uchiyama T, Cesaro P, Le Guerinel C, Pollin B. Treatment of deafferentation pain by chronic stimulation of the motor cortex: report of a series of 20 cases. *Acta Neurochir Suppl*. 1997, 68, 54 – 60. PubMed PMID, 9233414.

[43] Nguyen JP, Lefaucheur JP, Decq P, Uchiyama T, Carpentier A, Fontaine D, Brugieres P, Pollin B, Feve A, Rostaing S, Cesaro P, Keravel Y. Chronic motor cortex stimulation in the treatment of central and neuropathic pain. Correlations between clinical, electrophysiological and anatomical data. *Pain*. 1999, 82(3), 245 – 251. PubMed PMID, 10488675.

[44] Ebel H, Rust D, Tronnier V, Boker D, Kunze S. Chronic precentral stimulation in trigeminal neuropathic pain. *Acta Neurochir (Wien)*. 1996, 138(11), 1300 – 1306. PubMed PMID, 8980733.

[45] Meyerson BA, Lindblom U, Linderoth B, Lind G, Herregodts P. Motor cortex stimulation as treatment of trigeminal neuropathic pain. *Acta Neurochir Suppl (Wien)*. 1993, 58, 150 – 153. PubMed PMID, 8109279.

[46] Rainov NG, Fels C, Heidecke V, Burkert W. Epidural electrical stimulation of the motor cortex in patients with facial neuralgia. *Clin Neurol Neurosurg*. 1997, 99(3), 205 – 209. PubMed PMID, 9350402.

[47] Saitoh Y, Hirano S, Kato A, Kishima H, Hirata M, Yamamoto K, Yoshimine T. Motor cortex stimulation for deafferentation pain. *Neurosurg Focus*. 2001, 11 (3), E1. doi: 10. 3171/foc. 2001. 11. 3. 2. PubMed PMID, 16519421.

[48] Tsubokawa T, Katayama Y, Yamamoto T, Hirayama T, Koyama S. Chronic motor cortex stimulation for the treatment of central pain. *Acta Neurochir Suppl (Wien)*. 1991, 52, 137 – 139. PubMed PMID,

1792954.

[49] Tsubokawa T, Katayama Y, Yamamoto T, Hirayama T, Koyama S. Treatment of thalamic pain by chronic motor cortex stimulation. *Pacing Clin Electrophysiol*. 1991, 14(1), 131 – 134. PubMed PMID, 1705329.

[50] Lefaucheur JP, Keravel Y, Nguyen JP. Treatment of poststroke pain by epidural motor cortex stimulation with a new octopolar lead. *Neurosurgery*. 2011, 68(1 Suppl Operative), 180 – 187, discussion 187. doi: 10.1227/NEU.0b013e318207f896. PubMed PMID, 21206307.

[51] Pascual-Leone A, Tormos JM, Keenan J, Tarazona F, Canete C, Catala MD. Study and modulation of human cortical excitability with transcranial magnetic stimulation. *J Clin Neurophysiol*. 1998, 15(4), 333 – 343. PubMed PMID, 9736467.

[52] Plow EB, Pascual-Leone A, Machado A. Brain stimulation in the treatment of chronic neuropathic and non-cancerous pain. *J Pain*. 2012, 13(5), 411 – 424. doi: 10.1016/j.jpain.2012.02.001. PubMed PMID, 22484179.

[53] Barker AT, Jalinous R, Freeston IL. Non-invasive magnetic stimulation of human motor cortex. *Lancet*. 1985, 1(8437), 1106 – 1107. PubMed PMID, 2860322.

[54] de Andrade DC, Mhalla A, Adam F, Texeira MJ, Bouhassira D. Neuropharmacological basis of rTMS-induced analgesia: the role of endogenous opioids. *Pain*. 2011, 152(2), 320 – 326. doi: 10.1016/j.pain.2010.10.032. PubMed PMID, 21146300.

[55] Maarrawi J, Peyron R, Mertens P, Costes N, Magnin M, Sindou M, Laurent B, Garcia-Larrea, L. Motor cortex stimulation for pain control induces changes in the endogenous opioid system. *Neurology*. 2007, 69(9), 827 – 834. doi: 10.1212/01.wnl.0000269783.86997.37. PubMed PMID, 17724284.

[56] Nahmias F, Debes C, de Andrade DC, Mhalla A, Bouhassira D. Diffuse analgesic effects of unilateral repetitive transcranial magnetic stimulation (rTMS) in healthy volunteers. *Pain*. 2009, 147(1 – 3), 224 – 232. doi: 10.1016/j.pain.2009.09.016. PubMed PMID, 19822394.

[57] Lorenz J, Minoshima S, Casey KL. Keeping pain out of mind: the role of the dorsolateral prefrontal cortex in pain modulation. *Brain*. 2003, 126(Pt 5), 1079 – 1091. PubMed PMID, 12690048.

[58] Mylius V, Knaack A, Haag A, Teepker M, Oertel WH, Thut G, Hamer HM, Rosenow F. Effects of paired-pulse transcranial magnetic stimulation of the motor cortex on perception of experimentally induced pain. *Clin J Pain*. 2010, 26(7), 617 – 623. doi: 10.1097/AJP.0b013e3181dedf8a. PubMed PMID, 20639733.

[59] Lefaucheur JP, Holsheimer J, Goujon C, Keravel Y, Nguyen JP. Descending volleys generated by efficacious epidural motor cortex stimulation in patients with chronic neuropathic pain. *Exp Neurol*. 2010, 223 (2), 609 – 614. doi: 10.1016/j.expneurol.2010.02.008. PubMed PMID, 20188091.

[60] Pagano RL, Assis DV, Clara JA, Alves AS, Dale CS, Teixeira MJ, Fonoff ET, Britto LR. Transdural motor cortex stimulation reverses neuropathic pain in rats: a profile of neuronal activation. *Eur J Pain*. 2011, 15(3), 268 e261 – 214. doi: 10.1016/j.ejpain.2010.08.003. PubMed PMID, 20817578.

[61] Kishima H, Saitoh Y, Osaki Y, Nishimura H, Kato A, Hatazawa J, Yoshimine T. Motor cortex stimulation in patients with deafferentation pain: activation of the posterior insula and thalamus. *J Neurosurg*.

2007,107(1),43 - 48. doi:10. 3171/JNS - 07/07/0043. PubMed PMID,17639872.

[62] Ciampi de Andrade D, Mhalla A, Adam F, Texeira MJ, Bouhassira D. Repetitive transcranial magnetic stimulation induced analgesia depends on N-methyl-D-aspartate glutamate receptors. *Pain*. 2014, 155 (3),598 - 605. doi:10. 1016/j. pain. 2013. 12. 022. PubMed PMID,24342462.

[63] George MS, Wassermann EM, Williams WA, Callahan A, Ketter TA, Basser P, Hallett M, Post RM. Daily repetitive transcranial magnetic stimulation (rTMS) improves mood in depression. *Neuroreport*. 1995,6(14), 1853 - 1856. PubMed PMID, 8547583.

[64] Pascual-Leone A, Rubio B, Pallardo F, Catala MD. Rapid-rate transcranial magnetic stimulation of left dorsolateral prefrontal cortex in drug-resistant depression. *Lancet*. 1996, 348 (9022), 233 - 237. PubMed PMID,8684201.

[65] Pascual-Leone A, Valls-Sole J, Wassermann EM, Hallett M. Responses to rapid-rate transcranial magnetic stimulation of the human motor cortex. *Brain*. 1994, 117 (Pt 4), 847 - 858. PubMed PMID, 7922470.

[66] Lefaucheur JP, Drouot X, Keravel Y, Nguyen JP. Pain relief induced by repetitive transcranial magnetic stimulation of precentral cortex. *Neuroreport*. 2001,12(13), 2963 - 2965. PubMed PMID, 11588611.

[67] Lefaucheur JP, Drouot X, Nguyen JP. Interventional neurophysiology for pain control: duration of pain relief following repetitive transcranial magnetic stimulation of the motor cortex. *Neurophysiol Clin*. 2001, 31(4), 247 - 252. PubMed PMID,11601430.

[68] Brigo F, Storti M, Nardone R, Fiaschi A, Bongiovanni LG, Tezzon F, Manganotti P. Transcranial magnetic stimulation of visual cortex in migraine patients:a systematic review with meta-analysis. *J Headache Pain*. 2012, 13(5), 339 - 349. doi: 10. 1007/s 10194 - 012 - 0445 - 6. PubMed PMID,22535147.

[69] Tzabazis A, Aparici CM, Rowbotham MC, Schneider MB, Etkin A, Yeomans DC. Shaped magnetic field pulses by multi-coil repetitive transcranial magnetic stimulation (rTMS) differentially modulate anterior cingulate cortex responses and pain in volunteers and fibromyalgia patients. *Mol Pain*. 2013,9,33. doi: 10. 1186/1744 - 8069 - 9 - 33. PubMed PMID, 23819466.

[70] Onesti E, Gabriele M, Cambieri C, Ceccanti M, Raccah R, Di Stefano G, Biasiotta A, Truini A, Zangen A, Inghilleri M. H-coil repetitive transcranial magnetic stimulation for pain relief in patients with diabetic neuropathy. *Eur J Pain*. 2013,17(9), 1347 - 1356. doi: 10. 1002/j. 1532 - 2149. 2013. 00320. x. PubMed PMID, 23629867.

[71] Berlim MT, van den Eynde F, Tovar-Perdomo S, Daskalakis ZJ. Response, remission and drop-out rates following high-frequency repetitive transcranial magnetic stimulation (rTMS) for treating major depression: a systematic review and meta-analysis of randomized, double-blind and sham-controlled trials. *Psychol Med*. 2014, 44(2), 225 - 239. doi:10. 1017/S0033291713000512. PubMed PMID,23507264.

[72] Xie J, Chen J, Wei Q. Repetitive transcranial magnetic stimulation versus electroconvulsive therapy for major depression: a meta-analysis of stimulus parameter effects. *Neurol Res*. 2013, 35 (10), 1084 - 1091. doi:10. 1179/1743132813Y. 0000000245. PubMed PMID, 23889926.

[73] De Raedt R, Vanderhasselt MA, Baeken C. Neurostimulation as an intervention for treatment resistant depression: From research on mechanisms towards targeted neurocognitive strategies. *Clin Psychol Rev*.

2014. doi:10. 1016/j. cpr. 2014. 10. 006. PubMed PMID, 25468571.

[74] Liu B, Zhang Y, Zhang L, Li L. Repetitive transcranial magnetic stimulation as an augmentative strategy for treatment-resistant depression, a meta-analysis of randomized, double-blind and sham-controlled study. *BMC Psychiatry*. 2014, 14(1), 342. doi: 10.1186/s 12888 – 014 – 0342 – 4. PubMed PMID, 25433539.

[75] Gaynes BN, Lloyd SW, Lux L, Gartlehner G, Hansen RA, Brode S, Jonas DE, Swinson Evans T, Viswanathan M, Lohr KN. Repetitive transcranial magnetic stimulation for treatment-resistant depression: a systematic review and meta-analysis. *J Clin Psychiatry*. 2014, 75(5), 477 – 489, quiz 489. doi: 10. 4088/JCP. 13r08815. PubMed PMID,24922485.

[76] Kang BS, Shin HI, Bang MS. Effect of repetitive transcranial magnetic stimulation over the hand motor cortical area on central pain after spinal cord injury. *Arch Phys Med Rehabil*. 2009, 90(10), 1766 – 1771. doi: 10.1016/j. apmr. 2009. 04. 008. PubMed PMID,19801069.

[77] Passard A, Attal N, Benadhira R, Brasseur L, Saba G, Sichere P, Perrot S, Januel D, Bouhassira D. Effects of unilateral repetitive transcranial magnetic stimulation of the motor cortex on chronic widespread pain in fibromyalgia. *Brain*. 2007,130(Pt 10), 2661 – 2670. doi: 10.1093/brain/awm 189. PubMed PMID, 17872930.

[78] Galhardoni R, Correia GS, Araujo H, Fernandes DT, Kaziyama HH, Marcolin MA, Bouhassira D, Teixeira MJ, de Andrade DC. Repetitive Transcranial Magnetic Stimulation (rTMS) in Chronic Pain: a review of the literature. *Arch Phys Med Rehabil*. 2014. doi: 10. 1016/j. apmr. 2014. 11. 010. PubMed PMID,25437106.

[79] de Oliveira RA, de Andrade DC, Mendonca M, Barros R, Luvisoto T, Myczkowski ML, Marcolin MA, Teixeira MJ. Repetitive transcranial magnetic stimulation of the left premotor/dorsolateral prefrontal cortex does not have analgesic effect on central poststroke pain. *J Pain*. 2014, 15(12), 1271 – 1281. doi: 10. 1016/j. jpain. 2014. 09. 009. PubMed PMID, 25267523.

[80] Hosomi K, Shimokawa T, Ikoma K, Nakamura Y, Sugiyama K, Ugawa Y, Uozumi T, Yamamoto T, Saitoh Y. Daily repetitive transcranial magnetic stimulation of primary motor cortex for neuropathic pain: a randomized, multicenter, double-blind, crossover, sham-controlled trial. *Pain*. 2013, 154(7), 1065 – 1072. doi: 10. 1016/ j. pain. 2013. 03. 016. PubMed PMID,23623156.

[81] Eisenberg E, Chistyakov AV, Yudashkin M, Kaplan B, Hafner H, Feinsod M. Evidence for cortical hyperexcitability of the affected limb representation area in CRPS: a psychophysical and transcranial magnetic stimulation study. *Pain*. 2005, 113(1 – 2)199 – 105. doi: 10. 1016/j. pain. 2004. 09. 030. PubMed PMID, 15621369.

[82] Picarelli H, Teixeira MJ, de Andrade DC, Myczkowski ML, Luvisotto TB, Yeng LT, Fonoff ET, Pridmore S, Marcolin MA. Repetitive transcranial magnetic stimulation is efficacious as an add-on to pharmacological therapy in complex regional pain syndrome(CRPS) type I. *J Pain*. 2010, 11(11),1203 – 1210. doi: 10. 1016/j. jpain. 2010. 02. 006. PubMed PMID, 20430702.

[83] Turton AJ, McCabe CS, Harris N, Filipovic SR. Sensorimotor integration in Complex Regional Pain Syndrome: a transcranial magnetic stimulation study. *Pain*. 2007,127(3),270 – 275. doi:10. 1016/j. pain.

2006. 08. 021. PubMed PMID,17011705.

[84] Krause P, Forderreuther S, Straube A. TMS motor cortical brain mapping in patients with complex regional pain syndrome type I. *Clin Neurophysiol*. 2006, 117(1), 169 – 176. doi: 10. 1016/j. clinph. 2005. 09. 012. PubMed PMID,16326140.

[85] Krause P, Forderreuther S, Straube A. [Motor cortical representation in patients with complex regional pain syndrome: a TMS study]. *Schmerz*. 2006, 20(3),181 – 184, 186 – 188. doi: 10. 1007/s00482 – 005 – 0417 – 8. PubMed PMID, 16047170.

[86] Schwenkreis P, Janssen F, Rommel O, Pleger B, Volker B, Hosbach I, Dertwinkel R, Maier C, Tegenthoff M. Bilateral motor cortex disinhibition in complex regional pain syndrome (CRPS) type I of the hand. *Neurology*. 2003,61(4), 515 – 519. Epub 2003/08/27. PubMed PMID,12939426.

[87] Pleger B, Janssen F, Schwenkreis P, Volker B, Maier C, Tegenthoff M. Repetitive transcranial magnetic stimulation of the motor cortex attenuates pain perception in complex regional pain syndrome type I. *Neurosci Lett*. 2004, 356(2), 87 – 90. PubMed PMID,14746870.

[88] Berlim MT, Broadbent HJ, Van den Eynde F. Blinding integrity in randomized sham-controlled trials of repetitive transcranial magnetic stimulation for major depression: a systematic review and meta-analysis. *Int J Neuropsychopharmacol*. 2013,16(5), 1173 – 1181. doi:10. 1017/S1461145712001691. PubMed PMID, 23399312.

[89] Mhalla A, Baudic S, Ciampi de Andrade D, Gautron M, Perrot S, Teixeira MJ, Attal N, Bouhassira D. Long-term maintenance of the analgesic effects of transcranial magnetic stimulation in fibromyalgia. *Pain*. 2011,152(7), 1478 – 1485. doi: 10. 1016/j. pain. 2011. 01. 034. PubMed PMID,21397400.

[90] Boyer L, Dousset A, Roussel P, Dossetto N, Cammilleri S, Piano V, Khalfa S, Mundler O,Donnet A, Guedj E. rTMS in fibromyalgia: a randomized trial evaluating QoL and its brain metabolic substrate. *Neurology*. 2014, 82(14), 1231 – 1238. doi:10. 1212/WNL. 0000000000000280. PubMed PMID, 24670891.

[91] Ware JE, Jr. Sherbourne CD. The MOS 36-item short-form health survey (SF-36). I. Conceptual framework and item selection. *Med Care*. 1992,30(6), 473 – 483. PubMed PMID,1593914.

[92] Dubois PE, Ossemann M, de Fays K, De Bue P, Gourdin M, Jamart J, Vandermeeren Y. Postoperative analgesic effect of transcranial direct current stimulation in lumbar spine surgery: a randomized control trial. *Clin J Pain*. 2013, 29(8), 696 – 701. doi:10. 1097/ AJP. 0b013e31826fb302. PubMed PMID, 23719070.

[93] Chung SW, Hoy KE, Fitzgerald PB. Theta-Burst Stimulation: A New Form of Tms Treatment for Depression? *Depress Anxiety*. 2014. doi: 10. 1002/da. 22335. PubMed PMID,25450537.

[94] Jelic MB, Milanovic SD, Filipovic SR. Differential effects of facilitatory and inhibitory theta burst stimulation of the primary motor cortex on motor learning. *Clin Neurophysiol*. 2014. doi:10. 1016/j. clinph. 2014. 09. 003. PubMed PMID,25281475.

[95] Moisset X, Goudeau S, Poindessous-Jazat F, Baudic S, Clavelou P, Bouhassira D. Prolonged Continuous Theta-burst Stimulation is More Analgesic Than 'Classical' High Frequency Repetitive Transcranial Magnetic Stimulation. *Brain Stimul*. 2014. doi: 10. 1016/j. brs. 2014. 10. 006. PubMed PMID,

25456979.

[96] Baudic S, Attal N, Mhalla A, Ciampi de Andrade D, Perrot S, Bouhassira D. Unilateral repetitive transcranial magnetic stimulation of the motor cortex does not affect cognition in patients with fibromyalgia. *J Psychiatr Res*. 2013, 47 (1), 72 – 77. doi: 10. 1016/j. jpsychires. 2012. 09. 003. PubMed PMID, 23079535.

[97] Lefaucheur JP, Drouot X, Menard-Lefaucheur I, Zerah F, Bendib B, Cesaro P, Keravel Y, Nguyen JP. Neurogenic pain relief by repetitive transcranial magnetic cortical stimulation depends on the origin and the site of pain. *J Neurol Neurosur Psychiatry*. 2004, 75(4), 612 – 616. PubMed PMID, 15026508.

[98] Lefaucheur JP, Hatem S, Nineb A, Menard-Lefaucheur I, Wendling S, Keravel Y, Nguyen JP. Somatotopic organization of the analgesic effects of motor cortex rTMS in neuropathic pain. *Neurology*. 2006, 67 (11), 1998 – 2004. doi:10. 1212/0l. wnl. 0000247138. 85330. 88. PubMed PMID, 17159107.

[99] Pleger B, Draganski B, Schwenkreis P, Lenz M, Nicolas V, Maier C, Tegenthoff M. Complex regional pain syndrome type I affects brain structure in prefrontal and motor cortex. *PLoS One*. 2014, 9(1), e85372. doi:10. 1371/journal. pone. 0085372. PubMed PMID, 24416397.

[100] Schwenkreis P, Maier C, Tegenthoff M. Functional imaging of central nervous system involvement in complex regional pain syndrome. *AJNR Am J Neuroradiol*. 2009, 30(7), 1279 – 1284. doi:10. 3174/ajnr. A1630. PubMed PMID, 19386737.

[101] Baliki MN, Mansour AR, Baria AT, Apkarian AV. Functional reorganization of the default mode network across chronic pain conditions. *PLoS One*. 2014, 9(9), e106133. doi:10. 1371/journal. pone. 0106133. PubMed PMID, 25180885.

[102] Linnman C, Becerra L, Borsook D. Inflaming the brain: CRPS a model disease to understand neuroimmune interactions in chronic pain. *J Neuroimmune Pharmacol*. 2013, 8(3), 547 – 563. doi: 10. 1007/s11481 – 012 – 9422 – 8. PubMed PMID, 23188523.

[103] Linnman C, Becerra L, Lebel A, Berde C, Grant PE, Borsook D. Transient and persistent pain induced connectivity alterations in pediatric complex regional pain syndrome. *PLoS One*. 2013, 8(3), e57205. doi:10. 1371/journal. pone. 0057205. PubMed PMID, 23526938.

[104] Shiraishi S, Kobayashi H, Nihashi T, Kato K, Iwano S, Nishino M, Ishigaki T, Ikeda M, Kato T, Ito K, Kimura T. Cerebral glucose metabolism change in patients with complex regional pain syndrome: a PET study. *Radiat Med*. 2006, 24(5), 335 – 344. doi: 10. 1007/s11604 – 006 – 0035 – 0. PubMed PMID, 16958411.

[105] Schreiber KL, Campbell C, Martel MO, Greenbaum S, Wasan AD, Borsook D, Jamison RN, Edwards RR. Distraction analgesia in chronic pain patients: the impact of catastrophizing. *Anesthesiology*. 2014, 121(6), 1292 – 1301. doi:10. 1097/ALN. 0000000000000465. PubMed PMID, 25264596.

[106] Younger J, Aron A, Parke S, Chatterjee N, Mackey S. Viewing pictures of a romantic partner reduces experimental pain: involvement of neural reward systems. *PLoS One*. 2010, 5(10), e13309. doi:10. 1371/journal. pone. 0013309. PubMed PMID, 20967200.

[107] Galer BS, Bruehl S, Harden RN. IASP diagnostic criteria for complex regional pain syndrome: a preliminary empirical validation study. International Association for the Study of Pain. *Clin J Pain*. 1998, 14

（1），48 – 54. Epub 1998/04/16. PubMed PMID, 9535313.

[108] Reinders MF, Geertzen JH, Dijkstra PU. Complex regional pain syndrome type I : use of the International Association for the Study of Pain diagnostic criteria defined in 1994. *Clin J Pain*. 2002,18(4), 207 – 215. PubMed PMID, 12131062.

[109] Harden RN, Bruehl S, Stanton-Hicks M, Wilson PR. Proposed new diagnostic criteria for complex regional pain syndrome. *Pain Med*. 2007,8(4), 326 – 331. doi: 10. 1111/j. 1526 – 4637. 2006. 00169. x. PubMed PMID,17610454.

[110] Harden RN, Bruehl S,Galer BS, Saltz S, Bertram M, Backonja M, Gayles R, Rudin N, Bhugra MK, Stanton-Hicks M. Complex regional pain syndrome: are the IASP diagnostic criteria valid and sufficiently comprehensive? *Pain*. 1999,83(2), 211 – 219. Epub 1999/10/27. PubMed PMID, 10534592.

[111] Harden RN, Bruehl S, Perez RS, Birklein F, Marinus J, Maihofner C, Lubenow T, Buvanendran A, Mackey S, Graciosa J, Mogilevski M, Ramsden C, Chont M, Vatine JJ. Validation of proposed diagnostic criteria (the "Budapest Criteria") for Complex Regional Pain Syndrome. *Pain*. 2010, 150(2), 268 – 274. doi: 10. 1016/j. pain. 2010. 04. 030. PubMed PMID,20493633.

[112] Harden RN, Bruehl SP. Diagnosis of complex regional pain syndrome: signs, symptoms, and new empirically derived diagnostic criteria. *Clin J Pain*. 2006, 22 (5), 415 – 419. doi: 10. 1097/01. ajp. 0000194279. 36261. 3e. PubMed PMID,16772794.

[113] Bruehl S, Harden RN, Galer BS, Saltz S, Bertram M, Backonja M, Gayles R, Rudin N, Bhugra MK, Stanton-Hicks M. External validation of IASP diagnostic criteria for Complex Regional Pain Syndrome and proposed research diagnostic criteria. International Association for the Study of Pain. *Pain*. 1999, 81(1 – 2), 147 – 154. PubMed PMID,10353502.

[114] Bolwerk A, Seifert F, Maihofner C. Altered resting-state functional connectivity in complex regional pain syndrome. *J Pain*. 2013,14(10), 1107 – 1115 e1108. doi: 10. 1016/j. jpain. 2013. 04. 007. PubMed PMID,23791136.

[115] Peyron R, Schneider F, Faillenot I, Convers P, Barral FG, Garcia-Larrea L, Laurent B. An fMRI study of cortical representation of mechanical allodynia in patients with neuropathic pain. *Neurology*. 2004, 63(10), 1838 – 1846. PubMed PMID, 15557499.

[116] Tseng MT, Chiang MC, Chao CC, Tseng WY, Hsieh ST. fMRI evidence of degeneration-induced neuropathic pain in diabetes: enhanced limbic and striatal activations. *Hun Brain Mapp*. 2013,34(10), 2733 – 2746. doi:10. 1002/hbm. 22105. PubMed PMID, 22522975.

[117] Stude P, Enax-Krumova EK, Lenz M, Lissek S, Nicolas V, Peters S, Westermann A, Tegenthoff M, Maier C. Local anesthetic sympathectomy restores fMRI cortical maps in CRPS I after upper extremity stellate blockade: a prospective case study. *Pain Physician*. 2014, 17(5), E637 – 644. PubMed PMID, 25247914.

[118] Becerra L, Sava S, Simons LE, Drosos AM, Sethna N, Berde C, Lebel AA, Borsook D. Intrinsic brain networks normalize with treatment in pediatric complex regional pain syndrome. *Neuroimage Clin*. 2014, 6, 347 – 369. Doi:10. 1016/ j. nicl. 2014. 07. 012. PubMed PMID,25379449.

[119] Becerra L, Schwartzman RJ, Kiefer RT, Rohr P, Moulton EA, Wallin D, Pendse G, Morris S, Bor-

sook D. CNS Measures of Pain Responses Pre- and Post-Anesthetic Ketamine in a Patient with Complex Regional Pain Syndrome. *Pain Med*. 2009. doi: 10. 1111/j. 1526 – 4637. 2009. 00559. x. PubMed PMID,19254342.

[120] Chapin H, Bagarinao E, Mackey S. Real-time fMRI applied to pain management. *Neurosci Lett*. 2012, 520(2), 174 – 181. doi:10. 1016/j. neulet. 2012. 02. 076. PubMed PMID,22414861.

[121] deCharms RC, Maeda F, Glover GH, Ludlow D, Pauly JM, Soneji D, Gabrieli JD, Mackey SC. Control over brain activation and pain learned by using real-time functional MRI. *Proc Natl Acad* Sci USA. 2005,102(51),18626 – 18631 . doi: 10. 1073/pnas. 0505210102. PubMed PMID,16352728.

[122] Zotev V, Phillips R, Young KD, Drevets WC, Bodurka J. Prefrontal control of the amygdala during real-time fMRI neurofeedback training of emotion regulation. *PLoS One*. 2013,8(11), e79184. doi:10. 1371/journal. pone. 0079184. PubMed PMID, 24223175.

[123] Pachowicz M, Nocun A, Postepski J, Olesinska E, Emeryk A, Chrapko B. Complex Regional Pain Syndrome type I with atypical scintigraphic pattern—diagnosis and evaluation of the entity with three phase bone scintigraphy. A case report. *Nucl Med Rev Cent East Eur*. 2014, 17(2), 115 – 119. doi: 10. 5603/NMR. 2014. 0029. PubMed PMID,25088114.

[124] Lefaucheur JP, Menard-Lefaucheur I, Goujon C, Keravel Y, Nguyen JP. Predictive value of rTMS in the identification of responders to epidural motor cortex stimulation therapy for pain. *J Pain*. 2011,12 (10), 1102 – 1111. doi:10. 1016/j. jpain. 2011. 05. 004. PubMed PMID, 21807565.

[125] Borsook D, Becerra L, Fava M. Use of functional imaging across clinical phases in CNS drug development. *Transl Psychiatry*. 2013,3, e282. doi:10. 1038/tp. 2013. 43. PubMed PMID,23860483.

[126] Ushida T, Tani T, Kanbara T, Zinchuk VS, Kawasaki M, Yamamoto H. Analgesic effects of ketamine ointment in patients with complex regional pain syndrome type 1. *Reg Anesth Pain Med*. 2002,27(5), 524 – 528. PubMed PMID,12373705.

[127] Yanow J, Pappagallo M, Pillai L. Complex regional pain syndrome (CRPS/RSD) and neuropathic pain: role of intravenous bisphosphonates as analgesics. *Scientific World Journal*. 2008,8,229 – 236. doi:10. 1100/tsw. 2008. 33. PubMed PMID, 18661047.

[128] Breuer B, Pappagallo M, Ongseng F, Chen CI, Goldfarb R. An open-label pilot trial of ibandronate for complex regional pain syndrome. *Clin J Pain*. 2008, 24 (8), 685 – 689. doi: 10. 1097/AJP. 0b013e318175920f. PubMed PMID,18806533.

[129] Brunner F, Schmid A, Kissling R, Held U, Bachmann LM. Biphosphonates for the therapy of complex regional pain syndrome I—systematic review. *Eur J Pain*. 2009,13(1),17 – 21. doi:10. 1016/j. ejpain. 2008. 03. 005. PubMed PMID, 18440845.

[130] Cortet B, Flipo RM, Coquerelle P, Duquesnoy B, Delcambre B. Treatment of severe, recalcitrant reflex sympathetic dystrophy, assessment of efficacy and safety of the second generation bisphosphonate pamidronate. *Clin Rheumatol*. 1997,16(1),51 – 56. PubMed PMID, 9132326.

[131] Kubalek I, Fain O, Paries J, Kettaneh A, Thomas M. Treatment of reflex sympathetic dystrophy with pamidronate: 29 cases. *Rheumatology* (Oxford). 2001, 40 (12), 1394 – 1397. PubMedPMID, 11752511.

[132] Maillefert JF, Chatard C, Owen S, Peere T, Tavernier C, Tebib J. Treatment of refractory reflex sympathetic dystrophy with pamidronate. *Ann Rheum Dis.* 1995, 54(8), 687. PubMed PMID,7677451.

[133] Robinson JN, Sandom J, Chapman PT. Efficacy of pamidronate in complex regional pain syndrome type Ⅰ. *Pain Med.* 2004, 5(3),276 – 280. doi:10. 1111/j. 1526 – 4637. 2004. 04038. x. PubMed PMID, 15367305.

[134] Varenna M, Adami S, Rossini M, Gatti D, Idolazzi L, Zucchi F, Malavolta N, Sinigaglia L. Treatment of complex regional pain syndrome type Ⅰ with neridronate;a randomized, double-blind, placebo-controlled study. *Rheumatology* (Oxford). 2013, 52(3),534 – 542. doi:10. 1093/rheumatology/kes312. PubMed PMID,23204550.

[135] Varenna M, Zucchi F, Ghiringhelli D, Binelli L, Bevilacqua M, Bettica P, Sinigaglia L. Intravenous clodronate in the treatment of reflex sympathetic dystrophy syndrome. A randomized, double blind, placebo controlled study. *J Rheumatol.* 2000, 27(6), 1477 – 1483. PubMed PMID,10852274.

[136] Kosharskyy B, Almonte W, Shaparin N, Pappagallo M, Smith H. Intravenous infusions in chronic pain management. *Pain Physician.* 2013,16(3),231 – 249. PubMed PMID,23703410.

[137] Patil S, Anitescu M. Efficacy of outpatient ketamine infusions in refractory chronic pain syndromes;a 5-year retrospective analysis. *Pain Med.* 2012,13(2), 263 – 269. doi: 10. 1111/j. 1526 – 4637. 2011. 01241. x. PubMed PMID,21939497.

[138] Goldberg ME, Torjman MC, Schwartzman RJ, Mager DE, Wainer IW. Pharmacodynamic profiles of ketamine (R)-and (S)-with 5-day inpatient infusion for the treatment of complex regional pain syndrome. *Pain Physician.* 2010, 13(4),379 – 387. PubMed PMID, 20648207.

[139] Kapural L, Kapural M, Bensitel T, Sessler DI. Opioid-sparing effect of intravenous outpatient ketamine infusions appears short-lived in chronic-pain patients with high opioid requirements. *Pain Physician.* 2010, 13(4), 389 – 394. PubMed PMID,20648208.

[140] Koffler SP, Hampstead BM, Irani F, Tinker J, Kiefer RT, Rohr P, Schwartzman RJ. The neurocognitive effects of 5 day anesthetic ketamine for the treatment of refractory complex regional pain syndrome. *Arch Clin Neuropsychol.* 2007,22(6), 719 – 729. doi:10. 1016/j. acn. 2007. 05. 005. PubMed PMID, 17611073.

[141] Bell RF. Ketamine for chronic non-cancer pain. *Pain.* 2009, 141(3), 210 – 214. doi: 10. 1016/j. pain. 2008. 12. 003. PubMed PMID, 19128879.

[142] Correll GE, Maleki J, Gracely EJ, Muir JJ, Harbut RE. Subanesthetic ketamine infusion therapy; a retrospective analysis of a novel therapeutic approach to complex regional pain syndrome. *Pain Med.* 2004, 5(3),263 – 275. doi:10. 1111/j. 1526 – 4637. 2004. 04043. x. PubMed PMID, 15367304.

[143] Sigtermans MJ, van Hilten JJ, Bauer MC, Arbous MS, Marinus J, Sarton EY, Dahan A. Ketamine produces effective and long-term pain relief in patients with Complex Regional Pain Syndrome Type 1. *Pain.* 2009,145(3),304 – 311. doi: 10. 1016/j. pain. 2009. 06. 023. PubMed PMID, 19604642.

[144] Kiefer RT, Rohr P, Ploppa A, Dieterich HJ, Grothusen J, Koffler S, Altemeyer KH, Unertl K, Schwartzman RJ. Efficacy of ketamine in anesthetic dosage for the treatment of refractory complex regional pain syndrome;an open-label phase Ⅱ study. *Pain Med.* 2008, 9(8), 1173 – 1201. doi: 10. 1111/j.

1526 – 4637. 2007. 00402. x. PubMed PMID,18266808.

[145] Schwartzman RJ, Alexander GM, Grothusen JR, Paylor T, Reichenberger E, Perreault M. Outpatient intravenous ketamine for the treatment of complex regional pain syndrome:a double-blind placebo controlled study. *Pain*. 2009,147(1 – 3),107 – 115. doi:10. 1016/j. pain. 2009. 08. 015. PubMed PMID, 19783371.

[146] Dahan A, Olofsen E, Sigtermans M, Noppers I, Niesters M, Aarts L, Bauer M, Sarton E. Population pharmacokinetic-pharmacodynamic modeling of ketamine-induced pain relief of chronic pain. *Eur J Pain*. 2011,15(3),258 – 267. doi: 10. 1016/j. ejpain. 2010. 06. 016. PubMed PMID,20638877.

[147] Sigtermans M, Noppers I, Sarton E, Bauer M, Mooren R, Olofsen E, Dahan A. An observational study on the effect of S + -ketamine on chronic pain versus experimental acute pain in Complex Regional Pain Syndrome type 1 patients. *Eur J Pain*. 2010, 14(3),302 – 307. doi:1. 1016/j. ejpain. 2009. 05. 012. PubMed PMID,19540140.

[148] Kiefer RT, Rohr P, Ploppa A, Nohe B, Dieterich HJ, Grothusen J, Altemeyer KH, Unertl K, Schwartzman RJ. A pilot open-label study of the efficacy of subanesthetic isomeric S(+)-ketamine in refractory CRPS patients. *Pain Med*. 2008,9(1),44 – 54. doi: 10. 1111/j. 1526 – 4637. 2006. 00223. x. PubMed PMID,18254766.

[149] Youn DH, Gerber G, Sather WA. Ionotropic glutamate receptors and voltage-gated Ca(2)(+) channels in long-term potentiation of spinal dorsal horn synapses and pain hypersensitivity. *Neural Plast*. 2013,2013,654257. doi:10. 1155/2013/654257. PubMed PMID, 24224102.

[150] Liu XG, Zhou LJ. Long-Term Potentiation at Spinal C-Fiber Synapses:a Target for Pathological Pain. *Curr Pharm Des*. 2014. PubMed PMID,25345608.

[151] Maneksha FR, Mirza H, Poppers PJ. Complex regional pain syndrome (CRPS) with resistance to local anesthetic block: a case report. *J Clin Anesth*. 2000, 12(1),67 – 71. PubMed PMID, 10773513.

[152] Volianskis A, Bannister N, Collett VJ, Irvine MW, Monaghan DT, Fitzjohn SM, Jensen MS, Jane DE, Collingridge GL. Different NMDA receptor subtypes mediate induction of long-term potentiation and two forms of short-term potentiation at CA1 synapses in rat hippocampus in vitro. *J Physiol*. 2013, 591(Pt 4), 955 – 972. doi: 10. 1113/jphysiol. 2012. 247296. PubMed PMID, 23230236.

[153] Shirani P, Salamone AR, Schulz PE, Edmondson EA. Ketamine treatment for intractable pain in a patient with severe refractory complex regional pain syndrome:a case report. *Pain Physician*. 2008,11 (3),339 – 342. PubMed PMID,18523505.

[154] Kiefer RT, Rohr P, Ploppa A, Altemeyer KH, Schwartzman RJ. Complete recovery from intractable complex regional pain syndrome, CRPS-type Ⅰ, following anesthetic ketamine and midazolam. *Pain Pract*. 2007,7(2), 147 – 150. doi:10. 1111/j. 1533 – 2500. 2007. 00123. x. PubMed PMID, 17559485.

[155] Roberts WJ. A hypothesis on the physiological basis for causalgia and related pains. *Pain*. 1986, 24 (3),297 – 311. PubMed PMID,3515292.

[156] Sabia M, Hirsh RA, Torjman MC, Wainer IW, Cooper N, Domsky R, Goldberg ME. Advances in translational neuropathic research: example of enantioselective pharmacokinetic-pharmacodynamic mod-

eling of ketamine-induced pain relief in complex regional pain syndrome. *Curr Pain Headache Rep.* 2011,15(3),207 – 214. doi: 10. 1007/s11916 – 011 – 0185 – 3. PubMed PMID, 21360034.

[157] Ren ZY, Xu XQ, Bao YP, He J, Shi L, Deng JH, Gao XJ, Tang HL, Wang YM, Lu L. The impact of genetic variation on sensitivity to opioid analgesics in patients with postoperative pain: a systematic review and meta-analysis. *Pain Physician.* 2015, 18(2), 131 – 152. PubMed PMID,25794200.

[158] Yao Y, Belcher J, Berger AJ, Mayer ML, Lau AY. Conformational analysis of NMDA receptor GluN1, GluN2,and GluN3 ligand-binding domains reveals subtype-specific characteristics. *Structure.* 2013,21 (10), 1788 – 1799. doi:10. 1016/j. str. 2013. 07. 011. PubMed PMID,23972471.

[159] Bresink I, Danysz W, Parsons CG, Mutschler E. Different binding affinities of NMDA receptor channel blockers in various brain regions—indication of NMDA receptor heterogeneity. *Neuropharmacology.* 1995,34(5), 533 – 540. PubMed PMID,7566488.

[160] Wenzel A, Fritschy JM, Mohler H, Benke D. NMDA receptor heterogeneity during postnatal development of the rat brain: differential expression of the NR2A, NR2B,and NR2C subunit proteins. *J Neurochen.* 1997,68(2), 469 – 478. PubMed PMID,9003031.

[161] Glasgow NG, Siegler Retchless B, Johnson JW. Molecular bases of NMDA receptor subtype-dependent properties. *J Physiol.* 2014. doi:10. 1113/jphysiol. 2014. 273763. PubMed PMID, 25107930.

[162] Kehoe LA, Bernardinelli Y, Muller D. GluN3A: an NMDA receptor subunit with exquisite properties and functions. *Neural Plast.* 2013, 2013: 145387. doi: 10. 1155/2013/145387. PubMed PMID, 24386575.

[163] Sanz-Clemente A, Nicoll RA, Roche KW. Diversity in NMDA receptor composition: many regulators, many consequences. *Neuroscientist.* 2013,19(1),62 – 75. doi:10. 1177/ 1073858411435129. PubMed PMID,22343826.

[164] Paoletti P, Bellone C, Zhou Q. NMDA receptor subunit diversity:impact on receptor properties, synaptic plasticity and disease. *Nat Rev Neurosci.* 2013,14(6), 383 – 400. doi: 10. 1038/nrn3504. PubMed PMID,23686171.

[165] Qu XX, Cai J, Li MJ, Chi YN, Liao FF, Liu FY, Wan Y, Han JS, Xing GG. Role of the spinal cord NR2B-containing NMDA receptors in the development of neuropathic pain. *Exp Neurol.* 2009,215(2), 298 – 307. doi:10. 1016/j. expneurol. 2008. 10. 018. PubMed PMID, 19046970.

[166] Pachernegg S, Strutz-Seebohm N, Hollmann M. GluN3 subunit-containing NMDA receptors: not just one-trick ponies. *Trends Neurosci.* 2012, 35(4), 240 – 249. doi: 10. 1016/j. tins. 2011. 11. 010. PubMed PMID, 22240240.

[167] Miller OH, Yang L, Wang CC, Hargroder EA, Zhang Y, Delpire E, Hall BJ. GluN2B-containing NMDA receptors regulate depression-like behavior and are critical for the rapid antidepressant actions of ketamine. *Elife.*2014, 3. doi: 10. 7554/eLife. 03581. PubMed PMID,25340958.

[168] Finck AD, Samaniego E, Ngai SH. Morphine tolerance decreases the analgesic effects of ketamine in mice. *Anesthesiology.* 1988,68(3),397 – 400. PubMed PMID, 3344994.

[169] Cai YC, Ma L, Fan GH, Zhao J, Jiang LZ, Pei G. Activation of N-methyl-D-aspartate receptor attenuates acute responsiveness of delta-opioid receptors. *Mol Pharmacol.* 1997,51(4), 583 – 587. PubMed

PMID, 9106622.

[170] Smith MT. Neuroexcitatory effects of morphine and hydromorphone: evidence implicating the 3-glucu-ronide metabolites. *Clin Exp Pharmacol Physiol*. 2000, 27(7), 524 – 528. PubMed PMID, 10874511.

[171] Bartlett SE, Cramond T, Smith MT. The excitatory effects of morphine-3-glucuronide are attenuated by LY274614, a competitive NMDA receptor antagonist, and by midazolam, an agonist at the benzodiaz-epine site on the GABAA receptor complex. *Life Sci*. 1994, 54(10), 687 – 694. PubMed PMID, 8107513.

[172] Wright AW, Mather LE, Smith MT. Hydromorphone-3-glucuronide: a more potent neuro-excitant than its structural analogue, morphine-3-glucuronide. *Life Sci*. 2001, 69(4), 409 – 420. PubMed PMID, 11459432.

[173] Hemstapat K, Monteith GR, Smith D, Smith MT. Morphine-3-glucuronide's neuro-excitatory effects are mediated via indirect activation of N-methyl-D-aspartic acid receptors: mechanistic studies in embry-onic cultured hippocampal neurones. *Anesth Analg*. 2003, 97(2), 494 – 5, table of contents. PubMed PMID, 12873944.

[174] Moran TD, Smith PA. Morphine-3beta-D-glucuronide suppresses inhibitory synaptic transmission in rat substantia gelatinosa. *J Pharmacol Exp Ther*. 2002, 302(2), 568 – 576. doi: 10. 1124/jpet. 102. 035626. PubMed PMID, 12130717.

[175] Zhao YL, Chen SR, Chen H, Pan HL. Chronic opioid potentiates presynaptic but impairs postsynaptic N-methyl-D-aspartic acid receptor activity in spinal cords: implications for opioid hyperalgesia and tol-erance. *J Biol Chen*. 2012, 287(30), 25073 – 25085. doi: 10. 1074/jbc. M112. 378737. PubMed PMID, 22679016.

[176] Ahmadi S, Golbaghi H, Azizbeigi R, Esmailzadeh N. N-methyl-D-aspartate receptors involved in mor-phine-induced hyperalgesia in sensitized mice. *Eur J Pharmacol*. 2014, 737, 85 – 90. doi: 10. 1016/ j. ejphar. 2014. 04. 048. PubMed PMID, 24842190.

[177] Chapp AD, Gui L, Huber MJ, Liu J, Larson RA, Zhu J, Carter JR, Chen QH. Sympathoexcitation and pressor responses induced by ethanol in the central nucleus of amygdala involves activation of NM-DA receptors in rats. *Ann J Physiol Heart Circ Physiol*. 2014, 307(5), H701 – 709. doi: 10. 1152/ajp-heart. 00005. 2014. PubMed PMID, 24993048.

[178] Santini CO, Fassini A, Scopinho AA, Busnardo C, Correa FM, Resstel LB. The ventral hippocampus NMDA receptor/nitric oxide/guanylate cyclase pathway modulates cardiovascular responses in rats. *Au-ton Neurosci*. 2013, 177(2), 244 – 252. doi: 10. 1016/j. autneu. 2013. 05. 008. PubMed PMID, 23735844.

[179] Klega A, Eberle T, Buchholz HG, Maus S, Maihofner C, Schreckenberger M, Birklein F. Central opi-oidergic neurotransmission in complex regional pain syndrome. *Neurology*. 2010, 75(2), 129 – 136. doi: 10. 1212/WNL. 0b013e3181e7ca2e. PubMed PMID, 20625165.

[180] Gideons ES, Kavalali ET, Monteggia LM. Mechanisms underlying differential effectiveness of meman-tine and ketamine in rapid antidepressant responses. *Proc Natl Acad Sci USA*. 2014, 111(23), 8649 – 8654. doi: 10. 1073/pnas. 1323920111. PubMed PMID, 24912158.

[181] Noppers IM, Niesters M, Aarts LP, Bauer MC, Drewes AM, Dahan A, Sarton EY. Drug-induced liver injury following a repeated course of ketamine treatment for chronic pain in CRPS type 1 patients: a report of 3 cases. *Pain*. 2011, 152(9), 2173 – 2178. doi: 10. 1016/j. pain. 2011. 03. 026. PubMed PMID, 21546160.

[182] Niesters M, Martini C, Dahan A. Ketamine for chronic pain: risks and benefits. *Br J Clin Pharmacol*. 2014, 77(2), 357 – 367. doi: 10.1111/bcp. 12094. PubMed PMID, 23432384.

[183] Bell RF. Ketamine for chronic noncancer pain: concerns regarding toxicity. *Curr Opin Support Palliat Care*. 2012, 6(2), 183 – 187. doi: 10. 1097/SPC. 0b013e328352812c. PubMed PMID, 22436323.

[184] Moaddel R, Venkata SL, Tanga MJ, Bupp JE, Green CE, Iyer L, Furimsky A, Goldberg ME, Torjman MC, Wainer IW. A parallel chiral-achiral liquid chromatographic method for the determination of the stereoisomers of ketamine and ketamine metabolites in the plasma and urine of patients with complex regional pain syndrome. *Talanta*. 2010, 82(5), 1892 – 1904. doi: 10. 1016/j. talanta. 2010. 08. 005. PubMed PMID, 20875593.

[185] Kharasch ED, Labroo R. Metabolism of ketamine stereoisomers by human liver microsomes. *Anesthesiology*. 1992, 77(6), 1201 – 1207. PubMed PMID, 146647.

[186] Caddy C, Giaroli G, White TP, Shergill SS, Tracy DK. Ketamine as the prototype glutamatergic antidepressant: pharmacodynamic actions, and a systematic review and meta-analysis of efficacy. *Ther Adv Psychopharmacol*. 2014, 4(2), 75 – 99. doi: 10. 1177/2045125313507739. PubMed PMID, 24688759.

[187] Yalcin I, Barthas F, Barrot M. Emotional consequences of neuropathic pain: Insight from preclinical studies. *Neurosci Biobehav Rev*. 2014, 47C, 154 – 164. doi: 10. 1016/j. neubiorev. 2014. 08. 002. PubMed PMID, 25148733.

[188] Belujon P, Grace AA. Restoring Mood Balance in Depression: Ketamine Reverses Deficit in Dopamine-Dependent Synaptic Plasticity. *Biol Psychiatry*. 2014, 76(12), 927 – 936. doi: 10. 1016/j. biopsych. 2014. 04. 014. PubMed PMID, 24931705.

[189] Jernigan CS, Goswami DB, Austin MC, Iyo AH, Chandran A, Stockmeier CA, Karolewicz B. The mTOR signaling pathway in the prefrontal cortex is compromised in major depressive disorder. *Prog Neuropsychopharmacol Biol Psychiatry*. 2011, 35(7), 1774 – 1779. doi: 10. 1016/j. pnpbp. 2011. 05. 010. PubMed PMID, 21635931.

[190] Yang C, Hu YM, Zhou ZQ, Zhang GF, Yang JJ. Acute administration of ketamine in rats increases hippocampal BDNF and mTOR levels during forced swimming test. *Ups J Med Sci*. 2013, 118(1), 3 – 8. doi: 10. 3109/03009734. 2012. 724118. PubMed PMID, 22970723.

[191] Kohrs R, Durieux ME. Ketamine: teaching an old drug new tricks. *Anesth Analg*. 1998, 87(5), 1186 – 1193. PubMed PMID, 9806706.

[192] Romero TR, Galdino GS, Silva GC, Resende LC, Perez AC, Cortes SF, Duarte ID. Ketamine activates the L-arginine/Nitric oxide/cyclic guanosine monophosphate pathway to induce peripheral antinociception in rats. *Anesth Analg*. 2011, 113(5), 1254 – 1259. doi: 10. 1213/ANE. 0b013e3182285dda. PubMed PMID, 21788321.

[193] Lee SY, Chen SL, Chang YH, Chen PS, Huang SY, Tzeng NS, Wang YS, Wang LJ, Lee IH, Wang TY, Yeh TL, Yang YK, Hong JS, Lu RB. The effects of add-on low-dose memantine on cytokine levels in bipolar II depression: a 12-week double-blind, randomized controlled trial. *J Clin Psychopharmacol.* 2014, 34(3),337 – 343. doi: 10. 1097/JCP. 0000000000000109. PubMed PMID,24717258.

[194] Ahmadi A, Khalili M, Marami S, Ghadiri A, Nahri-Niknafs B. Synthesis and pain perception of new analogues of phencyclidine in NMRI male mice. *Mini Rev Med Chem.* 2014, 14(1),64 – 71. PubMed PMID,24251803.

[195] Roth BL, Gibbons S, Arunotayanun W, Huang XP, Setola V, Treble R, Iversen L. The ketamine analogue methoxetamine and 3-and 4-methoxy analogues of phencyclidine are high affinity and selective ligands for the glutamate NMDA receptor. *PLoS One.* 2013,8(3), e59334. doi:10. 13 71/journal. pone. 0059334. PubMed PMID, 23527166.

[196] Finch PM, Knudsen L, Drummond PD. Reduction of allodynia in patients with complex regional pain syndrome:A double-blind placebo-controlled trial of topical ketamine. *Pain.* 2009, 146(1 – 2), 18 – 25. doi: 10. 1016/j. pain. 2009. 05. 017. PubMed PMID,19703730.

[197] De Oliveira GS, Jr. Castro-Alves LJ, Khan JH, McCarthy RJ. Perioperative systemic magnesium to minimize postoperative pain: a meta-analysis of randomized controlled trials. *Anesthesiology.* 2013,119 (1),178 – 190. doi:10. 1097/ALN. 0b013e318297630d. PubMed PMID, 23669270.

[198] Kathuria B, Luthra N, Gupta A, Grewal A, Sood D. Comparative efficacy of two different dosages of intrathecal magnesium sulphate supplementation in subarachnoid block. *J Clin Diagn Res.* 2014, 8(6), GC01-05 . doi:10. 7860/JCDR/2014/8295. 4510. PubMed PMID, 25120997.

[199] Kumar M, Dayal N, Rautela RS, Sethi AK. Effect of intravenous magnesium sulphate on postoperative pain following spinal anesthesia. A randomized double blind controlled study. *Middle East J Anaesthesiol.* 2013,22(3),251 – 256. PubMed PMID, 24649780.

[200] Yousef AA, Al-deeb AE. A double-blinded randomised controlled study of the value of sequential intravenous and oral magnesium therapy in patients with chronic low back pain with a neuropathic component. *Anaesthesia.* 2013,68(3),260 – 266. doi: 10. 1111/anae. 12107. PubMed PMID,23384256.

[201] Wang J, Liu Y, Zhou LJ, Wu Y, Li F, Shen KF, Pang RP, Wei XH, Li YY, Liu XG. Magnesium L-threonate prevents and restores memory deficits associated with neuropathic pain by inhibition of TNF-alpha. *Pain Physician.* 2013,16(5),E563 – 575. PubMed PMID, 24077207.

[202] Collins S, Zuurmond WW, de Lange JJ, van Hilten BJ, Perez RS. Intravenous magnesium for complex regional pain syndrome type 1 (CRPS 1)patients:a pilot study. *Pain Med.* 2009, 10(5), 930 – 940. doi: 10. 1111/j. 1526 – 4637. 2009. 00639. x. PubMed PMID, 19496957.

[203] Fischer SG, Collins S, Boogaard S, Loer SA, Zuurmond WW, Perez RS. Intravenous magnesium for chronic complex regional pain syndrome type 1 (CRPS-1). *Pain Med.* 2013,14(9), 1388 – 1399. doi:10. 1111/pme. 12211. PubMed PMID, 23889940.

[204] Dalli J, Colas RA, Serhan CN. CORRIGENDUM:Novel n-3 Immunoresolvents, Structures and Actions. *Sci Rep.* 2014, 4, 6726. doi:10. 1038/srep06726. PubMed PMID,25342442.

[205] Dalli J, Colas RA, Serhan CN. Novel n-3 immunoresolvents:structures and actions. *Sci Rep.* 2013,3,

1940. doi：10. 1038／srep01940. PubMed PMID，23736886.

［206］ Levy BD，Serhan CN. Resolution of acute inflammation in the lung. *Annu Rev Physiol*. 2014，76，467 －492. doi：10. 1146／annurev-physiol-021113-170408. PubMed PMID，24313723.

［207］ Serhan CN, Arita M, Hong S, Gotlinger K. Resolvins，docosatrienes，and neuroprotectins，novel omega-3-derived mediators，and their endogenous aspirin-triggered epimers. *Lipids*. 2004，39（11），1125 － 1132. PubMed PMID，15726828.

［208］ Serhan CN, Chiang N. Endogenous pro-resolving and anti-inflammatory lipid mediators：a new pharmacologic genus. *Br J Pharmacol*. 2008，153 Suppl 1，S200-215. doi：10. 1038／sj. bjp. 0707489. PubMed PMID，17965751.

［209］ Crawford MA, Broadhurst CL, Guest M, Nagar A, Wang Y, Ghebremeskel K, Schmidt WE. A quantum theory for the irreplaceable role of docosahexaenoic acid in neural cell signalling throughout evolution. *Prostaglandins Leukot Essent Fatty Acids*. 2013，88（1），5 － 13. doi：10. 1016／j. plefa. 2012. 08. 005. PubMed PMID，23206328.

［210］ Hong S, Tjonahen E, Morgan EL, Lu Y, Serhan CN, Rowley AF. Rainbow trout（Oncorhynchus mykiss）brain cells biosynthesize novel docosahexaenoic acid-derived resolvins and protectins-Mediator lipidomic analysis. *Prostaglandins Other Lip Mediat*. 2005，78（1 － 4），107 － 116. doi：10. 1016／j. prostaglandins. 2005. 04. 004. PubMed PMID，16303609.

［211］ Oh SF, Vickery TW, Serhan CN. Chiral lipidomics of E-series resolvins，aspirin and the biosynthesis of novel mediators. *Biochim Biophys Acta*. 2011，1811（11），737 － 747. doi：10. 1016／j. bbalip. 2011. 06. 007. PubMed PMID，21712098.

［212］ Pellettieri J, Fitzgerald P, Watanabe S, Mancuso J, Green DR, Sanchez Alvarado A. Cell death and tissue remodeling in planarian regeneration. *Dev Biol*. 2010，338（1），76 － 85. doi：10. 1016／j. ydbio. 2009. 09. 015. PubMed PMID，19766622.

［213］ Psychogios N, Hau DD, Peng J, Guo AC, Mandal R, Bouatra S, Sinelnikov I, Krishnamurthy R, Eisner R, Gautam B, Young N, Xia J, Knox C, Dong E, Huang P, Hollander Z, Pedersen TL, Smith SR, Bamforth F, Greiner R, McManus B, Newman JW, Goodfriend T, Wishart DS. The human serum metabolome. *PLoS One*. 2011，6（2），e16957. doi：10. 1371／journal. pone. 0016957. PubMed PMID，21359215.

［214］ Raatz SK, Golovko MY, Brose SA, Rosenberger TA, Burr GS, Wolters WR, Picklo MJ, Sr. Baking reduces prostaglandin，resolvin，and hydroxy-fatty acid content of farm-raised Atlantic salmon（Salmo salar）. *J Agic Food Chem*. 2011，59（20），11278 － 11286. doi：10. 1021／jf202576k. PubMed PMID，21919483.

［215］ Burr GO, Burr MM. Nutrition classics from The Journal of Biological Chemistry 82，345 － 67，1929. A new deficiency disease produced by the rigid exclusion of fat from the diet. *Nutr Rev*. 1973，31（8），248 － 249. PubMed PMID，4586201.

［216］ Claria J, Serhan CN. Aspirin triggers previously undescribed bioactive eicosanoids by human endothelial cell-leukocyte interactions. *Proc Nad Acad Sci USA*. 1995，92（21），9475 － 9479. PubMed PMID，7568157.

[217] Clish CB, O'Brien JA, Gronert K, Stahl GL, Petasis NA, Serhan CN. Local and systemic delivery of a stable aspirin-triggered lipoxin prevents neutrophil recruitment in vivo. *Proc Natl Acad Sci USA*. 1999, 96(14), 8247 - 8252. PubMed PMID,10393980.

[218] Serhan CN, Clish CB, Brannon J, Colgan SP, Chiang N, Gronert K. Novel functional sets of lipid-derived mediators with antiinflammatory actions generated from omega-3 fatty acids via cyclooxygenase 2-nonsteroidal antiinflammatory drugs and transcellular processing. *J Exp Med*. 2000, 192(8), 1197 - 1204. PubMed PMID, 11034610.

[219] Serhan CN, Hong S, Gronert K, Colgan SP, Devchand PR, Mirick G, Moussignac RL. Resolvins: a family of bioactive products of omega-3 fatty acid transformation circuits initiated by aspirin treatment that counter proinflammation signals. *J Exp Med*. 2002, 196 (8), 1025 - 1037. PubMed PMID, 12391014.

[220] Hussein N, Fedorova I, Moriguchi T, Hamazaki K, Kim HY, Hoshiba J, Salem N, Jr. Artificial rearing of infant mice leads to n-3 fatty acid deficiency in cardiac, neural and peripheral tissues. *Lipids*. 2009, 44(8), 685 - 702. doi: 10.1007/s11745 - 009 - 3318 - 2. PubMed PMID, 19588181.

[221] Ramsden C, Gagnon C, Graciosa J, Faurot K, David R, Bralley JA, Harden RN. Do omega-6 and trans fatty acids play a role in complex regional pain syndrome? A pilot study. *Pain Med*. 2010, 11 (7), 1115 - 1125. doi: 10.1111/j.1526 - 4637.2010. 00882. x. PubMed PMID, 20545870.

[222] Serhan CN. Novel chemical mediators in the resolution of inflammation, resolvins and protectins. *Anesthesiol Clin*. 2006, 24(2), 341 - 364. PubMed PMID,16927933.

[223] Serhan CN, Dalli J, Karamnov S, Choi A, Park CK, Xu ZZ, Ji RR, Zhu M, Petasis NA. Macrophage proresolving mediator maresin 1 stimulates tissue regeneration and controls pain. *FASEBJ*. 2012, 26 (4), 1755 - 1765. doi:10.1096/fj. 11 - 201442. PubMed PMID, 22253477.

[224] Serhan CN, Yang R, Martinod K, Kasuga K, Pillai PS, Porter TF, Oh SF, Spite M. Maresins: novel macrophage mediators with potent antiinflammatory and proresolving actions. *J Exp Med*. 2009, 206 (1),15 - 23. doi:10.1084/jem. 20081880. PubMed PMID,19103881.

[225] Bazan NG. Cell survival matters: docosahexaenoic acid signaling, neuroprotection and photoreceptors. *Trends Neurosci*. 2006, 29 (5), 263 - 271. doi: 10.1016/j. tins. 2006. 03. 005. PubMed PMID, 16580739.

[226] Salem N, Jr. Litman B, Kim HY, Gawrisch K. Mechanisms of action of docosahexaenoic acid in the nervous system. *Lipids*. 2001,36(9), 945 - 959. PubMed PMID,11724467.

[227] Lemaitre RN, Tanaka T, Tang W, Manichaikul A, Foy M, Kabagambe EK, Nettleton JA, King IB, Weng LC, Bhattacharya S, Bandinelli S, Bis JC, Rich SS, Jacobs DR, Jr., Cherubini A, McKnight B, Liang S, Gu X, Rice K, Laurie CC, Lumley T, Browning BL, Psaty BM, Chen YD, Friedlander Y, Djousse L, Wu JH, Siscovick DS, Uitterlinden AG, Arnett DK, Ferrucci L, Fornage M, Tsai MY, Mozaffarian D, Steffen LM. Genetic loci associated with plasma phospholipid n-3 fatty acids: a meta-analysis of genome-wide association studies from the CHARGE Consortium. *PLoS Genet*. 2011,7(7), e1002193. doi:10.1371/journal. pgen. 1002193. PubMed PMID, 21829377.

[228] Arita M, Yoshida M, Hong S, Tjonahen E, Glickman JN, Petasis NA, Blumberg RS, Serhan CN. Re-

solvin E1 , an endogenous lipid mediator derived from omega-3 eicosapentaenoic acid , protects against 2 , 4 , 6-trinitrobenzene sulfonic acid-induced colitis. *Proc Natl Acad Sci USA*. 2005 , 102 (21) , 7671 – 7676. doi : 10. 1073/ pnas. 0409271102. PubMed PMID , 15890784.

[229] Hasturk H, Kantarci A, Ohira T, Arita M, Ebrahimi N, Chiang N, Petasis NA, Levy BD, Serhan CN, Van Dyke TE. RvE 1 protects from local inflammation and osteoclast-mediated bone destruction in periodontitis. *FASEB J*. 2006, 20 (2) , 401 – 403. doi : 10. 1096/fj. 05 – 4724fje. PubMed PMID, 16373400.

[230] Duffield JS, Hong S, Vaidyaa VS, Lu Y, Fredman G, Serhan CN, Bonventre JV. Resolvin D series and protectin D1 mitigate acute kidney injury. *J Imnunol*. 2006, 177 (9) , 5902 – 5911. PubMed PMID , 17056514.

[231] Hong S, Gronert K, Devchand PR, Moussignac RL, Serhan CN. Novel docosatrienes and 17S-resolvins generated from docosahexaenoic acid in murine brain, human blood, and glial cells. Autacoids in anti-inflammation. *J Biol Chem*. 2003, 278 (17) , 14677 – 14687. doi : 10. 1074/jbc. M300218200. PubMed PMID , 12590139.

[232] Xu ZZ, Zhang L, Liu T, Park JY, Berta T, Yang R, Serhan CN, Ji RR. Resolvins RvE1 and RvD1 attenuate inflammatory pain via central and peripheral actions. *Nat Med*. 2010, 16 (5) , 592 – 597 , 591p following 597. doi : 10. 1038/nm. 2123. PubMed PMID , 20383154.

[233] Ariel A, Li PL, Wang W, Tang WX, Fredman G, Hong S, Gotlinger KH, Serhan CN. The docosatriene protectin D1 is produced by TH2 skewing and promotes human T cell apoptosis via lipid raft clustering. *J Biol Chen*. 2005 , 280 (52) , 43079 – 43086. doi : 10. 1074/jbc. M509796200. PubMed PMID , 16216871.

[234] Mukherjee PK, Marcheselli VL, Serhan CN, Bazan NG. Neuroprotectin D1 : a docosahexaenoic acid-derived docosatriene protects human retinal pigment epithelial cells from oxidative stress. *Proc Natl Acad Sci USA*. 2004 , 101 (22) , 8491 – 8496. doi : 10. 1073/pnas. 0402531101. PubMed PMID , 15152078.

[235] Bazan NG. Neurotrophins induce neuroprotective signaling in the retinal pigment epithelial cell by activating the synthesis of the anti-inflammatory and anti-apoptotic neuroprotectin D1. *Adv Exp Med Biol*. 2008 , 613 , 39 – 44. PubMed PMID , 18188926.

[236] Bazan NG, Eady TN, Khoutorova L, Atkins KD, Hong S, Lu Y, Zhang C, Jun B, Obenaus A, Fredman G, Zhu M, Winkler JW, Petasis NA, Serhan CN, Belayev L. Novel aspirin-triggered neuroprotectin D1 attenuates cerebral ischemic injury after experimental stroke. *Exp Neurol*. 2012 , 236 (1) , 122 – 130. doi : 10. 1016/j. expneurol. 2012. 04. 007. PubMed PMID , 22542947.

[237] Lukiw WJ, Cui JG, Marcheselli VL, Bodker M, Botkjaer A, Gotlinger K, Serhan CN, Bazan NG. A role for docosahexaenoic acid-derived neuroprotectin D1 in neural cell survival and Alzheimer disease. *J Clin Invest*. 2005 , 115 (10) , 2774 – 2783. doi : 10. 1172/JCI25420. PubMed PMID , 16151530.

[238] Bazan NG. Neuroprotectin D1 (NPD1) , a DHA-derived mediator that protects brain and retina against cell injury-induced oxidative stress. *Brain Pathol*. 2005 , 15 (2) , 159 – 166. PubMed PMID , 15912889.

[239] Abdulnour RE, Dalli J, Colby JK, Krishnamoorthy N, Timmons JY, Tan SH, Colas RA, Petasis NA, Serhan CN, Levy BD. Maresin 1 biosynthesis during platelet-neutrophil interactions is organ-protective.

Proc Natl Acad Sci USA. 2014, 11 1(46), 16526 – 16531. doi:10. 1073/pnas. 1407123111. PubMed PMID,25369934.

[240] Chatterjee A, Sharma A, Chen M, Toy R, Mottola G, Conte MS. The Pro-Resolving Lipid Mediator Maresin 1(MaR 1) Attenuates Inflammatory Signaling Pathways in Vascular Smooth Muscle and Endothelial Cells. *PLoS One.* 2014, 9 (11), e113480. doi: 10. 1371/journal. pone. 0113480. PubMed PMID,25409514.

[241] Srebro DP, Vuckovic SM, Savic Vujovic KR, Prostran MS. TRPA1,NMDA receptors and nitric oxide mediate mechanical hyperalgesia induced by local injection of magnesium sulfate into the rat hind paw. *Physiol Behav.* 2014, 139C, 267 – 273. doi: 10. 1016/j. physbeh. 2014. 11. 042. PubMed PMID, 25449407.

[242] Real DS, Reis RP, Piccolo MS, Okamoto RIB, Gragnani A, Ferreira LM. Oxandrolone use in adult burn patients. Systematic review and meta-analysis. *Acta Cir Bras.* 2014, 29 Suppl 3,68 – 76. PubMed PMID,25351160.

[243] Diaz EC, Herndon DN, Porter C, Sidossis LS, Suman OE, Borsheim E. Effects of pharmacological interventions on muscle protein synthesis and breakdown in recovery from burns. *Burns.* 2014. doi:10. 1016/j. burns. 2014. 10. 010. PubMed PMID,25468473.

[244] Hart DW, Wolf SE, Ramzy PI, Chinkes DL, Beauford RB, Ferrando AA, Wolfe RR, Herndon DN. Anabolic effects of oxandrolone after severe burn. *Ann Surg.* 2001, 233 (4), 556 – 564. PubMed PMID,11303139.

[245] Cochran A, Thuet W, Holt B, Faraklas I, Smout RJ, Horn SD. The impact of oxandrolone on length of stay following major burn injury: a clinical practice evaluation. *Burns.* 2013,39(7), 1374 – 1379. doi: 10. 1016/j. burns. 2013. 04. 002. PubMed PMID,23663900.

[246] Wolf SE, Thomas SJ, Dasu MR, Ferrando AA, Chinkes DL, Wolfe RR, Herndon DN. Improved net protein balance, lean mass, and gene expression changes with oxandrolone treatment in the severely burned. *Ann Surg.* 2003, 237 (6), 801 – 810, discussion 810 – 801. doi: 10. 1097/01. SLA. 0000071562. 12637. 3E. PubMed PMID, 12796576.

[247] Tuvdendorj D, Chinkes DL, Zhang XJ, Suman OE, Aarsland A, Ferrando A, Kulp GA, Jeschke MG, Wolfe RR, Herndon DN. Long-term oxandrolone treatment increases muscle protein net deposition via improving amino acid utilization i pediatric patients 6 months after burn injury. *Surgery.* 2011,149 (5), 645 – 653. doi: 10. 1016/j. surg. 2010. 12. 006. PubMed PMID, 21333314.

[248] Porro LJ, Herndon DN, Rodriguez NA, Jennings K, Klein GL, Mlcak RP, Meyer WJ, Lee JO, Suman OE, Finnerty CC. Five-year outcomes after oxandrolone administration in severely burned children: a randomized clinical trial of safety and efficacy. *J Am Coll Surg.* 2012, 214(4), 489 – 502, discussion 502 – 484. doi: 10. 1016/j. jamcollsurg. 2011. 12. 038. PubMed PMID,22463890.

[249] Gherondache CN, Dowling WJ, Pincus G. Metabolic changes induced in elderly patients with an anabolic steroid(oxandrolone). *J Gerontol.* 1967,22(3),290 – 300. PubMed PMID, 6028497.

[250] Schroeder ET, Vallejo AF, Zheng L, Stewart Y, Flores C, Nakao S, Martinez C, Sattler FR. Six-week improvements in muscle mass and strength during androge therapy in older men. *J Gerontol A Biol Sci*

Med Sci. 2005,60(12), 1586 – 1592. PubMe PMID,16424293.

[251] Anandkumar S, Manivasagam M. Multimodal physical therapy management of a 48-year-old female with post-stroke complex regional pain syndrome. *Physiother Theory Pract.* 2014, 30(1),38 – 48. doi:10. 3109/09593985. 2013. 814186. PubMed PMID, 23879307.

[252] Cucchiaro G, Craig K, Marks K, Middleton M. Diffuse complex regional pain syndrome in an adolescent: a novel treatment approach. *Clin J Pain.* 2013, 29(12), e42 – 45. doi: 10. 1097/AJP. 0b013e31829d676a. PubMed PMID, 23823251.

[253] Austin T, Franklin A. Outpatient rehabilitation of pediatric complex regional pai syndrome. *J Clin Anesth.* 2013,25(6), 514 – 515. doi:10. 1016/j. jclinane. 2013. 03. 015. PubMed PMID, 24008189.

[254] Schwingshackl L, Dias S, Strasser B, Hoffmann G. Impact of different training modalities on anthropometric and metabolic characteristics in overweight/obese subjects: a systematic review and network meta-analysis. *PLoS One.* 2013,8(12), e82853. doi: 10. 1371/journal. pone. 0082853. PubMed PMID, 24358230.

[255] Faller S, Hoetzel A. Carbon monoxide in acute lung injury. *Curr Pharm Biotechnol.* 2012,13(6),777 – 786. PubMed PMID,22201607.

[256] Hoetzel A, Dolinay T, Schmidt R, Choi AM, Ryter SW. Carbon monoxide in sepsis. *Antioxid Redox Signal.* 2007,9(11),2013 – 2026. doi:10. 1089/ars. 2007. 1762. PubMe PMID,17822362.

[257] Loop T, Schlensak C, Goebel U. Cytoprotection by inhaled carbon monoxide before cardiopulmonary bypass in preclinical models. *Curr Pharm Biotechnol.* 2012, 13(6), 797 – 802. PubMed PMID, 22201608.

[258] Ryter SW, Choi AM. Therapeutic applications of carbon monoxide in lung disease. *Curr Opin Pharmacol.* 2006, 6(3),257 – 262. doi:10. 1016/j. coph. 2006. 03. 002. PubMed PMID,16580257.

[259] Chiang N, Shinohara M, Dalli J, Mirakaj V, Kibi M, Choi AM, Serhan CN. Inhaled carbon monoxide accelerates resolution of inflammation via unique proresolving mediator-heme oxygenase-1 circuits. *J Immunol.* 2013,190(12), 6378 – 6388. doi:10. 4049/jimmunol. 1202969. PubMed PMID, 23650615.

[260] Shinohara M, Kibi M, Riley IR, Chiang N, Dalli J, Kraft BD, Piantadosi CA, Choi AM, Serhan CN. Cell-cell interactions and bronchoconstrictor eicosanoid reduction with inhaled carbon monoxide and resolvin D 1. *Am J Physiol Lung Cell Mol Physiol.* 2014, 307(10), L746 – 757. doi:10. 1152/ajplung. 00166. 2014. PubMed PMID, 25217660.

[261] Ryter SW, Choi AM. Cytoprotective and anti-inflammatory actions of carbon monoxide in organ injury and sepsis models. *Novartis Found Symp.* 2007,280, 165 – 175, discussion 175 – 181. PubMed PMID, 17380794.

[262] Furutani K, Kohno T. [Local anesthetics inhibit NMDA-mediated glutamatergic transmission in spinal dorsal horn neurons]. *Masui.* 2011,60 Suppl, S151 – 158. PubMe PMID,22458033.

[263] Furutani K, Ikoma M, Ishii H, Baba H, Kohno T. Bupivacaine inhibits glutamatergic transmission in spinal dorsal horn neurons. *Anesthesiology.* 2010, 112(1),138 – 143. doi: 10. 1097/01. anes. 0000365964. 97138. 9a. PubMed PMID, 20032703.

[264] Nishizawa N, Shirasaki T, Nakao S, Matsuda H, Shingu K. The inhibition of the N-methyl-D-aspartate

receptor channel by local anesthetics in mouse CAI pyramidal neurons. *Anesth Analg.* 2002, 94(2), 325 – 330, table of contents. PubMed PMID, 11812692.

[265] Mantha VR, Nair HK, Venkataramanan R, Gao YY, Matyjaszewski K, Dong H, Li W, Landsittel D, Cohen E, Lariviere WR. Nanoanesthesia: a novel, intravenous approach to ankle block in the rat by magnet-directed concentration of ropivacaine-associated nanoparticles. *Anesth Analg.* 2014, 118(6), 1355 – 1362. doi: 10. 1213/ANE. 0000000000000175. PubMed PMID, 24722259.

[266] Surdam JW, Licini DJ, Baynes NT, Arce BR. The Use of Exparel (Liposomal Bupivacaine) to Manage Postoperative Pain in Unilateral Total Knee Arthroplasty Patients. *J Arthroplasty.* 2014. doi:10. 1016/j. arth. 2014. 09. 004. PubMed PMID, 25282071.

[267] Herbst SA. Local infiltration of liposome bupivacaine in foot and ankle surgery: case-based reviews. *Am J Orthop(Belle Mead NJ).* 2014, 43(10 Suppl), S10 – 12. PubMe PMID, 25303454.

[268] Hutchinson HL. Local infiltration of liposome bupivacaine in orthopedic trauma patients: case-based reviews. *Am J Orthop(Belle Mead NJ).* 2014, 43(10 Suppl), S13 – 16. PubMed PMID, 25303455.

[269] Vogel JD. Liposome bupivacaine (EXPAREL(R)) for extended pain relief in patients undergoing ileostomy reversal at a single institution with a fast-track discharge protocol: an IMPROVE Phase Ⅳ health economics trial. *J Pain Res.* 2013, 6, 605 – 610. doi: 10. 2147/JPR. S46950. PubMed PMID, 23935387.

[270] Portillo J, Kamar N, Melibary S, Quevedo E, Bergese S. Safety of liposome extended-release bupivacaine for postoperative pain control. *Front Pharmacol.* 2014, 5, 90. doi:10. 3389/fphar. 2014. 00090. PubMed PMID, 24817851.

[271] McAlvin JB, Padera RF, Shankarappa SA, Reznor G, Kwon AH, Chiang HH, Yang J, Kohane DS. Multivesicular liposomal bupivacaine at the sciatic nerve. *Biomaterials.* 2014, 35(15), 4557 – 4564. doi:10. 1016/j. biomaterials. 2014. 02. 015. PubMed PMID, 24612918.

[272] Raul Soberon J, Duncan SF, Sternbergh WC. Treatment of digital ischemia with liposomal bupivacaine. *Case Rep Anesthesiol.* 2014, 2014, 853243. doi:10. 1155/ 2014/853243. PubMed PMID, 24653844.

[273] Yin C, Matchett G. Intercostal administration of liposomal bupivacaine as a prognostic nerve block prior to phenol neurolysis for intractable chest wall pain. *J Pain Palliat Care Pharmacother.* 2014, 28(1), 33 – 36. doi:10. 3109/15360288. 2013. 876485. PubMed PMID, 24476569.

[274] Viscusi ER, Candiotti KA, Onel E, Morren M, Ludbrook GL. The pharmacokinetics and pharmacodynamics of liposome bupivacaine administered via a single epidural injection to healthy volunteers. *Reg Anesth Pain Med.* 2012, 37(6), 616 – 622. doi: 10. 1097/AAP. 0b013e318269d29e. PubMed PMID, 23080351.

[275] Lander ES. Initial impact of the sequencing of the human genome. *Nature.* 2011, 470(7333), 187 – 197. doi:10. 103 8/nature09792. PubMed PMID, 21307931.

[276] Der Sarkissian C, Allentoft ME, Avila-Arcos MC, Barnett R, Campos PF, Cappellini E, Ermini L, Fernandez R, da Fonseca R, Ginolhac A, Hansen AJ, Jonsson H, Korneliussen T, Margaryan A, Martin MD, Moreno-Mayar JV, Raghavan M, Rasmussen M, Velasco MS, Schroeder H, Schubert M, Seguin-Orlando A, Wales N, Gilbert MT, Willerslev E, Orlando L. Ancient genomics. *Philos Trans R*

Soc Lond B Biol Sci. 2015,370(1660). doi:10. 1098/rstb. 2013. 0387. PubMed PMID, 25487338.

[277] Felsenfeld G. A brief history of epigenetics. *Cold Spring Harb Perspect Biol.* 2014, 6(1). doi:10. 1101/csHPerspect. aO 18200. PubMed PMID,24384572.

[278] Svetlik S, Hronova K, Bakhouche H, Matouskova O, Slanar O. Pharmacogenetics of chronic pain and its treatment. *Mediators Inflamm.* 2013,2013,864319. doi: 10. 1155/2013/864319. PubMed PMID, 23766564.

[279] Cohen M, Sadhasivam S, Vinks AA. Pharmacogenetics in perioperative medicine. *Curr Opin Anaesthesiol.* 2012,25(4), 419 – 427. doi:10. 1097/ACO. 0b013e3283556129. PubMed PMID, 22673786.

[280] Crow M, Denk F, McMahon SB. Genes and epigenetic processes as prospective pain targets. *Genome Med.* 2013,5(2), 12. doi:10. 118 6/gm416. PubMed PMID,23409739.

[281] Seo S, Grzenda A, Lomberk G, Ou XM, Cruciani RA, Urrutia R. Epigenetics: a promising paradigm for better understanding and managing pain. *J Pain.* 2013,14(6), 549 – 557. doi:10. 1016/j. jpain. 2013. 01. 772. PubMed PMID,23602266.

[282] Pollema-Mays SL, Centeno MV, Apkarian AV, Martina M. Expression of DNA methyltransferases in adult dorsal root ganglia is cell-type specific and up regulated in a rodent model of neuropathic pain. *Front Cell Neurosci.* 2014, 8,217. doi: 10. 3389/fncel. 2014. 00217. PubMed PMID, 25152711.

[283] Weaver IC. Epigenetic programming by maternal behavior and pharmacological intervention. Nature versus nurture: let's call the whole thing off. *Epigenetics.* 2007, 2(1), 22 – 28. PubMed PMID, 17965624.

[284] Vanhees K, Vonhogen IG, van Schooten FJ, Godschalk RW. You are what you eat, and so are your children: the impact of micronutrients on the epigenetic programming of offspring. *Cell Mol Life Sci.* 2014, 71(2), 271 – 285. doi:10. 1007/s00018 – 013 – 1427 – 9. PubMed PMID, 23892892.

[285] Desplats PA. Perinatal programming of neurodevelopment: epigenetic mechanisms and the prenatal shaping of the brain. *Adv Neurobiol.* 2015,10, 335 – 361. doi:10. 1007/978 – 1 – 4939 – 1372 – 5_16. PubMed PMID, 25287548.

[286] Stroud LR, Papandonatos GD, Rodriguez D, McCallum M, Salisbury AL, Phipps MG, Lester B, Huestis MA, Niaura R, Padbury JF, Marsit CJ. Maternal smoking during pregnancy and infant stress response: test of a prenatal programming hypothesis. *Psychoneuroendocrinology.* 2014, 48,29 – 40. doi: 10. 1016/j. psyneuen. 2014. 05. 017. PubMed PMID, 24999830.

[287] Tran L, Schulkin J, Ligon CO, Greenwood-Van Meerveld B. Epigenetic modulation of chronic anxiety and pain by histone deacetylation. *Mol Psychiatry.* 2014. doi: 10. 1038/mp. 2014. 122. PubMed PMID, 25288139.

[288] Kundakovic M, Gudsnuk K, Herbstman JB, Tang D, Perera FP, Champagne FA. DNA methylation of BDNF as a biomarker of early-life adversity. *Proc Natl Acad Sci USA.* 2014. doi: 10. 1073/pnas. 1408355111. PubMed PMID, 25385582.

[289] Schraut KG, Jakob SB, Weidner MT, Schmitt AG, Scholz CJ, Strekalova T, El Hajj N, Eijssen LM, Domschke K, Reif A, Haaf T, Ortega G, Steinbusch HW, Lesch KP, Van den Hove DL. Prenatal stress-induced programming of genome-wide promoter DNA methylation in 5-HTT-deficient mice. *Transl*

Psychiatry. 2014, 4, e473. doi:10. 1038/tp. 2014. 107. PubMed PMID,25335169.

[290] Lester BM, Conradt E, Marsit CJ. Epigenetic basis for the development of depression in children. *Clin Obstet Gynecol.* 2013,56(3),556 – 565. doi:10. 1097/GRF. 0b013e318299d2a8. PubMed PMID, 23751878.

[291] Denk F, McMahon SB, Tracey I. Pain vulnerability: a neurobiological perspective. *Nat Neurosci.* 2014, 17(2), 192 – 200. doi:10. 1038/nn. 3628. PubMed PMID,24473267.

[292] Sun Y, Sahbaie P, Liang DY, Li WW, Li XQ, Shi XY, Clark JD. Epigenetic regulation of spinal CX-CR2 signaling in incisional hypersensitivity in mice. *Anesthesiology.* 2013,119(5), 1198 – 1208. doi: 10. 1097/ALN. 0b013e31829ce340. PubMed PMID, 23756451.

[293] Sun Y, Liang D, Sahbaie P, Clark JD. Effects of methyl donor diets on incisional pain in mice. *PLoS One.* 2013,8(10), e77881 . doi:10. 1371/journal. pone. 0077881. PubMed PMID, 24205011.

[294] Bell JT, Loomis AK, Butcher LM, Gao F, Zhang B, Hyde CL, Sun J, Wu H, Ward K, Harris J, Scollen S, Davies MN, Schalkwyk LC, Mill J, Mu TC, Williams FM, Li N, Deloukas P, Beck S, Mc-Mahon SB, Wang J, John SL, Spector TD. Differential methylation of the TRPA1 promoter in pain sensitivity. *Nat Commun.* 2014, 5,2978. doi:10. 1038/ncomms3978. PubMed PMID,24496475.

[295] Pinheiro FD, Villarinho JG, da Silva CR, de Oliveira SM, Pinheiro KD, Petri D, Rossato MF, Guerra GP, Trevisan G, Antonello Rubin M, Geppetti P, Ferreira J, Andre E. The involvement of the TRPA1 receptor in a mouse model of sympathetically maintained neuropathic pain. *Eur J Pharmacol.* 2014. doi:10. 1016/j. ejphar. 2014. 11. 039. PubMed PMID, 25498793.

[296] Abzianidze E, Kvaratskhelia E, Tkemaladze T, Kankava K, Gurtskaia G, Tsagareli M. Epigenetic regulation of acute inflammatory pain. *Georgian Med News.* 2014 (235), 78 – 81. PubMed PMID, 25416223.

[297] Pan Z, Zhu LJ, Li YQ, Hao LY, Yin C, Yang JX, Guo Y, Zhang S, Hua L, Xue ZY, Zhang H, Cao JL. Epigenetic modification of spinal miR-219 expression regulates chronic inflammation pain by targeting CaMKIIgamma. *J Neurosci.* 2014, 34(29), 9476 – 9483. doi: 10. 1523/JNEUROSCI. 5346 – 13. 2014. PubMed PMID, 25031391.

[298] Hwang CK, Song KY, Kim CS, Choi HS, Guo XH, Law PY, Wei LN, Loh HH. Epigenetic programming of mu-opioid receptor gene in mouse brain is regulated by McCP2 and Brg 1 chromatin remodelling factor. *J Cell Mol Med.* 2009,13(9B), 3591 – 3615. doi:10. 1111/j. 1582 – 4934. 2008. 00535. x. PubMed PMID,19602036.

[299] Hwang CK, Kim CS, Kim do K, Law PY, Wei LN, Loh HH. Up-regulation of the mu-opioid receptor gene is mediated through chromatin remodeling and transcriptional factors in differentiated neuronal cells. *Mol Pharmacol.* 2010, 78 (1), 58 – 68. doi: 10. 1124/mol. 110. 064311. PubMed PMID, 20385708.

[300] Hwang CK, Song KY, Kim CS, Choi HS, Guo XH, Law PY, Wei LN, Loh HH. Evidence of endogenous mu opioid receptor regulation by epigenetic control of the promoters. *Mol Cell Biol.* 2007, 27 (13), 4720 – 4736. doi: 10. 1128/MCB. 00073 – 07. PubMed PMID, 17452465.

[301] Hwang CK, Wagley Y, Law PY, Wei LN, Loh HH. Analysis of epigenetic mechanisms regulating opi-

oid receptor gene transcription. *Methods Mol Biol*. 2015, 1230, 39 – 51. doi: 10. 1007/978 – 1 –4939 – 1708 – 2_3. PubMed PMID, 25293314.

[302] Liang DY, Sun Y, Shi XY, Sahbaie P, Clark JD. Epigenetic regulation of spinal cord gene expression controls opioid-induced hyperalgesia. *Mol Pain*. 2014, 10, 59. doi: 10. 1186/1744 – 8069 – 10 – 59. PubMed PMID, 25217253.

[303] Sun Y, Sahbaie P, Liang D, Li W, Clark JD. opioids enhance CXCL1 expression and function after incision in mice. *J Pain*. 2014, 15(8), 856 – 866. doi: 10. 1016/j. jpain. 2014. 05. 003. PubMed PMID, 24887006.

[304] Ueda H, Uchida H. Epigenetic Modification in Neuropathic Pain. *Curr Pharm Des*. 2014. PubMed PMID, 25345610.

[305] Cruz Duarte P, St-Jacques B, Ma W. Prostaglandin E2 contributes to the synthesis of brain-derived neurotrophic factor in primary sensory neuron in ganglion explant cultures and in a neuropathic pain model. *Exp Neurol*. 2012, 234(2), 466 – 481. doi: 10. 1016/j. expneurol. 2012. 01. 021. PubMed PMID, 22309829.

[306] Imai S, Ikegami D, Yamashita A, Shimizu T, Narita M, Niikura K, Furuya M, Kobayashi Y, Miyashita K, Okutsu D, Kato A, Nakamura A, Araki A, Omi K, Nakamura M, James Okano H, Okano H, Ando T, Takeshima H, Ushijima T, Kuzumaki N, Suzuki T, Narita M. Epigenetic transcriptional activation of monocyte chemotactic protein 3 contributes to long-lasting neuropathic pain. *Brain*. 2013, 136 (Pt 3), 828 – 843. doi: 10. 1093/brain/aws330. PubMed PMID, 23364351.

[307] Uchida H, Matsushita Y, Ueda H. Epigenetic regulation of BDNF expression in the primary sensory neurons after peripheral nerve injury: implications in the development of neuropathic pain. *Neuroscience*. 2013, 240, 147 – 154. doi: 10. 1016/j. neuroscience. 2013. 02. 053. PubMed PMID, 23466809.

[308] Geng SJ, Liao FF, Dang WH, Ding X, Liu XD, Cai J, Han JS, Wan Y, Xing GG. Contribution of the spinal cord BDNF to the development of neuropathic pain by activation of the NR2B-containing NMDA receptors in rats with spinal nerve ligation. *Exp Neurol*. 2010, 222(2), 256 – 266. doi: 10. 1016/j. expneurol. 2010. 01. 003. PubMed PMID, 20079352.

[309] Denk F, Huang W, Sidders B, Bithell A, Crow M, Grist J, Sharma S, Ziemek D, Rice AS, Buckley NJ, McMahon SB. HDAC inhibitors attenuate the development of hypersensitivity in models of neuropathic pain. *Pain*. 2013, 154(9), 1668 – 1679. doi: 10. 1016/j. pain. 2013. 05. 021. PubMed PMID, 23693161.

[310] Matsushita Y, Araki K, Omotuyi O, Mukae T, Ueda H. HDAC inhibitors restore C-fibre sensitivity in experimental neuropathic pain model. *Br J Pharmacol*. 2013, 170(5), 991 – 998. doi: 10. 1111/bph. 12366. PubMed PMID, 24032674.

[311] Li K, Zhao GQ, Li LY, Wu GZ, Cui SS. Epigenetic upregulation of Cdk5 in the dorsal horn contributes to neuropathic pain in rats. *Neuroreport*. 2014, 25 (14), 1116 – 1121. doi: 10. 1097/WNR. 0000000000000237. PubMed PMID, 25055140.

[312] Yang L, Gu X, Zhang W, Zhang J, Ma Z. Cdk5 inhibitor roscovitine alleviates neuropathic pain in the

dorsal root ganglia by downregulating N-methyl-D-aspartate receptor subunit 2A. *Neurol Sci.* 2014, 35 (9), 1365 – 1371. doi:10. 1007/s10072 – 014 – 1713 – 9. PubMed PMID,24659417.

[313] Zhang R, Liu Y, Zhang J, Zheng Y, Gu X, Ma Z. Intrathecal administration of roscovitine attenuates cancer pain and inhibits the expression of NMDA receptor 2B subunit mRNA. *Pharmacol Biochem Behav.* 2012,102(1),139 – 145. doi: 10. 1016/j. pbb. 2012. 03. 025. PubMed PMID,22503970.

[314] Zhang HH, Zhang XQ, Xue QS, Yan L, Huang JL, Zhang S, Shao HJ, Lu H, Wang WY, Yu BW. The BDNF/TrkB signaling pathway is involved in heat hyperalgesia mediated by Cdk5 in rats. *PLoS One.* 2014, 9(1), e85536. doi: 10. 1371/journal. pone. 0085536. PubMed PMID,24465591.

[315] Alvarado S, Tajerian M, Millecamps M, Suderman M, Stone LS, Szyf M. Peripheral nerve injury is accompanied by chronic transcriptome-wide changes in the mouse prefrontal cortex. *Mol Pain.* 2013,9, 21. doi:10. 1186/1744 – 8069 – 9 – 21. PubMed PMID,23597049.

[316] Tao W, Chen Q, Zhou W, Wang Y, Wang L, Zhang Z. Persistent inflammation-induced up-regulation of brain-derived neurotrophic factor (BDNF) promotes synaptic delivery of alpha-amino-3-hydroxy-5-methyl-4-isoxazolepropionic acid receptor GluA1 subunits in descending pain modulatory circuits. *J Biol Chem.* 2014, 289(32), 22196 – 22204. doi:10. 1074/jbc. M114. 580381. PubMed PMID,24966334.

[317] Rahn EJ, Guzman-Karlsson MC, David Sweatt J. Cellular, molecular, and epigenetic mechanisms in non-associative conditioning: implications for pain and memory. *Neurobiol Learn Mem.* 2013,105,133 – 150. doi:10. 1016/j. nlm. 2013. 06. 008. PubMed PMID,23796633.

[318] Wang F, Stefano GB, Kream RM. Epigenetic modification of DRG neuronal gene expression subsequent to nerve injury: etiological contribution to complex regional pain syndromes(Part II). *Med Sci Monit.* 2014, 20, 1188 – 1200. doi:10. 12659/MSM. 890707. PubMed PMID, 25027291.

[319] Wang F, Stefano GB, Kream RM. Epigenetic modification of DRG neuronal gene expression subsequent to nerve injury: etiological contribution to complex regional pain syndromes (Part I). *Med Sci Monit.* 2014, 20, 1067 – 1077. doi:10. 12659/MSM. 890702. PubMed PMID, 24961509.

[320] Sumitani M, Yasunaga H, Uchida K, Horiguchi H, Nakamura M, Ohe K, Fushimi K, Matsuda S, Yamada Y. Perioperative factors affecting the occurrence of acute complex regional pain syndrome following limb bone fracture surgery: data from the Japanese Diagnosis Procedure Combination database. *Rheumatology* (Oxford). 2014, 53(7), 1186 – 1193. doi:10. 1093/rheumatology/ket431. PubMed PMID,24369418.

[321] Beerthuizen A, Stronks DL, Huygen FJ, Passchier J, Klein J, Spijker AV. The association between psychological factors and the development of complex regional pain syndrome type 1 (CRPS 1)—a prospective multicenter study. *Eur J Pain.* 2011, 15(9), 971 – 975. doi:10. 1016/j. ejpain. 2011. 02. 008. PubMed PMID,21459637.

[322] Schurmann M, Gradl G, Zaspel J, Kayser M, Lohr P, Andress HJ. Peripheral sympathetic function as a predictor of complex regional pain syndrome type I (CRPS I) in patients with radial fracture. *Auton Neurosci.* 2000, 86(1 – 2), 127 – 134. doi: 10. 1016/S1566 – 0702(00)00250 – 2. PubMed PMID, 11269918.

[323] Zollinger PE, Tuinebreijer WE, Breederveld RS, Kreis RW. Can vitamin C prevent complex regional

pain syndrome in patients with wrist fractures? A randomized, controlled, multicenter dose-response study. *J Bone Joint Surg Am.* 2007, 89 (7), 1424 – 1431. doi: 10. 2106/JBJS. F. 01147. PubMed PMID, 17606778.

[324] Atkins RM, Duckworth T, Kanis JA. Features of algodystrophy after Colles' fracture. *J Bone Joint Surg Br.* 1990, 72 (1), 105 – 110. PubMed PMID, 2298766.

[325] Camelot C, Ramare S, Lemoine J, Saillant G. [Orthopedic treatment of fractures of the lower extremity of the radius by the Judet technique. Anatomic results in function of the type of lesion: apropos of 280 cases]. *Rev Chir Orthop Reparatrice Appar Mot.* 1998, 84 (2), 124 – 135. PubMed PMID, 9775056.

[326] Cazeneuve JF, Leborgne JM, Kermad K, Hassan Y. [Vitamin C and prevention of reflex sympathetic dystrophy following surgical management of distal radius fractures]. *Acta Orthop Belg.* 2002, 68 (5), 481 – 484. PubMed PMID, 12584978.

[327] da Costa VV, de Oliveira SB, Fernandes Mdo C, Saraiva RA. Incidence of regional pain syndrome after carpal tunnel release. Is there a correlation with the anesthetic technique? *Rev Bras Anestesiol.* 2011, 61 (4), 425 – 433. doi: 10. 1016/S0034 – 7094 (11) 70050 – 2. PubMed PMID, 21724005.

[328] Jellad A, Salah S, Ben Salah Frih Z. Complex regional pain syndrome type I: incidence and risk factors in patients with fracture of the distal radius. *Arch Phys Med Rehabil.* 2014, 95 (3), 487 – 492. doi: 10. 1016/j. apmr. 2013. 09. 012. PubMed PMID, 24080349.

[329] Zollinger PE, Tuinebreijer WE, Kreis RW, Breederveld RS. Effect of vitamin C on frequency of reflex sympathetic dystrophy in wrist fractures: a randomised trial. *Lancet.* 1999, 354 (9195), 2025 – 2028. doi: 10. 1016/S0140 – 6736 (99) 03059 – 7. PubMed PMID, 10636366.

[330] Besse JL, Gadeyne S, Galand-Desme S, Lerat JL, Moyen B. Effect of vitamin C on prevention of complex regional pain syndrome type I in foot and ankle surgery. *Foot Ankle Surg.* 2009, 15 (4), 179 – 182. doi: 10. 1016/j. fas. 2009. 02. 002. PubMed PMID, 19840748.

[331] Goris RJ. Treatment of reflex sympathetic dystrophy with hydroxyl radical scavengers. *Unfallchirurg.* 1985, 88 (7), 330 – 332. PubMed PMID, 3931223.

[332] Goris RJ, Dongen LM, Winters HA. Are toxic oxygen radicals involved in the pathogenesis of reflex sympathetic dystrophy? *Free Radic Res Commun.* 1987, 3 (1 – 5), 13 – 18. PubMed PMID, 3508426.

[333] Fischer SG, Perez RS, Nouta J, Zuurmond WW, Scheffer PG. Oxidative Stress in Complex Regional Pain Syndrome (CRPS): No Systemically Elevated Levels of Malondialdehyde, F2-Isoprostanes and 8OHdG in a Selected Sample of Patients. *Int Mol Sci.* 2013, 14 (4), 7784 – 7794. doi: 10. 3390/ijms 14047784. PubMed PMID, 23574939.

[334] Parkitny L, McAuley JH, Di Pietro F. Inflammation in Complex Regional Pain Syndrome: A Systematic Review and Meta-Analysis. *Journal of Vascular Surgery.* 2013, 58 (2), 550. doi: http://dx. doi. org/ 10. 1016/j. jvs. 2013. 06. 010.

[335] Tan EC, van Goor H, Bahrami S, Kozlov AV, Leixnering M, Redl H, Goris RJ. Intra-arterial tert-Butyl-hydroperoxide infusion induces an exacerbated sensory response in the rat hind limb and is associated with an impaired tissue oxygen uptake. *Inflammation.* 2011, 34 (1), 49 – 57. doi: 10. 1007/s10753 – 010 – 9207 – 2. PubMed PMID, 20386971.

[336] Zollinger PE, Unal H, Ellis ML, Tuinebreijer WE. Clinical Results of 40 Consecutive Basal Thumb Prostheses and No CRPS Type I After Vitamin C Prophylaxis. *Open Orthop J.* 2010, 4, 62 – 66. Epub 2010/03/13. doi:10. 2174/ 1874325001004020062. PubMed PMID, 20224742.

[337] Zyluk A. [Clinical estimation of late treatment results in posttraumatic Sudeck's dystrophy treated with mannitol, calcitonin and exercise therapy]. *Ann Acad Med Stetin.* 1994, 40, 133 – 144. PubMed PMID,7503442.

[338] Zyluk A, Puchalski P. Treatment of early complex regional pain syndrome type 1 by a combination of mannitol and dexamethasone. *J Hand Surg Eur Vol.* 2008, 33 (2), 130 – 136. doi:10. 1177/ 1753193408087034. PubMed PMID,18443050.

[339] Tan EC, Tacken MC, Groenewoud JM, van Goor H, Frolke JP. Mannitol as salvage treatment for Complex Regional Pain Syndrome Type I. *Injury.* 2010, 41(9), 955 – 959. doi:10. 1016/j. injury. 2009. 11.013. PubMed PMID,20018281.

[340] Perez RS, Pragt E, Geurts J, Zuurmond WW, Patijn J, van Kleef M. Treatment of patients with complex regional pain syndrome type I with mannitol:a prospective, randomized, placebo-controlled, double-blinded study. *J Pain.* 2008,9(8), 678 – 686. doi:10. 1016/j. jpain. 2008. 02. 005. PubMed PMID, 18403271.

[341] Zuurmond WW, Langendijk PN, Bezemer PD, Brink HE, de Lange JJ, van loenen AC. Treatment of acute reflex sympathetic dystrophy with DMSO 50% in a fatty cream. *Acta Anaesthesiol Scand.* 1996, 40(3),364 – 367. PubMed PMID,8721469.

[342] van Dieten HE, Perez RS, van Tulder MW, de Lange JJ, Zuurmond WW, Ader HJ, Vondeling H, Boers M. Cost effectiveness and cost utility of acetylcysteine versus dimethyl sulfoxide for reflex sympathetic dystrophy. *Pharmacoeconomics.* 2003,21(2), 139 – 148. PubMed PMID, 12515575.

[343] Viel E, Esteve M, Draussin G, Eledjam JJ. [Reflex sympathetic algodystrophies. Preventive and therapeutic aspects]. *Cah Anesthesiol.* 1995,43(6), 565 – 571 . PubMed PMID,8745649.

[344] Viel E, Pelissier J, Draussin G, Bechier JG, Eledjam JJ. [Algodystrophies of the limbs:physiopathology, preventive aspects]. *Cah Anesthesiol.* 1993,41(2), 163 – 168. PubMed PMID, 8389227.

[345] Gillespie JH, Menk EJ, Middaugh RE. Reflex sympathetic dystrophy, a complicatio of interscalene block. *Anesth Analg.* 1987,66(12), 1316 – 1317. PubMed PMID, 3688504.

附录：特殊情况：足踝手术后 CRPS

Mark Finkelstein[*], *DPM*

诊断标准

足踝手术后复杂性区域疼痛综合征(CRPS)并不常见。目前认为复杂性区域疼痛综合征是一种神经病理性疼痛综合征,可在手术后发生,是手术或外伤的并发症之一。CRPS 的诊断基于临床症状和体征,尚无诊断性检查能够确诊该病。

由于对复杂性区域疼痛综合征的定义缺乏统一意见,难以统计足踝手术后复杂性区域疼痛综合征的发病率。根据历史文献综述估计,单次损伤后 CRPS 发病率从 1/2000 到 1/20 不等,但目前大多数文献提示肢体外伤或手术后总体发病率小于 5%[1]。最近,Rewhorn 等进行了一项回顾性队列研究,纳入了 390 例择期足和(或)踝手术患者。该研究发现依据国际疼痛研究协会的 CRPS 诊断标准,足踝手术后复杂性区域疼痛综合征的发病率为 4.3%。该研究中纳入患者的平均年龄为 47.2 ±9.7 岁,女性占 82%。47% 的患者曾被诊断为焦虑症或抑郁症[2]。

详细的临床诊断流程是合理诊断和治疗复杂性区域疼痛综合征的关键。排除或明确复杂性区域疼痛综合征的重要基础是知晓存在不典型疼痛患者的主观症状。CRPS 最终诊断是临床诊断,没有单项检查足以得出诊断。文献提出了一些诊断标准的建议。最常用的复杂性区域疼痛综合征诊断标准是国际疼痛研究协会(IASP)1994 年提出的标准以及 2007 年 Harden 等提出的复杂性区域疼痛综合征诊断新标准,又称"布达佩斯标准"。需要注意的是,诊断复杂性区域疼痛综合征时应只采用 1 个诊断标准。经效度研究发现,IASP/CRPS 诊断标准敏感性高,但由于特异性低会导致过度诊断,所以提出了新的"布达佩斯标准"。

复杂性区域疼痛综合征 IASP 诊断标准包括以下内容:

1. 由伤害性事件引起,或是因制动导致的。
2. 持续性疼痛、异常性疼痛或痛觉过敏,且疼痛与刺激不成比例。
3. 疼痛区域存在水肿、皮肤血流改变、汗液分泌异常(可为临床症状或体征)。
4. 排除其他能解释疼痛和功能障碍的情况。

2007 年"布达佩斯标准"建议以下标准必须满足:

---

[*] 美国纽约州布法罗西纽约健康医疗系统足踝科主任;Email:mark.finkelstein@ va.gov。

1. 与激发事件不相符的持续性疼痛。

2. 患者表现出以下 4 类症状中至少 3 类,而每类症状至少表现有 1 个。

感觉功能:主诉为痛觉过敏和(或)异常性疼痛。

血管舒缩功能:主诉为皮温不对称和(或)皮肤颜色改变和(或)皮肤颜色不对称。

汗液分泌功能/水肿:主诉为水肿和(或)汗液分泌改变和(或)汗液分泌不对称。

运动功能/营养:主诉为关节活动范围减小和(或)运动功能障碍(无力、震颤、肌张力障碍)和(或)营养改变(毛发、指甲、皮肤)。

3. 体检时发现以下 2 类或更多体征,每类体征至少 1 个。

感觉功能:痛觉过敏(针刺觉)和(或)异常性疼痛[轻触觉和(或)温度觉和(或)深压觉和(或)关节运动觉]。

血管舒缩功能:皮温不对称(>1℃)和(或)皮肤颜色改变和(或)皮肤颜色不对称。

汗液分泌功能/水肿:水肿和(或)汗液分泌改变和(或)汗液分泌不对称。

运动功能/营养:关节活动范围减小和(或)运动功能障碍(无力、震颤、肌张力障碍)和(或)营养改变(毛发、指甲、皮肤)。

4. 无其他诊断能更好地解释以上体征和症状[3]。

慢性区域疼痛综合征患者的表现包括患者的主观症状和客观临床表现。除了用诊断标准来明确诊断,慢性区域疼痛综合征还可依据不同进展阶段主要的生理变化或特点来分期。CRPS 早期、急性期或充血期(第一阶段)特点是痛觉过敏、汗液分泌功能和血管舒缩功能障碍及水肿。营养不良期(第二阶段)更多表现为疼痛加剧和感觉障碍,伴随运动障碍和早期营养改变。第三阶段(萎缩期)特点是疼痛减轻,但运动障碍和营养改变加重。最近的研究结果提示这三个阶段并不一定按顺序发展,而可能是 3 个截然不同的亚型。

IASP 标准和"布达佩斯标准"都包含主观症状和体格检查结果。一直以来,几乎所有临床医生都认为诊断的先决条件是存在与激发事件不相符的疼痛。病史中可发现痛觉过敏或异常性疼痛,患者会描述难以忍受轻触或热刺激。患者经常会描述血管舒缩功能障碍,如皮肤颜色改变或肿胀。在病程晚期,患者可表述肌肉减少。运动功能或营养改变可表现为主观无力或者震颤,皮肤和指甲发生萎缩性改变。诊断标准的第二部分是患者的体格检查结果。体检时可发现痛觉过敏和(或)异常性疼痛、皮肤温度不对称、皮肤颜色改变、水肿或者汗液分泌改变或不对称,以及运动营养改变。

除了主观症状和体检结果,实验室检查有助于排除同时存在的炎性或感染性致病因素。放射影像学检查是诊断标准的补充,包括平片、三相骨扫描和 MRI。照相也是记录临床表现的一个重要手段。另外,温度调节和营养性血流测试可用来评价远端肢体自主神经功能。同时采用温度和激光多普勒流量检测仪进行的冷应激测试可独立用于评价肢体交感神经系统对环境温度改变的动态反应。80% ~ 90% 的复杂性区域疼痛综合征患者存在血管舒缩功能障碍,单独的冷应激测试对明确血管舒缩功能障碍较敏感,但对诊断复杂性区域疼痛综合征并不特异[1]。

治疗

复杂性区域疼痛综合征的治疗应是多学科联合治疗的方式。治疗手段包括物理治疗、疼痛管理、局部或交感神经阻滞、口服药物、行为疗法,以及侵入性治疗,如脊髓电刺激、经皮神经电刺激。一般认为早期开始治疗优于晚期治疗,可避免肢体发生后期以营养性改变为主的病变,这是要优先考虑到的情况。

足部手术后,外科医生需警惕 CRPS 相关的症状和体征。足部手术的创伤足以导致这样的并发症。外科医生要保持警惕才会发现术后正常恢复过程中出现的异常变化。一旦考虑术后发生 CRPS 可能,建议采用以下应对措施。从治疗及医疗法律角度出发,应鼓励与其他学科会诊。CRPS 可伴随一生。康复医学会诊可评估功能障碍,并提供功能康复建议,如活动范围和脱敏技术。疼痛管理专家可提供患者所需的疼痛控制,可进行局部或交感神经阻滞治疗,甚至脊髓电刺激。由于 CRPS 患者既往多有焦虑和抑郁病史,常需要通过行为医学会诊进行干预,同时,还可处理慢性疼痛的心理问题。

医疗法律问题

为避免医疗法律问题,复杂性区域疼痛综合征患者需详细检查和记录。医生应听取和采集完整病史。应让患者描述他所认为的可能的激发事件或刺激因素。医生不应删减任何病史,或是将患者不适的主观症状理解为夸张或修饰的说法。医生应详细记录病史、体格检查结果、诊断性测试结果、治疗措施和治疗计划以便定时随访。重要的是,不仅要记录提示复杂性区域疼痛综合征的阳性结果,还要记录可排除这一诊断的阴性结果。医生应记录患者的情绪。复杂性区域疼痛综合征患者常常表现出明显的悲观情绪,超出原发损伤或手术带来的情绪影响范围。一旦怀疑或明确复杂性区域疼痛综合征的诊断,医生应仔细考虑,及时采取措施,积极干预,使患者得到合适的诊疗。在多学科会诊介入的情况下,仍然建议首诊医生在后续的治疗过程中继续诊查患者。一旦启动多学科诊疗方案,医生应经常对患者进行再次评估,以使患者能和外科医生交流治疗措施的成功或失败。外科医生的后续评估可为患者带来额外的保障,避免产生被转诊或抛弃的感受。

由于 CRPS 症状并不会每次一起出现,建议经常对患者状况进行评估。复杂性区域疼痛综合征的多数症状会随着时间的推移反反复复。患者会主诉有段时间"感觉不错"(译者注:没有症状),而有段时间"感觉糟糕"(译者注:出现症状)。经常再次评估患者有助于记录所有相关的症状和客观发现。每次检查评估的结果可能不尽相同。这样才能做出诊断。

对持续性复杂性区域疼痛综合征患者,还需要考虑医疗官司问题。2011 年《骨科手术进展杂志》(*Journal of Surgical Orthopedic Advances*)刊登了 Crick 等发表的一篇文章,该文章表明,医生或医院医疗差错裁决或和解中,原告胜诉的案例有 50% 与复杂性区域疼痛综合征有关。这些案例平均的判决或和解达成的费用超过 50 万美元。患者的赔偿要求包括终生治疗计划如电子植入物(脊髓刺激器、外周神经刺激器和鞘内药泵)、处方药物和"超适应证药物"的使用。这些终生治疗计划会增加和解或判决达成的费用[4]。

综上所述,复杂性区域疼痛综合征是足踝损伤或手术后少见的并发症。任何患者表现出不相符的疼痛主诉就需警惕复杂性区域疼痛综合征,应详细采集病史和体格检查。早期诊断、及时多学科团队干预是合理治疗的关键,也是最大程度减少诊疗中医疗法律纠纷的关键。

索 引